AF613596

DE LA

MÉTRITE CHRONIQUE

Die chronische Metritis, von F. W. von *Scanzoni* (Wien, Verlag von L. W. Seidel und Sohn).

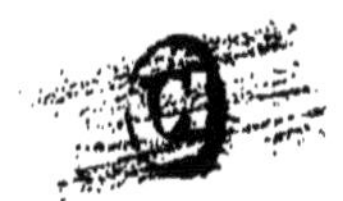

Paris. — Imprimerie de E. Martinet, rue Mignon, 2.

DE LA

MÉTRITE CHRONIQUE

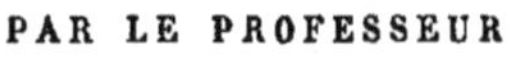
PAR LE PROFESSEUR

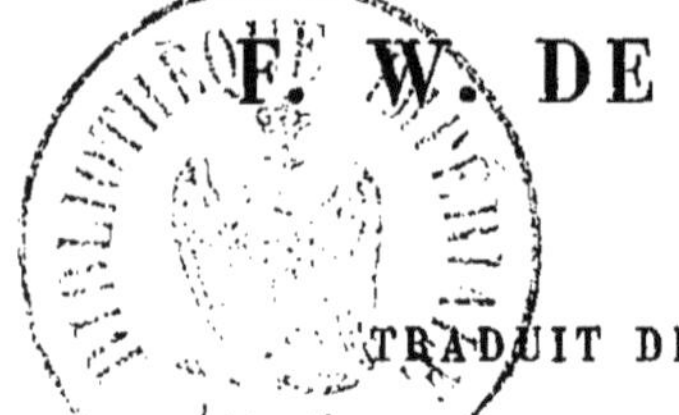

F. W. DE SCANZONI

TRADUIT DE L'ALLEMAND

PAR

LE Dr SIEFFERMANN
Ancien interne des hôpitaux de Strasbourg, lauréat de la Faculté de médecine.

PARIS
VICTOR MASSON ET FILS
PLACE DE L'ÉCOLE-DE-MÉDECINE
MDCCCLXVI

PRÉFACE DU TRADUCTEUR

Le livre dont nous offrons la traduction à nos confrères se recommande hautement de lui-même, tant par la réputation de son auteur que par l'importance du sujet qu'il traite.

Le nom et la valeur scientifique du professeur Scanzoni placé, dans la pratique gynécologique, à la tête des spécialistes allemands, sont de sûrs garants de l'intérêt qu'une telle œuvre doit offrir aux médecins français.

Deux ouvrages du même auteur, déjà traduits dans notre langue : Le *Précis théorique et pratique de l'art des accouchements*, traduit par P. Picard, et le *Traité pratique des maladies des organes sexuels de la femme,* traduit par H. Dor et Socin, ont pu faire apprécier en France le savant professeur de Würzbourg. La monographie de la *Métrite chronique* ne sera pas moins bien accueillie du public; nous l'espérons d'autant mieux qu'il serait impossible de trouver en notre langue, sur le même sujet, un travail aussi consciencieusement étudié.

Depuis quelque temps, les maladies des femmes ont éveillé, à juste titre, l'attention des praticiens qui tendent de plus en plus à n'en pas laisser le soin exclusif aux spécialistes. Nous en trouvons la preuve dans la faveur avec laquelle sont accueillis et recherchés les ouvrages de ce genre. Récemment encore deux traductions, l'une de Fleetwood Churchill, l'autre de J. H. Bennet, ont porté à la connaissance du lecteur français les travaux des praticiens anglais. L'ouvrage de Scanzoni sera tout aussi bien accueilli, nous osons le croire, et restera un de ceux dont l'étude sera le plus profitable à nos confrères.

Pour nous, le seul mérite que nous réclamions,

c'est d'avoir rendu le texte allemand avec une fidélité scrupuleuse. Nous n'avons rien ajouté, rien retranché, laissant à l'auteur la responsabilité entière de ses opinions. Nous aurons atteint le but que nous nous sommes proposé, si la monographie de la *Métrite chronique* est appréciée ainsi qu'elle le mérite par le public capable de la juger.

Benfeld, juin 1866.

Dr SIEFFERMANN.

DE LA

MÉTRITE CHRONIQUE

CHAPITRE PREMIER.

GENÈSE ET ÉTIOLOGIE.

§ 1. — Tout médecin qui s'occupe particulièrement du traitement des maladies des femmes, s'étonne à bon droit du nombre considérable d'affections désignées sous le nom de *métrite chronique*, d'*engorgement*, d'*hypertrophie de la matrice*, etc., qui se présentent à son observation. Mais, quand on compare la fréquence de cette maladie avec l'état actuel de son histoire pathologique, on est forcé d'avouer que cette dernière laisse le champ ouvert aux doutes. Elle renferme en effet tant d'inexactitudes et d'hypothèses, qu'on est surpris du peu d'attention prêtée par la plupart des médecins à une affection incontestablement plus répandue, et par cela même plus importante qu'on ne le pense généralement.

Mais, en considérant d'un peu plus près ce fait si choquant, et en recherchant la cause d'une ignorance si prolongée, on arrive à ce résultat que c'est moins au praticien qu'à l'anatomo-pathologiste que revient le reproche de ne pas avoir accordé à la maladie qui nous occupe toute l'attention qu'elle mérite. A notre avis, les lésions que présente le tissu utérin dans la métrite chronique fourniraient aux histologistes un butin assez riche pour fixer leur attention ; et cependant leur insouciance sous ce rapport est tellement grande, que lorsque nous leur demandons l'explication de faits qui nous tombent sous les yeux, ils sont dans l'impossibilité de nous la donner.

Du reste, pour se justifier de ce reproche, les anatomo-pathologistes peuvent mettre en avant qu'ils ignorent la grande signification pratique des affections dont nous parlons ; qu'ensuite ces maladies, comme nous-même nous avons souvent eu l'occasion de nous en convaincre, paraissent d'autant moins intéressantes à l'autopsie, que le ramollissement de l'organe malade qui se produit après la mort ne permet souvent aucune conclusion sur ce qu'étaient le volume, la position et les rapports de la matrice pendant la vie. Enfin, tout médecin à qui ces recherches anatomiques ne sont pas complétement étrangères, doit avouer que la texture de la matrice rend son étude anatomo-pathologique extraordinairement difficile ; de sorte que la véritable signification des changements morbides observés dans les muscles, le tissu cellulaire et la muqueuse utérine échappe à l'histologiste le plus expérimenté.

Ceci posé, on ne trouvera pas étonnant que nous aussi, qui nous occupons davantage de résoudre les problèmes gynécologiques pratiques, nous ne nous croyions pas appelé à réformer la pathologie de la métrite chronique au point de vue anatomique et surtout histologique. Nous serons amplement satisfait si les lignes que nous venons d'écrire ont pour résultat d'attirer l'attention des anatomistes sur une affection que nous avons observée un grand nombre de fois pendant la vie. Les études cliniques n'en deviendront que plus certaines lorsque nous serons fixés sur l'origine et la marche de ces lésions.

§ 2. — Si nous jetons d'abord un coup d'œil sur les causes de l'inflammation chronique de l'utérus, nous trouvons tous les observateurs d'accord pour accuser les troubles plus ou moins prolongés de la circulation comme cause première de cette affection. Ces *troubles de la circulation* consistent, en général, dans une diminution de la rapidité du courant sanguin, qui, tôt ou tard, amène forcément un dérangement de la nutrition dans le parenchyme de l'organe, dérangement qui a pour conséquence les différents changements de tissus attribués à la métrite chronique.

On peut se demander pourquoi et comment ces différents troubles circulatoires ont si souvent leur siége dans la matrice. Pour répondre à cette question, qui renferme toute l'étiologie de la métrite chronique, il n'est pas inutile d'entrer dans quelques détails anatomiques et fonctionnels de l'organe.

Tout le monde sait que ce sont les artères utéro-ovariennes, branches des spermatiques internes, et les artères utérines, qui fournissent le sang à la matrice. Les premières partent de la surface antérieure des muscles psoas pour pénétrer entre les feuillets des ligaments larges;

elles se distribuent principalement aux ovaires et aux trompes, et se portent de là, mais en petites branches, jusqu'au fond de l'utérus, où elles s'anastomosent avec les artères utérines. Ces dernières sont des branches des artères hypogastriques; elles longent de dehors en dedans le bord inférieur du ligament large, jusqu'au niveau du col utérin, en fournissant quelques branches vaginales; elles montent entre les feuillets du ligament large parallèlement au bord de la matrice jusqu'à son fond. On admet généralement que le long de leur trajet sur les côtés de la matrice, elles fournissent un grand nombre de petites branches qui s'enfoncent dans l'épaisseur du tissu utérin en affectant une disposition en spirale. Briquet déjà, et Hyrtl après lui, ont montré que, pendant la grossesse, cet enroulement en tire-bouchon devient beaucoup plus prononcé, les spirales s'élargissent et se rétrécissent de nouveau après l'accouchement.

En considérant cette disposition des artères utérines, on voit qu'elles sont forcées de porter le sang directement en haut contre son propre poids; la circulation s'en trouve ralentie et gênée, et cela exerce une influence fâcheuse sur la distribution du sang dans tout le tissu de l'organe. Hyrtl admet cela lorsqu'il dit (*Anat. topogr.*, II, p. 180) : « La disposition enroulée qu'affectent les artères utérines est due probablement à la loi de physique qui dit que pour faire monter un liquide, il faut moins de force en le faisant passer par des conduits en spirale qu'en le faisant monter directement. » Cette particularité, qui explique le ralentissement du sang dans l'épaisseur des parois utérines, mérite d'entrer en ligne de compte, principalement dans la maladie qui nous occupe; mais l'importance en est plus grande encore pour la circulation veineuse de la matrice.

Cette circulation se fait par les branches de la veine spermatique interne lesquels viennent du fond de l'utérus et forment, dans la partie supérieure du ligament large, avec celles des ovaires et des trompes, un plexus ayant l'aspect d'une grappe (plexus pampiniforme) qui s'anastomose avec le plexus utérin. Ce dernier se trouve placé sur les côtés du corps et du col utérin, entre les feuillets du ligament large; il reçoit les veines de la paroi antérieure et de la paroi postérieure de la matrice et les troncs plus forts de la veine utérine qui descend le long des bords latéraux de l'utérus, s'anastomose en haut avec le plexus pampiniforme, en bas avec le plexus vaginal. Les veines du parenchyme utérin, relativement larges et à minces parois, sont complétement privées de valvules, et celles qui entourent l'organe comme un réseau n'en possèdent que quelques-unes. Quand on considère la position de ce réseau, dans lequel viennent se jeter toutes les veines de l'utérus, on voit qu'elles subissent une pression continue des intestins, pression qui augmente à chaque inspiration profonde, à chaque accumulation de gaz intestinaux, à chaque rétraction un peu forte des parois abdominales, etc. Cette cause suffit déjà pour expliquer les nombreuses stases dans ces vaisseaux, et, par suite aussi, dans les veines du parenchyme utérin. De plus, les troncs provenant du plexus pampiniforme accompagnent, dans toute la longueur de leur trajet, les artères spermatiques internes qui se dirigent de bas en haut; ils ont, par conséquent, à supporter le poids de toute la colonne sanguine, et les veines spermatiques internes accolées à la paroi postérieure du ventre ont aussi à soutenir la pression des intestins, qui pèsent sur elles de tout leur poids.

§ 3. — Ce coup d'œil rapide jeté sur la circulation de l'utérus et de ses annexes permet déjà de voir que la disposition anatomique de leurs vaisseaux favorise les désordres de la circulation, désordres qu'augmentent encore certaines propriétés fonctionnelles de la matrice et mainte autre influence nuisible extérieure.

En première ligne viennent se placer les congestions de tous les organes du bassin provoquées par la menstruation. Généralement, tous les mois l'utérus est le siége d'une congestion considérable, qui, lorsqu'elle arrive à un certain degré, a pour effet la déchirure des vaisseaux de la muqueuse; de là l'hémorrhagie menstruelle. Malheureusement, nous ne possédons aucune donnée exacte sur la durée de ces hypérémies menstruelles; ce qu'il y a de certain, c'est qu'elles existent quelques jours avant l'écoulement sanguin et persistent encore quelques jours après sa disparition. En prenant cinq jours pour la durée moyenne de la menstruation, et huit jours seulement pour la durée de l'hypérémie avant et après l'écoulement, ce qui certes n'est pas de trop, d'après ce qu'on a pu voir par des sections utérines faites sur des femmes mortes avant et après la menstruation, il est certain que l'organe gestateur se trouve, pendant presque la moitié du mois, en état de congestion. Que l'on songe maintenant combien de fois la matrice est forcée de revenir à l'état normal, et l'on sera convaincu de l'importance de cette cause dans la production de l'hypertrophie de l'utérus. Joignez encore à cela les cas nombreux où, à la suite d'un état de faiblesse générale, la force d'impulsion du cœur a diminué. Or, il est reconnu que si l'augmentation de la quantité du sang, cet élément nutritif par excellence, dure longtemps, l'épaississement des parois des vaisseaux en résulte à la fin. En effet, l'épaisseur plus ou moins grande des parois des vaisseaux du parenchyme utérin est un signe presque constant d'un degré élevé d'inflammation chronique de cet organe. C'est sous l'influence d'autres causes plus éloignées, que cet épaississement des vaisseaux, ou laisse leur calibre normal, ou s'accompagne soit de dilatation, soit de rétrécissement. Si le vaisseau a perdu sa tonicité à la suite, par exemple, d'un état de faiblesse générale, si le retour du sang par les veines éprouve un empêchement produit, soit par une inflexion ou une inversion de la matrice même, soit par une pression extérieure ou bien par une maladie du cœur, il se fera nécessairement, tôt ou tard, une dilatation des vaisseaux d'une partie de l'organe ou de l'organe tout entier; tandis que dans les conditions opposées, c'est-à-dire par une pression sanguine, une résistance, une tonicité normale des parois des vaisseaux et l'absence des causes signalées plus haut, il se produira plutôt un rétrécissement du calibre des vaisseaux.

§ 4. — Nous aurons plus tard encore l'occasion de parler des causes extérieures qui entravent la circulation intra-utérine; nous voulons d'abord attirer l'attention sur une circonstance qui entre pour beaucoup en ligne de compte dans la production plus ou moins rapide de la dilatation vasculaire et de l'hémorrhagie provoquée par la congestion menstruelle. Il est hors de doute que l'écoulement se fera d'autant plus vite que la pression sanguine sera plus forte; mais elle dépendra principalement de la plus ou moins grande énergie du cœur. Si celle-ci est affaiblie par n'importe quelle cause, le sang sera poussé dans les vaisseaux utérins par une force moindre; il faudra donc un espace de temps plus long pour que l'hypérémie menstruelle soit assez forte pour produire l'écoulement sanguin. Cela est d'une grande importance dans l'étiologie de la maladie; ce qui le prouve, c'est le grand nombre de métrites chroniques qu'on observe à la suite de la *chlorose* et de l'*anémie*.

La maturité périodique des œufs s'opère aussi sans aucun doute dans la chlorose, du moins dans la majorité des cas. Alors, à la faiblesse du cœur, due très-souvent à la dégénérescence graisseuse de ses fibres musculaires, s'ajoute une diminution dans la tonicité de tout le système vasculaire, de sorte que, malgré l'irritation locale provoquée par l'ovulation, le sang est poussé dans les artères utérines avec moins de force. Comme la résistance de leurs parois est moindre, l'élargissement de leur calibre en résulte, et le ralentissement de la circulation empêche le retour rapide à l'état normal des vaisseaux déchirés. Il est certain que les causes que nous venons de citer augmentent la durée des hypérémies utérines dues à la menstruation, de sorte que, chez les chlorotiques, dont les règles sont si peu abondantes et manquent même souvent, la congestion utérine passe à l'état chronique et porte ainsi en elle le germe des changements de tissu qui constituent la métrite chronique.

Il est un fait, reconnu d'ailleurs depuis longtemps, qu'en dehors même de la congestion menstruelle, la chlorose, de même que les autres maladies cachectiques, provoque des stases dans les vaisseaux du bassin, et surtout dans ceux de l'utérus et de ses annexes, stases provoquées par la diminution de la force d'impulsion du cœur.

§ 5. — Nous voyons donc que les hypérémies menstruelles jouent déjà un grand rôle dans l'étiologie de l'inflammation chronique de la matrice ; mais combien plus grande encore doit être cette influence à la suite des énormes changements provoqués par la grossesse dans la structure de cet organe ! Ces changements, comme tout le monde le sait, consistent dans une hypertrophie générale de tous les éléments de son tissu. D'abord ce sont les fibres musculaires qui augmentent le plus en nombre et en volume, puis les tissus cellulaire, nerveux, lymphatique et vasculaire prennent leur part dans cette augmentation de nutrition. Ce sont les vaisseaux qui nous intéressent le plus, et surtout les veines; leur développement est tellement considérable, qu'il frappe les regards de l'observateur le plus superficiel; à l'insertion placentaire principalement, elles acquièrent un tel élargissement qu'on est presque autorisé à attribuer une structure caverneuse à cette partie de la matrice. Les artères, cependant, augmentent aussi sensiblement de volume et de longueur; on est pourtant allé trop loin lorsqu'on prétendait que, pendant la grossesse, les branches artérielles utérines devenaient plus larges que les troncs qui les fournissent. Nous nous sommes convaincu plus d'une fois que Hyrtl a raison, quand il dit que cet élargissement ne provient que de l'épaississement de leurs parois.

En considérant cet appareil vasculaire si développé dans l'utérus gravide, et en se rappelant à quelles proportions il doit revenir après l'accouchement, on conclura *à priori* que tout ce qui peut troubler le retour puerpéral de l'organe utérin doit aussi avoir une influence fâcheuse sur le rétrécissement du système vasculaire; les veines resteront dilatées, leurs parois perdront leur tonicité, et, par suite, le retour de la matrice à ses proportions normales se fera incomplétement.

Pour mieux faire comprendre ce qui précède, nous allons esquisser à larges traits le retour de la matrice à l'état normal après l'accouchement.

Tout le monde sait que les contractions utérines ne cessent pas après l'expulsion du placenta. Il nous serait facile de prouver, par l'étude des symptômes, que ces contractions persistent longtemps après, et même souvent avec une assez grande intensité. La première conséquence de la rétraction des fibres musculaires dans l'état puerpéral porte sur le rétrécissement du calibre des vaisseaux qui se trouvent dans l'épaisseur du tissu utérin; ce rétrécissement a, pour la nutrition de l'organe, d'autant plus d'importance, qu'il se produit subitement et fait de rapides progrès dès les premiers jours qui suivent l'accouchement. Et, à la vérité, on voit, à l'observation microscopique, un changement dans les fibres musculaires, les premiers jours déjà; ce changement s'explique par le défaut de nutrition provenant de la diminution dans la quantité de sang amenée à l'organe, et consistant dans la dégénérescence graisseuse des fibres. C'est un travail qui, d'après les recherches de Kölliker, s'opère déjà dans les derniers mois de la grossesse, mais, après l'accouchement, il prend une si grande extension, que toute la chair utérine se transforme en très-peu de temps en une substance graisseuse transitoire. Il se produit ainsi un travail atrophique qui ne se limite pas seulement aux fibres musculaires, mais s'étend à tous les éléments du tissu de la matrice, et ramène ces derniers, en peu de semaines, à l'état où se trouvait l'organe avant la conception.

En jetant encore un regard sur ce court tableau du retrait puerpéral de l'utérus, nous voyons que les contractions, se continuant après l'accouchement, donnent certainement la première impulsion au travail qui nous occupe; ce sont elles qui diminuent le calibre des vaisseaux et par suite l'apport du sang, qui, à son tour, par la diminution de la nutrition, amène la transformation graisseuse des éléments utérins.

Cela étant admis, il n'y aura pas de doute que le retour puerpéral de la matrice sera troublé dans tous les cas où, par n'importe quelle cause, le rétrécissement des vaisseaux est retardé ou empêché. Notre propre expérience nous a convaincu que rien n'exerce sur le retour de l'utérus une influence plus heureuse que l'allaitement joint à un régime hygiénique convenable ; il provoque une excitation modérée des nerfs de la glande mammaire qui, à leur tour, ont une grande influence sur la production de fortes contractions utérines ; cela n'est un secret pour personne. Aussi ne serons-nous pas de l'avis de Holl, qui, dans son *Traité d'accouchements* (2e édit., page 914), dit que le retrait de l'utérus s'opère plus vite chez la femme qui ne nourrit pas, que chez celle qui allaite son enfant. Depuis un grand nombre d'années, nous avons fixé notre attention sur ce fait, et nous pouvons affirmer que rien ne ramène plus rapidement la matrice à son volume normal que l'allaitement maternel ; nous ne croyons pas aller trop loin en attribuant la fréquence de la métrite chronique chez les femmes du monde, à la mauvaise habitude, de plus en plus répandue, de ne pas allaiter elles-mêmes leurs enfants.

§ 6. — Ce sont donc les couches qui jouent le plus grand rôle dans l'étiologie de la métrite chronique ; cependant, il y a une foule d'autres causes encore qui méritent d'être mentionnées. Elles arrivent toutes au même résultat : provoquer et entretenir dans les organes pelviens des congestions sanguines ou des hypérémies inflammatoires. Le retrait de l'utérus étant empêché, la métrite chronique en résulte ; de plus, il peut se former dans l'épaisseur des parois de la matrice des dépôts pseudo-membraneux qui, lorsqu'ils ne sont pas résorbés à temps, se transforment tôt ou tard en tumeurs fibreuses, et l'augmentation du volume de l'organe reste permanente.

Rien n'empêche autant le retrait de l'utérus, c'est là un fait reconnu de tout le monde, que les *inflammations puerpérales* de cet organe ou de ses annexes. Un des symptômes les plus caractéristiques de la métrite puerpérale, c'est le volume considérable et la torpeur de la matrice. Il arrive encore, quand on interroge les femmes atteintes d'affections inflammatoires de la matrice, que beaucoup d'entre elles font remonter l'origine de leur mal à des couches ou difficiles ou anormales. West, dans ses *Lectures on the Diseases of Women*, dit très-bien : « L'inflammation, dès son début, paraît arrêter ce travail (le retrait de la matrice), car la résorption des substances devenues inutiles ne se fait qu'incomplétement, quoique la dégénérescence graisseuse des tissus continue à se faire, et les nouveaux éléments de l'utérus subissent dès leur formation les mêmes changements ; l'organe, même quand tout travail inflammatoire est passé, garde son augmentation de volume, et le tissu dont il est formé le rend impropre au travail physiologique de la conception, de la grossesse et de l'accouchement. » West ne peut pas préciser la nature intime des transformations que l'utérus subit dans ces cas; car jusqu'à présent le microscope ne nous a pas encore été d'un grand secours pour l'étude des changements que l'inflammation fait subir aux tissus, surtout à celui de la matrice. Il est d'ailleurs évident qu'après la disparition de l'inflammation, l'augmentation de volume et les changements de structure persistent, et empêchent l'organe malade de revenir à son état normal. Les nombreuses alternatives de travail et de repos provenant de la circulation spéciale aux parties sexuelles de la femme, les prédisposent encore à la maladie. Pour en arriver là, l'inflammation n'a pas besoin d'avoir un grand degré d'acuité; loin de mettre la vie en danger, elle ne provoque d'ordinaire que de faibles douleurs qui n'en sont pas moins un empêchement pour le travail fonctionnel normal de la matrice. »

Il est un fait d'observation qui mérite une mention particulière, c'est que très-souvent la métrite chronique est consécutive aux avortements et aux accouchements prématurés. Cela se comprend facilement, car, dans ces cas, la contractilité des parois utérines est moindre et par suite le retour puerpéral beaucoup plus lent que dans l'accouchement à terme. Ce qu'il faut considérer encore, c'est qu'après un avortement les femmes s'exposent d'ordinaire beaucoup trop tôt aux influences nuisibles extérieures.

§ 7. — En dehors de l'état puerpéral, nous trouvons une foule d'autres causes pouvant provoquer des inflammations utérines chroniques. Dans ce nombre viennent se ranger toutes les causes qui sont susceptibles d'amener une hypérémie ou aiguë ou chronique de l'organe.

Une l'opinion généralement admise, et que nous partagions aussi dans le temps, c'est que la maladie dont nous nous occupons n'était le plus souvent que la suite et la terminaison de là *métrite aiguë*. Nous nous voyons forcé de revenir sur cette opinion que nous nous étions faite non pas que nous ne croyions que la métrite aiguë n'engendre la métrite chronique, mais parce que notre expérience nous a appris que cette dernière se développe beaucoup plus souvent après les congestions chroniques des organes du bassin. De plus, nous croyons que, dans la métrite chronique, il y a une forme aiguë et une forme chronique parfaitement distinctes; nous en ferons connaître les différences plus loin.

Pour donner la description détaillée de toutes les causes étiologiques des hypérémies aiguës de la matrice, nous serions forcé de passer en revue toute l'étiologie de la métrite aiguë; or, comme cela sort des limites de notre sujet, nous ne nous occuperons que des causes qui, d'après notre expérience, amènent le plus fréquemment, l'état chronique.

§ 8. — En tête viennent se placer les *suppressions subites de l'écoulement menstruel*. Le premier effet de ces suppressions, sans parler, d'ailleurs, ni de leurs causes, ni de leur fréquence, c'est l'augmentation de la congestion utérine préexistante. Lorsque l'organe est dans des conditions favorables, cette congestion disparaît plus ou moins vite; mais elle peut persister sous l'influence de certaines causes et donner naissance alors aux lésions des tissus qui vont nous occuper. Parmi ces causes, il y en a une qui mérite avant tout l'attention, c'est la *vis a tergo*, c'est-à-dire la force d'impulsion du cœur. Quand elle n'est pas descendue au-dessous de la normale et que l'impulsion du sang dans les vaisseaux les plus éloignés n'a pas diminué, il arrive souvent que la stase sanguine de l'utérus, ainsi que l'hypérémie, se dissipent en peu de temps sans laisser des modifications bien sensibles dans le parenchyme. Dans ce travail, le cœur est soutenu par la tonicité des vaisseaux inhérente à un organisme sain; cette tonicité résiste à la force interne qui pèse sur les parois des vaisseaux gorgés outre mesure; elle est un obstacle à la transsudation du sang dans le parenchyme, ralentit le cours du sang et empêche la dilatation des vaisseaux. Cette explication donne la clef d'un fait très-important que tout gynécologiste un peu occupé a dû observer souvent; l'expérience confirme, en effet, que la suppression subite du flux menstruel est d'ordinaire mieux supportée, et n'entraîne pas des suites aussi fâcheuses chez les femmes jeunes, fortes et bien portantes, que chez les femmes délicates et lymphatiques. Chez ces dernières, elle donne fréquemment naissance à des métrites aiguës ou chroniques, tandis que chez les premières, cette suppression passe souvent presque inaperçue, mais quelquefois aussi, il faut l'avouer, elle provoque des symptômes très-orageux.

Les conséquences de la perturbation de cette fonction seront d'autant plus fâcheuses que la suppression de la menstruation est plus rapprochée de son début. Lorsque l'écoulement s'arrête quelques heures seulement après son apparition, le danger est plus grand que lorsqu'il se supprime à la fin de la période. L'explication en est facile; car, d'un côté, l'œuf au début de la période cataméniale, se trouve encore dans le follicule de Graaf et l'irritation qu'il provoque augmente encore l'hypérémie; d'un autre côté, à cette époque, la congestion du parenchyme utérin ne diminue pas à la suite d'une irritation vasculaire; il en résulte donc nécessairement que cette nouvelle cause d'hypérémie, due à l'arrêt subit de l'écoulement sanguin, augmente encore visiblement le danger de l'irruption d'un travail exsudatif.

Une troisième circonstance, qui donne une gravité plus ou moins grande à la brusque cessation des règles, c'est l'âge de la femme. En général, les femmes d'un âge moyen, celles dont les organes sont habitués aux hypérémies menstruelles, supportent beaucoup mieux le désordre fonctionnel dont nous parlons, que les jeunes filles à peine nubiles ou que les femmes sur le retour. Ces deux périodes extrêmes de la vie sexuelle prédisposent, ainsi que l'observation l'affirme, à des troubles de la circulation dans les organes du bassin; on ne sera donc pas étonné que l'arrêt subit d'une fonction si importante que la menstruation, amène des troubles plus durables chez ces femmes, que chez celles qui, d'une santé florissante, sont placées à l'apogée de leur vie sexuelle et présentent, qu'on nous permette l'expression, une *vis medicatrix naturæ*, une force de réaction contre les influences extérieures, beaucoup plus énergique.

§ 9. — A toutes les nombreuses causes qui engendrent la métrite chronique, on peut ajouter, en suivant leur ordre de fréquence, les *excès dans les rapprochements sexuels*, et c'est moins au nombre de fois que le coït est consommé, qu'au degré plus ou moins élevé de l'excitation des sens provoquée par lui, qu'il faut attribuer cette influence. L'expérience, du moins, apprend que les filles de joie présentent rarement des affections des organes sexuels. Les détails que nous donne Parent-Duchâtelet (*De la Prostitution*, 3e édit., page 201), nous le montrent avec beaucoup de certitude. Par contre, nous avons souvent eu l'occasion d'entendre, dans les plaintes qu'on nous faisait, qu'on attribuait aux premiers jours ou aux premières semaines du mariage, l'irruption des symptômes qui, plus tard, confirment la métrite chronique. Il ne faut pas non plus laisser passer inaperçue l'influence, d'ordinaire fâcheuse, qu'ont les *voyages de noce*. Après quelques semaines d'une surexcitation sexuelle continue et inassouvie, les jeunes mariés s'abandonnent à toutes les jouissances de l'amour; ces irritations sexuelles entretiennent à un haut degré l'excitabilité et l'hypérémie des organes génitaux de la femme, et viennent s'ajouter aux autres influences morbides inhérentes aux voyages et à la pudeur exagérée de la jeune épouse. On ne sera donc pas étonné de voir la jeune femme partie fraîche et bien portante, revenir souvent avec le germe d'une maladie dont elle ne se débarrassera jamais complétement dans la suite, et qui sera la source de maux nombreux dont le plus sensible pour elle, sera une union inféconde. Nous pourrions citer un nombre considérable de faits de ce genre où nos malades se rappelaient, avec des regrets sincères, ces quelques semaines devenues d'un si mauvais augure pour tout le reste de leur vie.

Si les rapprochements sexuels eux-mêmes jouent déjà un grand rôle dans l'étiologie des inflammations chroniques de la matrice, les *excitations anormales* des organes des sens dues à l'onanisme, seront plus funestes encore. Elles ont déjà une influence fâcheuse sur l'enfant; mais c'est surtout après la puberté qu'elles exercent leurs ravages. La perturbation qu'elles provoquent sur le système nerveux et sanguin, se traduit souvent par une chlorose opiniâtre et violente; elle augmente le danger menaçant de l'hypérémie des organes du bassin, et grand est le nombre des cas où la maladie qui nous occupe éclate déjà chez des jeunes filles, à la fleur de l'âge, par de nombreux symptômes locaux, surtout par des attaques violentes de dysménorrhée; ces dernières cependant n'attirent pas même l'attention ni des malades, ni des médecins; elles sont d'ordinaire négligées ou du moins ne sont pas traitées de manière à prévenir les transformations profondes et durables des tissus.

Il est de notre devoir de prévenir que c'est surtout dans les *pensionnats*, si fort à la mode aujourd'hui, et les *institutions de demoiselles*, que les jeunes filles prennent principalement les mauvaises habitudes dont nous parlons. Quand on trouve moyen de scruter à fond la vie des jeunes filles pendant ces quelques années d'éducation, on voit combien est pernicieuse pour le corps et l'âme l'influence de la plupart de ces institutions; aussi prétendons-nous, en nous appuyant sur les confidences qui nous ont été faites, que les pensionnats de jeunes filles jouent aussi un rôle important dans l'étiologie des inflammations chroniques de la matrice.

§ 10. — Mais, quoique la maladie qui nous occupe puisse dans beaucoup de cas exister toute seule, comme il résulte de ce que nous avons dit plus haut, il arrive cependant que souvent, pour ne pas dire d'ordinaire, elle est compliquée d'autres maladies des organes sexuels ou aiguës, ou chroniques. Il faut même avouer qu'il n'est pas toujours possible de dire exactement laquelle des deux est primitive ou secondaire; de plus, il est certain que, dans beaucoup de cas, l'une des affections entretient et excite l'autre. Nous ne faisons que nommer ici les différentes *déviations* de la matrice, *les anté- et rétroversions*, *les flexions et les chutes*. Il n'y a pas de doute que, dans les versions, la circulation de la matrice, surtout celle des grands sinus veineux, ne soit rendue plus difficile par le changement de position de cet organe. On ne pourra donc nier que ces déviations n'aient pour conséquence d'amener tôt ou tard l'hypérémie du tissu utérin. Celle-ci, après une durée plus ou moins longue, sera suivie des changements de texture qui nous occupent. Par contre aussi, il est clair qu'à la suite d'une augmentation un peu considérable du volume de la matrice, il lui sera difficile de conserver sa position normale ; ce sera donc une grande prédisposition pour la déviation de l'organe dont le fond s'inclinera en avant ou en arrière, ou bien tout l'utérus descend davantage dans le bassin. Si cet abaissement a lieu pendant que l'organe est atteint de métrite, il n'entretient pas seulement l'hypérémie veineuse, qui à elle seule peut amener la métrite, mais provoque encore, par le grand poids de l'utérus hypertrophié, la version de ce dernier, sans qu'il soit possible au médecin de dire avec exactitude quels ont été le début et la marche de cette maladie compliquée.

Il en est de même des *flexions :* l'anté- et la rétroflexion de l'utérus. Dans ces cas, c'est d'ordinaire la partie supérieure, le fond de l'organe qu'on trouve augmenté de volume ; ses parois sont épaissies et ses veines dilatées. Ici non plus, il n'est pas toujours possible de dire quelle est l'affection primitive ; cependant nous croyons pouvoir soutenir que c'est la flexion qui a lieu d'abord et entraîne l'hypertrophie comme conséquence. Car, si tout l'organe était hypertrophié, l'épaississement de ses parois serait une garantie certaine contre la flexion, surtout quand cet épaississement coïncide avec une augmentation de la consistance du tissu. Dans ce dernier cas, la matrice subit plutôt une anté- ou une rétroversion qu'une flexion qui implique toujours un amincissement et une certaine atonie de la paroi à l'endroit fléchi. Par contre, il n'est pas difficile de comprendre, lorsque la flexion de l'utérus est considérable et qu'elle existe depuis longtemps, que la partie de l'organe placée au-dessus de la flexion soit le siége de troubles circulatoires et qu'il se produise alors un changement de tissu dont la métrite chronique est la conséquence, surtout quand la vitalité générale du sujet laisse à désirer, ou quand il y a une maladie cachectique.

Si enfin nous jetons un coup d'œil sur les *néoplasmes:* les fibroïdes, les polypes, les carcinomes, la tuberculose, etc., dont le tissu de la matrice peut être le siége, nous verrons, et cela est un fait reconnu, que dans le voisinage de ces néoplasmes on trouve, dans une plus ou moins grande étendue, la paroi utérine hypertrophiée. Lorsqu'on l'examine attentivement, on voit que cette hypertrophie consiste en une accumulation de tissu cellulaire et musculaire, accompagnée d'une forte hypérémie. Cela ne suffit-il pas pour confirmer l'existence de la métrite chronique? Mais celle-ci est surtout évidente lorsqu'il existe des *tumeurs fibreuses*, et principalement dans le cas où la tumeur s'est développée dans l'épaisseur du tissu utérin et a formé le fibroïde sous-muqueux. L'hypertrophie de la paroi utérine fait souvent défaut quand les fibroïdes sont sous-péritonéaux et qu'il n'y a pas de tumeurs plus profondes. De même que pour les fibroïdes sous-muqueux, les parois de la matrice s'hypertrophient dans le cas de *polypes fibreux* (*sarcomateux*).

Dans les *maladies cancéreuses du col*, le corps de l'organe présente une augmentation de volume qui consiste en une hypertrophie du tissu musculaire et connectif. Dans ce cas, d'ailleurs, on peut se convaincre, par un examen attentif, que cette hypertrophie est consécutive à une infiltration cancéreuse qui s'étend jusqu'au fond de l'organe. De même, dans les *tubercules utérins* qui ont la muqueuse pour point de départ, on trouve souvent les couches profondes, celles qui touchent immédiatement le péritoine, hypertrophiées ; c'est ce qu'on observe surtout, lorsqu'à un travail puerpéral affaibli se joint la tuberculisation aiguë de la surface interne de la matrice.

En dehors de ces néoplasmes ayant leur origine dans l'épaisseur du tissu utérin, nous trouvons encore le *catarrhe chronique* comme cause de l'épaississement de la paroi utérine. Nous ne voulons pas nier cette cause d'une manière absolue, mais il ne nous est pas du tout démontré qu'elle produise cet effet ; bien plus, nous croyons pouvoir admettre que, dans la plupart des cas, c'est la maladie de la paroi utérine qui a pour conséquence plus ou moins prochaine le catarrhe de la muqueuse. Souvent il arrive aussi qu'une endométrite catarrhale aiguë s'étend et envahit le parenchyme de l'organe ; la métrite aiguë passe alors à l'état chronique, et cette dernière entretient, à son tour, l'endométrite catarrhale chronique.

§ 11. — Pour ce qui est des *annexes de l'utérus*, on

sera certainement frappé du grand nombre de cas où la métrite chronique existe en même temps que l'*ovarite chronique*. L'explication de ce fait devient facile lorsqu'on se rappelle que les vaisseaux des ovaires et de l'utérus proviennent des mêmes branches ; par suite, il en résulte que les troubles de la circulation peuvent amener des changements dans les tissus de tous les organes où les mêmes vaisseaux se distribuent. Nous ne partageons donc pas l'opinion de ceux qui croient que l'ovarite chronique est consécutive à la métrite chronique, ou que cette dernière provient de l'ovarite. La démonstration de cette étiologie nous paraît très-difficile ; nous croyons plus volontiers que, dans la plupart des cas compliqués de cette nature, il existe un lien étiologique commun, c'est l'hypérémie commune à l'utérus et à l'ovaire.

Il est hors de doute qu'une *augmentation* considérable *du volume des ovaires*, ainsi que de tous les organes voisins de l'utérus, puisse produire l'hypérémie et des stases veineuses dans le tissu utérin, par suite d'un empêchement mécanique de la circulation dans les vaisseaux de l'abdomen et du bassin ; tout le monde est d'accord sur ce fait, qui ne demande pas de plus ample démonstration. Journellement on observe des cas où la métrite chronique accompagne et complique les différentes tumeurs ovariques, les épanchements circonscrits, les tumeurs rétropéritonéales, etc.

§ 12. — Moins bien observée, et par conséquent moins connue, est l'influence qu'ont sur la matrice les troubles de la circulation centrale consécutifs aux *maladies du cœur;* pourtant on a très-souvent l'occasion d'observer les congestions chroniques de l'utérus à la suite des insuffisances de la valvule mitrale. Dans cette affection, on observe une masse de troubles profonds se manifestant au dehors par de nombreux symptômes dus au retour du sang dans la veine cave ascendante. Les varices des extrémités inférieures, des parties génitales externes, les tumeurs hémorrhoïdales et les hémorrhagies du rectum sont, dans ce cas, les compagnons ordinaires de la maladie utérine qui nous occupe.

De même, les *maladies chroniques des poumons*, surtout l'emphysème et les tubercules, exercent une influence fâcheuse sur la circulation de l'abdomen et du bassin. Cette influence se fait d'ordinaire reconnaître, d'abord par mainte anomalie de la menstruation, comme la ménorrhagie, ou, au contraire, par des écoulements menstruels rares ou complétement absents; plus tard viennent s'y joindre une foule de symptômes douloureux dans le bassin, et enfin on constate, par l'exploration, l'augmentation de volume de l'utérus, dont une observation attentive fait attribuer la cause à une des affections pulmonaires citées plus haut.

Nous terminerons par là l'étude des causes qui peuvent amener la métrite chronique; nous pensons en avoir donné un aperçu assez complet; mais, néanmoins, nous ne nous permettrons pas de croire que nous avons épuisé l'étiologie si vaste de cette maladie que le praticien observe si fréquemment. En tout cas, nos observations suffiront à démontrer combien est importante la maladie qui nous occupe, tant pour l'hygiène que pour la thérapeutique, et combien de causes efficientes il faut passer en revue pour pouvoir, dans chaque cas spécial, se faire un jugement certain sur le développement et la signification de la maladie à traiter.

CHAPITRE II.

ANATOMIE PATHOLOGIQUE.

§ 13. — Déjà, au début de ce travail, nous nous sommes plaint du peu de certitude de nos connaissances anatomiques concernant la métrite chronique ; les lignes qui vont suivre prouveront que notre plainte n'est pas sans fondement. Nous allons passer en revue, réunir et résumer brièvement les principales opinions des anatomo-pathologistes et des gynécologistes les plus célèbres et les plus modernes, pour montrer combien est vague et douteuse la partie anatomique de cette maladie de matrice, désignée tantôt sous le nom d'hypertrophie, tantôt de métrite parenchymateuse chronique, tantôt d'engorgement. Il n'est même pas rare de voir le même observateur en donner des descriptions contradictoires dans les différents passages de ses écrits.

Rokitansky s'exprime brièvement sur cette maladie (*Path. Anat.*, 3 Aufl., III, S. 477) : « La métrite chronique, dit-il, provient de la métrite aiguë ou se développe sous l'influence d'hypérémies de longue durée. L'hypertrophie de l'utérus, due à l'augmentation du tissu cellulaire, en est la conséquence; ou bien tout l'utérus est uniformément hypertrophié, ou bien c'est seulement le col ou la portion vaginale du col; c'est là l'engorgement chronique. » Dans un autre passage (*loc. cit.*, p. 471), il prétend que les hypérémies continues produisent une hypersécrétion de longue durée (blennorrhée), accompagnée d'une hypertrophie utérine d'ordinaire excentrique, et de l'hypertrophie de la portion vaginale, avec augmentation du tissu cellulaire et induration sensible de l'organe. Enfin nous trouvons encore (*loc. cit.*, page 452) la remarque que, dans l'hypertrophie de l'utérus, le tissu cellulaire reste souvent normal, mais plus souvent il y a augmentation, et, pour cette raison, la consistance de la matrice devient plus grande.

D'après Foerster (*Spec. path. Anatomie*, S. 314), la métrite chronique (*infarctus uteri chronicus*) est consécutive à la métrite aiguë ou à l'hypérémie chronique; elle se développe le plus souvent dans l'état puerpéral, et principalement dans les prolapsus incomplets de l'utérus, rarement en dehors de la puerpéralité. Le changement qu'elle produit consiste en une hypertrophie générale de tout le tissu utérin, mais plus souvent de celui du col et de la portion vaginale; cette hypertrophie est due à *l'augmentation de la masse du tissu cellulaire*, tandis que les fibres musculaires se résorbent et disparaissent. Les parties augmentées de volume deviennent en même temps très-dures, se laissent difficilement couper au couteau, et la surface de section présente un tissu d'aspect fibreux, tendineux. Dans un autre passage de son livre (*loc. cit.*, page 292), il se met en contradiction avec ce que nous venons de citer, car il dit : « L'hypertrophie porte de même sur tous les éléments de la substance utérine, de sorte que la texture de la matrice reste presque normale ; seulement, les fibres musculaires et cellulaires étant plus volumineuses, y deviennent plus visibles que dans l'utérus normal. Quelquefois le tissu cellulaire est un peu plus abondant, principalement dans les hypertrophies provenant d'hypérémies chroniques ; *quant à moi, je n'ai pu le constater dans aucun des cas que j'ai analysés.* »

Robin (Aran, *Mal. de l'utérus*, page 487) croit qu'on doit conserver le mot *engorgement* pour désigner un état particulier de l'utérus qui consiste dans une augmentation de volume et de consistance et qui est caractérisé histologiquement par la présence d'une substance amorphe, demi-solide ou liquide, laquelle est exsudée entre les éléments normaux de son tissu. Cette substance tient principalement en suspension des granulations graisseuses. Dans les portions dures du tissu qui limitent les parties enflammées, cet exsudat renferme de nombreuses granulations moléculaires graisseuses, parsemées quelquefois de globules inflammatoires. Quand des éléments fibro-plastiques se développent dans cet exsudat, ils viennent s'accoler contre les tissus normaux, et l'engorgement se transforme en induration ou hypertrophie chronique.

Voici l'opinion de Kiwisch sur cet état (*Klin. Vortr.*, 4 Aufl., I, S. 580) : « L'inflammation chronique de l'utérus, dit-il, se présente aux recherches anatomiques comme une hypertrophie de quelques-uns seulement, ou de tous les éléments du tissu utérin. Le plus souvent, c'est le tissu cellulaire interstitiel qui s'hypertrophie et produit l'épaississement de la partie enflammée. L'hypertrophie du tissu fibreux n'a lieu d'une façon visible que là où le tissu est fortement tiraillé et élargi, comme cela se voit dans les cas d'accumulation de sérosité dans la cavité utérine. Mais, même alors le tissu cellulaire est encore davantage hypertrophié; c'est là ce qui différencie l'hypertrophie simple, qui a lieu pendant la grossesse, et l'inflammation chronique. Cette dernière est toujours consécutive à une irritation chronique ou à une congestion sanguine qui, lorsque l'épaississement du parenchyme augmente, amène l'anémie par suite de la compression des vaisseaux et de la difficulté de l'afflux du sang; c'est par là encore que l'inflammation chronique se différencie de l'hypertrophie simple. Le degré de dureté de l'organe est très-variable; quelquefois elle est tellement grande, que le tissu utérin ressemble à celui des plus durs fibroïdes. Quelquefois on trouve, dans le corps utérin, des hypertrophies partielles assez nettement circonscrites et formées en grande partie de tissu cellulaire plus ou moins ancien, des tumeurs de tissu cellulaire, depuis la grosseur d'une noisette jusqu'à celle d'un œuf de poule, qui peuvent être confondues avec des fibroïdes indolents, et qui s'en distinguent en ce qu'elles ne sont pas isolées des tissus environnants.... »

L. A. Becquerel (*Traité clin. des maladies de l'utérus*, I, p. 157) croit qu'il est tout d'abord important de signaler que, sous la dénomination d'engorgement chronique, on a décrit trois altérations bien différentes l'une de l'autre et qui, cependant, peuvent se succéder. Ces trois altérations sont : 1° la congestion sanguine; 2° la congestion ou engorgement hypertrophique; 3° l'inflammation chronique proprement dite. — La congestion sanguine chronique du corps et du col de l'utérus, car elles peuvent exister indépendamment l'une de l'autre, est caractérisée par les modifications suivantes du tissu qui en est le siége : gonflement, rougeur violacée, distension des vaisseaux capillaires par le sang; écoulement sanguin à la section; conservation de la texture normale du tissu congestionné. — La congestion ou l'engorgement hypertrophique constitue une lésion toute spéciale, sur la nature et surtout sur l'étiologie de laquelle tous les auteurs ne sont pas d'accord. Quelle que soit son origine, les caractères de cette lésion sont les suivants : développement anormal du tissu musculaire utérin de la partie malade (corps ou col en totalité ou partiellement), ce développement présente les plus grandes analogies avec celui qui a lieu pendant la grossesse; développement simultané et également anormal des vaisseaux capillaires, et formation de vaisseaux nouveaux : ce développement est quelquefois assez considérable pour faire présenter à la partie malade une apparence variqueuse. La pathogénèse de cette lésion est encore fort obscure, et on ne saurait affirmer positivement si elle est une lésion spéciale et *sui generis*, si elle est la conséquence d'une simple congestion chronique ancienne ou d'une série de congestions aiguës répétées, ou si enfin elle est un des modes de terminaison de l'inflammation chronique. — L'inflammation chronique proprement dite diffère notablement des deux altérations précédentes. Elle est caractérisée, indépendamment de vaisseaux de nouvelle formation, par une exsudation spéciale et par une modification profonde de la structure normale de la partie affectée. L'exsudation interstitielle qui se produit dans l'inflammation chronique du tissu utérin se présente sous deux formes différentes, qui constituent deux variétés bien nettes dans cette altération. La première est l'exsudation séro-sanguinolente; la deuxième, l'exsudation fibrineuse. — *a*. L'exsudation séro-sanguinolente s'opère en même temps que de nouveaux vaisseaux capillaires sont créés et que les mailles du tissu normal sont séparées, isolées et disjointes; il en résulte la variété d'inflammation chronique à laquelle on a donné le nom d'inflammation avec ramollissement. Le corps de l'utérus ou son col peuvent en être le siége. Dans quelques cas, la lésion dont il s'agit n'occupe qu'une partie assez limitée. C'est ainsi qu'on l'observe dans le col utérin seul; d'autres fois dans la portion qui constitue le museau de tanche; enfin, dans quelques cas, elle occupe une de ses lèvres seulement. Les caractères de cette lésion sont les suivants : tuméfaction, gonflement de la partie malade, développement assez inégal; sensation de mollesse de la partie tuméfiée; friabilité beaucoup plus grande, quelquefois même ramollissement complet; structure du tissu utérin en partie détruite. C'est à cette variété d'inflammation chronique avec ramollissement qu'on donne généralement le nom d'engorgement ou d'état fongueux. L'état fongueux coïncide, la plupart du temps, avec les altérations les plus diverses de la membrane muqueuse en rapport avec le tissu malade, telles sont : le ramollissement, le décollement de cette membrane, les granulations, les ulcérations. — *b*. L'exsudation fibrineuse se montre beaucoup plus fréquemment que l'exsudation séreuse, qui cependant l'accompagne toujours dans le principe. C'est, en effet, une exsudation séro-fibrineuse qui se fait d'abord dans le tissu qui est le siége de l'inflammation chronique. Plus tard, la partie séreuse est résorbée, et la fibrine reste seule à l'état demi-solide et sous forme d'infiltration. C'est à cette forme d'inflammation chronique qu'on a donné le nom d'inflammation avec induration. Celle-ci peut occuper toutes les parties du corps et du col de l'utérus. Tantôt bornée au corps, d'autres fois au col, elle peut affecter des parties très-limitées et très-circonscrites de ces deux régions. Les caractères de cette inflammation avec induration sont les suivants : augmentation de volume de la partie malade; dureté beaucoup plus grande; forme le plus souvent conservée, quelquefois cependant un peu inégale; à la section, tissu d'un blanc grisâtre ou jaunâtre; résistance à la pression; peu de vaisseaux capillaires développés. — L'inflammation chronique du corps et du col de la matrice a encore une influence notable sur les positions de cet organe. Est-il malade dans sa totalité, il descend d'ordinaire davantage dans le fond du bassin, ce qui, du reste, peut arriver quelquefois à la suite de l'engorgement du col; dans d'autres cas, cet état détermine une antéversion, surtout si la paroi antérieure est malade, tandis que l'engorgement de la paroi postérieure favorise la production de la rétroversion.

Nonat (*Traité pratique des maladies de l'utérus*, Paris, 1860, p. 112) nie l'existence des engorgements partiels d'une portion de la paroi utérine. Pour lui, l'engorgement est le résultat d'une inflammation dont le tissu utérin est le siége, et qui s'accompagne d'une série de troubles dans les sécrétions. L'hypertrophie simple, au contraire, consiste dans une augmentation des éléments normaux; ce n'est qu'une nutrition exagérée qui ne peut avoir pour conséquence ni un changement de forme, ni un changement de consistance de la matrice. Nonat admet trois espèces d'engorgements : celui du col, du corps et de la totalité de l'organe; toute autre division lui paraît inadmissible. L'affection est caractérisée anatomiquement par un épaississement plus ou moins considérable des parois utérines; celles-ci deviennent d'ordinaire plus dures, rarement plus molles. A la section, on trouve le tissu hypérémié, rouge, saignant facilement. Nonat cite l'opinion de Duparcque, qui prétend que les fibres musculaires sont écartées les unes des autres par un exsudat fibrineux; cet exsudat suinte de la surface de section par la pression ou le grattage, surtout après une macération de quelques jours (!). Quand l'engorgement occupe tout l'organe, celui-ci peut augmenter de deux, trois, et même jusqu'à quatre fois son volume ordinaire; dans ces cas, il contracte des adhérences avec les parties voisines et s'abaisse sensiblement. La cavité utérine ne paraît pas changer de dimensions; quelquefois, cependant, elle augmente; d'autres fois, elle diminue.

Aran (*Leçons cliniques sur les maladies de l'utérus*, Paris, 1858, page 491) n'admet pas non plus les engorgements partiels de l'une ou l'autre paroi utérine, admis par Becquerel; selon lui, l'épaississement des parois est toujours uniforme, mais il peut être plus prononcé dans certains endroits, comme le fond utérin ou la portion vaginale. Le fond peut souvent atteindre une épaisseur de 2,50 à 3 centimètres, proéminer dans la cavité utérine et rétrécir ainsi sa cavité. La portion vaginale, moins gênée dans son développement, s'épaissit surtout dans le voisinage du museau de tanche, prend la forme d'un cône dont la base est en bas, et perd ainsi son aplatissement antéro-postérieur. Si le fond de l'utérus se développe, comme il a été dit plus haut, dans le sens de sa cavité, Aran croit en trouver la cause dans la résistance de l'enveloppe cellulo-fibreuse sous-péritonéale du fond utérin; c'est elle qui pousse vers l'intérieur, pendant leur développement, certains néoplasmes, les tumeurs fibreuses, par exemple, et conserve si longtemps sa forme naturelle à tout l'organe (?).... Le parenchyme utérin épaissi devient remarquablement ferme et dur, et c'est de dehors en dedans que cette transformation s'opère généralement. Dans le voisinage du col, le tissu garde pendant longtemps une certaine mollesse, cependant il lui arrive aussi d'atteindre une grande dureté. A la coupe, le tissu induré est ordinairement décoloré, exsangue, jaunâtre; à quelques endroits cependant, on découvre une injection manifeste. Quelquefois tout le tissu est hypérémié, et, en général, il y a élargissement des sinus veineux. Le tissu induré crie sous le couteau. A l'augmentation de volume et de consistance de l'utérus vient se joindre celle de son poids, de sorte qu'il lui arrive quelquefois d'avoir trois ou quatre fois son poids normal. La matrice atteinte d'inflammation chronique présente, à l'examen microscopique, de nombreux changements; le tissu fibreux, rare d'ordinaire, surtout dans le fond de l'organe, est sensiblement augmenté, et contient de nombreuses granulations moléculaires et quelques corpuscules fibro-plastiques. A ces changements fondamentaux du tissu utérin viennent se joindre souvent les affections de la muqueuse : le catarrhe chronique, les granulations et les diverses tumeurs....

D'après Huguier (*Gaz. des hôp.*, 1849, n° 127), l'engorgement utérin entraîne les changements suivants dans le tissu de la matrice : 1° La muqueuse est d'ordinaire épaissie, injectée, rouge et ramollie, quelquefois même fongueuse, couverte çà et là d'une masse de petites granulations; quand l'utérus est abaissé, elle est moins ramollie, plus dure et moins vasculaire. L'épithélium est généralement détruit, surtout vers le col et l'orifice externe, et occasionne ainsi de fréquentes ulcérations et des exsudations sanguines. Les follicules arrivent à un degré de développement remarquable; ils sont saillants, hypertrophiés et sécrètent abondamment. Les orifices, visibles à l'œil nu, sont élargis et ulcérés, et leur canal est distendu par des mucosités. Les fibres du tissu cellulaire qui pénètrent dans la membrane (?) sont molles et pâles; elles affectent une disposition moins régulière; les éléments du tissu fibro-plastique qui, d'après Robin, pénètrent jusque vers le milieu de la membrane, sont augmentés de volume, pâles et d'une plus grande transparence. Les vaisseaux capillaires sont visibles à l'œil nu. — 2° Les fibres musculaires sont d'ordinaire épaissies; au lieu d'être pâles, elles sont souvent légèrement colorées, ramollies, ne criant pas sous le couteau et légèrement infiltrées. Les fibres isolées, et celles qui établissent la ligne de démarcation avec la muqueuse, sont plus faciles à reconnaître. — 3° Les artères sont plus développées et d'un plus fort calibre; les veines sont sensiblement élargies, et dans les poches qu'elles forment, on constate des coagulums et des concrétions fibrineuses. — 4° Les fibres du tissu cellulaire du col, des parois du corps et des angles de la matrice sont épaissies, d'une transparence moindre et d'un aspect blanchâtre. Les masses celluleuses sont remplies d'une sérosité blanchâtre, rosée ou jaunâtre, quelquefois même gélatineuse. Le tissu cellulaire qui relie l'utérus au péritoine est épaissi, grisâtre, et donne à l'organe un aspect légèrement hypérémié; le péritoine lui-même est épaissi. — 5° La masse amorphe, formée de granulations moléculaires isolées, qui relie les diverses substances, est plus abondante qu'à l'état normal et même que dans l'état inflammatoire simple.

Lors de la discussion sur les déviations utérines et les hypertrophies de la matrice, qui eut lieu à l'Académie de médecine, dans le courant de l'année 1850 (*Bull. de l'Acad. nat. de méd.*, XV, 2-10), Huguier émet les mêmes opinions, en ajoutant qu'entre l'inflammation et l'hypertrophie, il y a un état intermédiaire qu'on désigne parfaitement bien sous le nom d'engorgement. On en distingue différentes espèces : l'engorgement inflammatoire, sthénique, asthénique et mécanique. D'après son origine, il est primaire, syphilitique, herpétique et diphthéritique, et, d'après l'état du tissu, hypertrophique, fongueux, œdémateux et variqueux (!).

§ 14. — Nous allons maintenant donner le résultat de nos propres recherches, sur les différents changements anatomiques que l'inflammation chronique provoque dans le tissu de la matrice. Mais, avant d'aller plus loin, nous ferons observer que ces résultats sont surtout macroscopiques.

A différentes reprises, nous avons essayé d'étudier ces questions à l'aide du microscope, mais toujours nos efforts sont venus butter contre les difficultés inhérentes à l'étude du tissu utérin, difficultés que même des autorités, dans cette matière, sont loin de nier. Pour être franc, nous dirons qu'à la fin, l'envie nous passa de nous livrer à ces études longues et pleines de difficultés, que les occupations du praticien ne permettent pas d'entreprendre, surtout lorsque nous eûmes la conviction que, pour deux micrographes également distingués, le même objet de recherches peut prendre une signification tout opposée. Nous vîmes avec regret que nos efforts, dans cette voie, resteraient complétement inutiles. Aussi abandonnerons-nous aux spécialistes le soin de dissiper l'obscurité dans laquelle est plongée l'histologie de la maladie qui nous occupe; nous espérons, toutefois, que l'exposé du résultat de nos propres expériences ne sera pas tout à fait inutile en pratique.

Le changement le plus constant produit par la métrite chronique, c'est l'*augmentation du volume* de la matrice; nous avons toujours vu cette hypertrophie s'étendre sur tout l'organe, ce qui, pourtant, ne veut pas dire qu'elle se fasse d'une manière égale dans toutes ses parties; ce n'est là au contraire qu'une rare exception. Mais ce qu'il y a de certain, c'est que, lorsqu'une partie de l'utérus, ou le corps ou le col, augmente de volume, le reste de l'organe participe toujours aussi à cette augmentation, quoiqu'en moindre proportion. Pour ce qui est de la discussion des médecins français sur l'existence ou la non-existence de l'hypertrophie de l'une ou l'autre paroi utérine, nous croyons que ni les uns, ni les autres ne sont dans le vrai. Nous avons, en effet, eu entre les mains différentes préparations où, au premier coup d'œil, l'hypertrophie paraissait n'exister que dans l'une ou l'autre paroi, antérieure ou postérieure; mais, par une mensuration exacte, il s'est trouvé que la paroi saine en apparence présentait aussi un sensible épaississement. Jamais, dans la congestion d'une des parois, nous n'avons trouvé le reste de l'organe parfaitement sain. Nous ne pouvons non plus être de l'avis d'Aran, qui prétend que le fond de l'utérus se porte uniformément en dedans et diminue ainsi sa cavité. Nous aussi, nous avons trouvé cette disposition dans quelques cas, mais elle n'est nullement constante, et nous sommes forcé de nous mettre du côté de ceux (Rokitansky et autres) qui veulent que l'hypertrophie soit *excentrique*. Jamais le fond de l'organe n'est seul épaissi, ses parois latérales prennent toujours part à cette hypertrophie et toutes ces parties croissent de même en dehors; aussi la cavité utérine paraît généralement élargie dans toutes ses dimensions. Cette cavité, par suite de l'hypertrophie de la matrice, perd sa forme triangulaire et devient ovoïde; car ses angles supérieurs, correspondants à l'insertion des trompes, s'arrondissent. Nous avons trouvé ce changement de forme non-seulement sur des matrices de femmes qui ont eu des enfants, mais encore chez des vierges. Cette augmentation de la cavité utérine entraîne nécessairement un écartement plus grand des parois antérieure et postérieure, et, d'ordinaire, la paroi qui, comme on le constate souvent, est la plus hypertrophiée, est aussi la plus concave intérieurement, et contribue par suite davantage à l'élargissement de cette cavité.

Du reste, l'augmentation du volume de la cavité utérine ne se limite pas toujours, comme quelques-uns le croient, à l'orifice interne; car le plus souvent il arrive, surtout dans des cas où l'on a affaire à des matrices qui ont déjà été gravides, que la cavité cervicale présente aussi une augmentation assez importante. D'ordinaire, elle est moins prononcée à la partie supérieure, plus forte à la partie inférieure, ce qu'on peut constater même sur le vivant; car, à l'application du spéculum, on trouve très-souvent le col si largement ouvert que le regard pénètre à quelques lignes de profondeur dans l'intérieur du canal cervical. Cet élargissement provient de ce que l'hypertrophie occupe surtout la portion inférieure du col et a son siége dans les couches les plus internes du tissu musculaire et de la muqueuse; d'où il résulte que les parties les plus voisines du museau de tanche s'étendent et se dilatent en dehors de l'orifice; les bords de cet orifice s'écartent et produisent ainsi une plus ou moins grande saillie de la muqueuse. Dans ces derniers temps, on a désigné cet état sous le nom d'*ectropion des lèvres du col.* Celui-ci saute surtout aux yeux quand, à l'hypertrophie de la portion vaginale, vient se joindre un changement dans la position ou la conformation de l'organe, comme une flexion ou une descente. Dans ces cas, les parois vaginales qui s'attachent au col, exercent sur les deux lèvres une traction plus ou moins forte, continue et excentrique. Il nous faut, cependant, faire observer que tous les changements que nous venons de signaler ne sont bien visibles que lorsque l'orifice a perdu sa résistance et a été dilaté par des accouchements antérieurs, lorsqu'il apparaît, non pas comme une petite ouverture ronde ou ovale, mais qu'il se présente sous la orme d'une fente plus ou moins longue et entr'ouverte. Nous aurons d'ailleurs, plus tard, l'occasion de revenir sur ces changements anatomiques du col que nous voulons seulement signaler ici.

Il résulte déjà de ce que nous venons de dire que l'augmentation de volume de l'utérus ainsi que la dilatation de la cavité du corps et du col sont les conséquences nécessaires de l'hypertrophie de ses parois. Il s'agit maintenant de savoir quels sont les changements qu'on observe dans les tissus à la suite de cette hypertrophie.

§ 15. — Le grand tort qu'on a toujours eu, à notre avis, c'est d'avoir voulu tirer de l'examen anatomique de quelques faits isolés une conclusion sur la marche assez compliquée de toute la maladie et de faire accepter, comme règle générale, le résultat d'une ou de quelques-unes de ces recherches. C'est là la cause des divergences d'opinion que nous avons trouvées dans les écrits des divers auteurs. Pour les uns, l'utérus est hypérémié; pour les autres, il est exsangue; l'un constate l'hypertrophie du tissu cellulaire; le second, une augmentation des fibres musculaires; le troisième, une hypertrophie générale de tous les éléments. A notre avis, toutes ces divergences auraient été facilement évitées, si l'on avait voulu reconnaître deux périodes bien distinctes de la maladie. Ces périodes sont, pour nous, la première de ramollissement ou d'infiltration; la seconde, d'épaississement ou d'induration. Nous allons les décrire. Cette division ne se fonde pas seulement sur les recherches anatomiques, mais encore elle reste d'accord avec l'observation clinique.

Première période de la métrite chronique. — Période d'infiltration. — Cette période correspond à l'état fongueux des auteurs français et se caractérise, en général, par une hypérémie plus ou moins étendue et par l'infiltration séro-sanguinolente du tissu utérin qui, à la suite de cette imbibition, devient mou, relâché, épaissi.

Quand on regarde une telle matrice à l'extérieur, on est frappé d'abord de son volume considérable et de la coloration livide ou rouge bleuâtre de sa surface. Cette coloration ne s'étend pas uniformément sur tout l'organe, mais se montre sous forme de taches plus ou moins nombreuses. A ces endroits hypérémiés, on voit cheminer d'ordinaire, à travers l'enveloppe péritonéale, de petits vaisseaux veineux gorgés de sang. Tout l'utérus possède une mollesse et une torpeur remarquables; son tissu a perdu sa résistance normale, il se laisse recourber, sans peine, en avant ou en arrière et conserve l'empreinte du doigt. Le péritoine qui recouvre la surface de l'organe présente souvent quelques minces adhérences fibrillaires avec les organes voisins, surtout la vessie et le rectum.

Quand on fait avec le scalpel une incision dans la paroi antérieure ou postérieure, on n'éprouve aucune espèce de résistance et l'on n'entend pas ce grincement du couteau particulier aux tissus indurés; au contraire, on a une sensation semblable à celle qu'on éprouve en tranchant un muscle un peu épais. A la surface de cette coupe, les veines laissent suinter le sang qui se mélange à la sérosité qui sort du tissu même et qu'une pression un peu forte fait écouler en assez grande abondance. C'est un liquide très-fluide, séreux, jaunâtre, le plus souvent sanguinolent.

En considérant la surface de section un peu attentivement, on verra d'abord les lumières larges et béantes des veines; celles-ci ne sont pas en même nombre sur toute la partie sectionnée; c'est par places isolées, plus ou moins circonscrites, qu'on reconnaît le plus clairement cette dilatation des vaisseaux. Ces endroits correspondent d'ordinaire aux taches hypérémiques qu'on voyait à l'œil nu sur la face externe de la matrice. Entre ces plaques, on trouve souvent des surfaces assez grandes où le système vasculaire ne présente, du moins à l'œil nu, aucun changement sensible. Aux endroits hypérémiés où les veines sont dilatées, on voit souvent les artères s'élever au-dessus de la surface de section sous forme de petits troncs; elles sont d'ordinaire vides, mais présentent néanmoins une dilatation assez sensible.

Le parenchyme même de la matrice est, comme il a été dit plus haut, le siége d'une infiltration séreuse plus ou moins abondante. Cette infiltration enlève au tissu sa résistance normale, et le rend mou, engorgé et friable. Les portions hypérémiées ont une coloration livide, rouge bleuâtre ou rouge grisâtre, qui tranche nettement de celle des parties voisines; celles-ci sont d'ordinaire exsangues et d'une coloration jaune rougeâtre. A la loupe, les parties molles et infiltrées ont leurs fibres distendues et écartées les unes des autres, de manière à présenter l'aspect d'un réseau à mailles fines. Nous ne saurions affirmer que ces divers changements s'accompagnent d'une augmentation sensible des tissus musculaire et cellulaire; car cette hypertrophie n'est certainement pas constante, et, pour nous, c'est principalement l'infiltration séreuse qui produit l'épaississement de la paroi utérine. Une chose digne de remarque cependant, c'est que dans les nombreuses préparations de ce genre que nous avons étudiées, nous avons constaté plusieurs fois la transformation graisseuse des fibres musculaires; elle était déjà arrivée à un degré assez avancé, et le tissu cellulaire interposé était parsemé d'une grande quantité de cellules graisseuses libres. Ces changements étaient surtout bien visibles et le plus prononcés dans le tissu du fond de la matrice.

Nous devons aussi faire remarquer qu'on trouve assez fréquemment, dans le même utérus, les transformations qui appartiennent à la période d'infiltration, et d'autres qui caractérisent la seconde période, celle d'induration.

Si nous jetons maintenant un coup d'œil sur l'état de la muqueuse, nous la voyons présenter, presque sans exceptions, les signes du catarrhe chronique. Rokitansky (*loc. cit.*, page 473) la décrit bien dans ces quelques lignes : « La muqueuse du corps utérin, dit-il, est uniformément rouge, quelquefois plus rouge par places; elle est tuméfiée, d'un aspect spongieux, feutré, aréolaire, quelquefois granulé et papillaire; elle sécrète une sérosité muco-purulente ou purulente. — Très-souvent ce catarrhe se présente sous forme d'une véritable blennorrhée caractérisée par la sécrétion d'une mucosité abondante, crémeuse, quelquefois transparente, d'autres fois plus ou moins opaque. La muqueuse est boursouflée, tantôt pâle, tantôt injectée; sa surface paraît couverte de taches de rouille, à pigmentation grisâtre; elle est analogue à celle qu'on observe, dans l'état puerpéral, après une inflammation catarrhale, et plus souvent encore à celle produite par les hypérémies utérines de longue durée. » (Rokitansky.)

Nous réservons la description des changements anatomiques de la muqueuse cervicale pour plus tard; nous la donnerons en un endroit de notre travail qui nous paraît plus convenable. Nous ne voulons plus maintenant qu'attirer l'attention sur l'infiltration séreuse dont les tissus voisins de la matrice sont fréquemment le siége. C'est principalement le tissu cellullaire couché entre les duplicatures péritonéales, surtout celui placé sur les bords latéraux de la matrice et entre les feuillets du ligament large, qui est le siége de cette infiltration. On y remarque en même temps la dilatation des veines qui apparaissent gorgées d'un sang en partie liquide, en partie coagulé.

§ 16. — *Deuxième période de la métrite chronique. — Période d'épaississement ou d'induration.* — La première période de la métrite chronique se caractérise donc, comme nous venons de le voir, par l'hypérémie, le ramollissement, l'infiltration et le gonflement du tissu utérin; quant à la seconde période, ce sont l'anémie générale ou partielle de l'organe, la dessiccation, la fermeté et la dureté du tissu qui sont les lésions principales et frappent les regards même de l'observateur superficiel. Cette deuxième période correspond à l'hypertrophie cellulaire, à la métrite chronique (dans son sens restreint), à l'engorgement hypertrophique des divers auteurs.

En dehors de l'augmentation de volume de la matrice, la lésion qui frappe le plus les regards, c'est la dureté extraordinaire des parties malades. Cette induration arrive souvent au degré qu'atteignent seuls quelques fibroïdes anciens; le tissu ne garde pas du tout l'empreinte du doigt et, quand on le coupe, il crie sous le couteau. Quand ce changement de tissu ne s'étend pas à toute la matrice, la paroi postérieure en est beaucoup plus fréquemment le siége que l'antérieure. Nous ne trouvons d'autre explication de ce fait que celle-ci : Comme c'est la paroi postérieure de la matrice qui est d'ordinaire le lieu d'insertion du placenta, c'est là que le développement vasculaire est le plus considérable pendant la grossesse; dès lors, quand le retrait de l'organe est incomplet, il y aura là plus grande prédisposition aux changements qui nous occupent.

A l'œil nu, les parties indurées de l'organe se montrent d'une couleur pâle, jaunâtre ou jaune rougeâtre; elles sont surtout bien visibles quand, comme cela arrive souvent, elles sont entourées de portions hypérémiées qui sont encore à la période d'infiltration; ces dernières s'en distinguent facilement aussi par leur grande mollesse. Du reste, les cas ne sont pas rares où l'on trouve tout le tissu utérin, depuis le fond jusqu'à la portion vaginale, épaissi et induré.

Passons aux changements que l'on constate dans le système vasculaire du tissu malade; la lésion la plus ordinaire, qu'on peut regarder comme générale, c'est le rétrécissement plus ou moins grand des artères et des veines. Nous en dirons tout à l'heure la cause, et nous ne voulons que faire remarquer que, d'ordinaire, il s'accompagne de la dilatation des vaisseaux qui traversent les parties voisines non encore indurées. Cette dilatation est due à la difficulté qu'éprouve la circulation du sang dans les vaisseaux des parties indurées; nous avons même pu nous convaincre par l'examen de nombreuses préparations, que, dans le tissu non induré, le degré de dilatation des vaisseaux et surtout des veines est assez proportionnel au degré de l'induration des parties voisines. — Quand tout l'organe, ou au moins sa plus grande partie, est induré, on trouve quelquefois sur la surface de section des places assez nombreuses où les veines sont dilatées et largement béantes; ce sont, à notre avis, les parties qui ne se sont indurées qu'en dernier, et longtemps après les portions voisines.

§ 17. — Revenons maintenant aux transformations que produit l'induration dans le tissu utérin. Tous les auteurs qui se sont occupés de ce sujet sont d'accord pour l'attribuer à une formation nouvelle et luxuriante de tissu cellulaire; c'est une véritable hypertrophie cellulaire. Il est vrai que, toutes les fois que nous avons eu l'occasion d'observer des indurations arrivées à un haut degré, nous nous sommes convaincu de l'augmentation du tissu conjonctif, mais nous ne saurions prétendre que ce soit ce tissu seul qui s'hypertrophie ; car il est plus que probable que les éléments musculaires prennent aussi part, quoique en moindre proportion, à l'hypertrophie de la paroi utérine. Pour prouver ce fait, nous citerons la difficulté qu'on a de voir les fibres musculaires dans un utérus non gravide, si on ne l'a pas fait macérer longtemps dans une solution d'acide chromique, et même souvent, après cette préparation, on a de la difficulté à en voir; tandis qu'il nous est arrivé plusieurs fois de les reconnaître avec une facilité et une netteté remarquables dans le parenchyme utérin atteint de métrite chronique, sans avoir eu recours à une préparation avec l'acide chromique.

Nous laissons aux micrographes plus exercés le soin de trancher la question; mais nous ne saurions passer sous silence ce passage de Virchow (*Pathologie*, I, page 333), qui nous paraît d'une grande importance ici : « Il résulte, dit Virchow, d'après la disposition que prennent les différentes couches dans les tissus de nouvelle formation, que le même élément produit toujours un tissu identique. Cela ne repose pas tant sur *la loi des développements identiques* qui a été formulée par J. Vogel pour les exsudats, que sur l'existence de certains éléments qui conservent toujours la propriété de former des tissus analogues dans leur voisinage. Ces tissus germinatifs appartiennent principalement à la substance conjonctive et, par suite, c'est ce dernier aussi qui peut être regardé comme le tissu fondamental (*fundamental Substanz*, Johannes Muller; *basement membrane*, Bowman) des produits pathologiques nouveaux. Mais comme, d'abord, les éléments se reproduisent indifféremment, il se peut que, les conditions venant à changer, on observe un produit hétérologue; ou bien, le tissu analogue étant déjà formé, il se change ultérieurement en un produit hétérologue. On devra donc, pour porter un jugement certain, attendre que le néoplasme ait atteint un certain âge, un certain degré de développement, pour pouvoir en donner la véritable signification. »

Ces paroles de Virchow ont une grande importance pour ce que nous avançons. De plus, ne constate-t-on pas dans les autres néoplasmes du tissu conjonctif qui se développent dans les parois utérines, comme les fibroïdes, les polypes, les sarcomes, le développement de fibres musculaires plus ou moins nombreuses? On comprendra donc que, lorsque nous avancions que l'induration provenant de l'hypertrophie du tissu conjonctif est aussi accompagnée d'une augmentation relative d'éléments musculaires, notre proposition n'était pas une hypothèse hasardée. Mais, malgré la vérité de ce que nous avançons, on n'est pourtant pas autorisé à donner le nom d'*hypertrophie simple* ou *hyperplasie* à ce travail; car une partie importante du parenchyme, le tissu vasculaire ne participe pas à ce développement. Comme nous l'avons dit plus haut, on observe d'ordinaire le rétrécissement plus ou moins considérable des vaisseaux placés dans l'intérieur du tissu induré. Ce rétrécissement est évidemment la conséquence de la compression que, par son développement, le tissu conjonctif exerce sur les vaisseaux.

§ 18. — Nous allons maintenant donner notre opinion sur la relation qui existe entre les changements de tissu dont nous venons de parler et les processus inflammatoires qu'on observe presque toujours pendant que ces changements s'opèrent.

Il n'y a pas de doute qu'il n'existe des métrites aiguës à la suite desquelles l'exsudat ne se résorbe pas, mais se transforme en substance conjonctive pour déterminer ainsi l'induration du tissu. Nous possédons une foule d'observations où les anamnestiques ont prouvé certainement que l'inflammation aiguë, au lieu de se terminer par résolution, amène la maladie qui nous occupe; nous avons constaté nous-même souvent le passage de l'état aigu de l'inflammation à l'état chronique, et alors le tissu malade se comporte de deux manières différentes : ou bien il est dur et induré déjà pendant la période aiguë de la maladie, et il le reste aussi plus tard; ou bien, au début, il est d'une mollesse, d'une torpeur et d'un relâchement facile à constater; ce n'est que plus tard qu'il arrive à la dureté particulière à l'induration. Dans ce dernier cas, nous avons constaté à plusieurs reprises une diminution sensible dans le volume de la matrice. On est alors autorisé à admettre que, dans le cours de la maladie, l'exsudat liquide est la cause de l'augmentation du volume de l'organe ; que, plus tard, une partie de ce liquide infiltré dans le tissu se résorbe, et que ce n'est qu'une plus ou moins grande partie de ce dernier qui subit la transformation consécutive dont l'induration est la terminaison. Malheureusement, nous n'avons jamais eu l'occasion de nous convaincre de ce fait sur des pièces anatomiques; cependant nous ne croyons pas rencontrer de contradicteurs lorsque nous admettons que l'inflammation précède l'induration dans les cas de ce genre. Il nous faut cependant prévenir que le relâchement et la mollesse du tissu consécutifs à la métrite aiguë peuvent persister souvent des mois, même des années, sans se terminer par l'induration; qu'en d'autres termes, on peut n'observer que la période d'infiltration de la métrite chronique avec la continuation plus ou moins sensible des symptômes d'irritation.

D'un autre côté, on pourrait conclure de ce que nous avons dit concernant l'étiologie de la métrite chronique, qu'il y a un très-grand nombre de cas où non-seulement on ne voit pas l'inflammation au début de ces affections, mais où l'on ne saurait même en soupçonner l'existence. On peut, au contraire, dans ces cas, affirmer avec certitude quelles sont les causes qui ont provoqué l'hypérémie chronique et les changements anatomiques consécutifs; et pourtant on y observe aussi une induration du tissu utérin plus ou moins étendue. Ces cas présentent souvent de grandes difficultés pour leur explication étiologique, car on ne saurait certainement admettre pour tous l'existence d'un début inflammatoire. Il est possible que, pendant le cours de ces hypérémies vraiment passives, il se forme de temps en temps un travail exsudatif de nature inflammatoire, mais on ne saurait l'affirmer. En supposant qu'on l'observe, ce n'est pas là une condition indispensable pour l'explication des diverses lésions de nutrition que nous avons décrites plus haut.

Pour résumer notre opinion, nous dirons qu'il y a des métrites aiguës qui passent à l'état chronique et restent alors à la période d'infiltration, ou bien, après une durée plus ou moins longue, passent à la période d'induration; tandis que les hypérémies veineuses d'une longue durée amènent plus rarement l'induration. Dans ces derniers cas, une inflammation, une exsudation, un néoplasme intercurrents peuvent être la cause de l'induration qui commençait à s'effectuer, mais n'en sont pas la condition essentielle, *sine quâ non*.

De là il résulte aussi que *le terme de « métrite chronique » ne s'applique pas proprement à tous les cas auxquels on donne ce nom. Beaucoup même des engorgements de la matrice qu'on regarde comme inflammatoires ne possèdent rien d'inflammatoire dans le sens précis du mot; ce sont des* DÉSORDRES DE NUTRITION *comme on en voit se former dans d'autres organes à la suite d'une hypérémie veineuse d'une longue durée.*

§ 19. — Mais terminons cette courte digression sur la genèse de l'inflammation chronique de la matrice, et revenons aux autres changements anatomiques qu'on observe dans son tissu. La muqueuse, pendant la période d'induration, n'éprouve pas d'autres modifications que celles que nous lui avons trouvées dans la période d'infiltration; elle est, en général, affectée de catarrhe chronique. Seulement, un fait digne de remarque, c'est que l'anémie des parties indurées se propage fréquemment jusque sur la muqueuse, qui perd de sa rougeur et devient souvent pâle, d'un gris ardoisé, mais sans rien perdre de son épaisseur et de sa dureté. Pour ce qui concerne les autres changements qu'on y observe encore, nous renvoyons à ce que nous dirons en parlant du catarrhe chronique, des tumeurs de la portion vaginale et de l'hypertrophie du col.

Les modifications de structure de la *muqueuse du col* sont intéressantes et d'une grande importance pratique. Quelques-uns de ces changements sont moins faciles à étudier à l'autopsie et sont plus du ressort de la clinique, nous les étudierons donc en détail dans la symptomatologie; les autres, au contraire, tombent, par leur nature, dans le champ des études anatomiques. C'est sur ces derniers que nous allons fixer notre attention, quoique nous sachions parfaitement que ce n'est pas la maladie du parenchyme utérin dont nous nous occupons particulièrement qui en est la cause essentielle, mais bien plutôt le catarrhe chronique de la muqueuse, dont on ne constate que rarement l'absence.

Ce sont d'abord les *œufs de Naboth* qui méritent notre attention. Jamais on ne les trouve aussi nombreux et aussi volumineux que dans les cas où l'induration du col est arrivée à un degré élevé. Ils sont reconnaissables et ne sont rien autre chose que des follicules du col oblitérés, dilatés et distendus par une mucosité abondante. Très-souvent aussi ils se montrent, comme le dit Rokitansky (*loc. cit.*, page 473), sous la forme de petites vésicules d'un dixième de millimètre environ. Elles sont formées d'une couche de tissu conjonctif entourant de petites cellules cylindriques qui renferment de nombreux noyaux de différente grandeur, nageant dans un liquide muqueux. Ces noyaux se transforment et deviennent cellules à leur tour, puis ils parviennent à la surface de la muqueuse, où ils apparaissent comme kystes recouverts d'abord de cellules pavimenteuses ou cylindriques, et, plus tard, privés de toute surface épithéliale. Enfin, ils tombent en déhiscence, ou forment, quand ils sont en grande quantité et pourvus d'une enveloppe épaisse et résistante, une agglomération de kystes qui remplissent complétement le canal cervical; ils se rompent à la suite du toucher interne et se montrent remplis d'un mucus gélatineux. Quelquefois, quelques kystes s'isolent et se prolongent; ils prennent des pédicules plus ou moins longs et font saillie dans le vagin, à travers l'orifice externe, sous le nom de polypes muqueux.

Plus intéressant encore est le *prolongement en forme de trompe ou de polype des lèvres du col.* Cette dégénérescence de l'appareil glandulaire de la portion vaginale n'est connue que depuis peu de temps, et c'est certainement à Virchow que nous devons la connaissance exacte de cette anomalie. Cependant il paraît se tromper quand il la confond avec le *col tapiroïde* de Ricord. Ce dernier vice de conformation ne consiste pas, comme Virchow paraît l'admettre, dans l'allongement de la portion vaginale du col; celle-ci, dans ces cas, est au contraire petite, courte, mamelonnée et coupée obliquement comme le grouin du porc ou du lapin (Hyrtl, *Topogr. Anat.*, Bd. II, S. 174). L'augmentation de volume de la portion vaginale du col dont nous voulons parler, se limite souvent à une des lèvres de l'orifice, et d'ordinaire à l'antérieure. C'est une tumeur polypeuse, plus ou moins longue, qui peut descendre quelquefois jusqu'à la vulve, mince à son origine, volumineuse et épaisse en bas; sa surface aux parties supérieures est d'ordinaire lisse et plate; à la partie inférieure, elle est anfractueuse et mamelonnée. Les mamelons sont formés de papilles nombreuses et volumineuses; les enfoncements, sous forme d'entonnoir, pénètrent, d'après Virchow (*Arch.*, Bd. II, S. 166), dans la profondeur du tissu et communiquent avec de petites cavités en cul-de-sac, provenant de la dilatation des glandes. Ces cryptes qui, d'après une de ses préparations, ont 0,5 millimètres d'épaisseur et de 0,6 à 0,7 millimètres de largeur, renferment des détritus d'épithélium pavimenteux. Dans tous les cas que nous avons opérés, et dans ceux que nous avons pu examiner, nous avons constaté l'exactitude des assertions de Virchow sur la grande richesse et le volume considérable des vaisseaux artériels de ces prolongements polypiformes. Virchow pense donc, et avec raison, à notre avis, que cette forme d'allongement des lèvres du col de la matrice se rapproche tantôt plus, tantôt moins de l'habitus de la surface interne de la portion cervicale. La surface extérieure, vaginale des lèvres, est lisse et unie, et quoiqu'on y rencontre fréquemment des kystes muqueux (œufs de Naboth) plus ou moins grands, ceux-ci ne forment pourtant pas des poches ou des sillons aussi réguliers, ni aussi profonds que ceux qu'on observe dans l'anomalie qui nous occupe. Aussi Virchow cherche-t-il la prédisposition à cette forme d'hypertrophie dans la formation de follicules d'une grandeur anormale dans les lèvres du museau de tanche.

Cette dernière assertion nous paraît peu exacte cependant, et notre honorable collègue nous permettra de lui rappeler qu'on trouve assez souvent, et cela lui est parfaitement connu, des hypertrophies de la portion vaginale pareilles par leur forme aux cas qu'il a décrits et qui, cependant, ne présentent pas cet accroissement folliculaire qu'il a dépeint avec tant d'exactitude. Ainsi, par exemple, nous avons réséqué, il y a deux ans, avec le docteur V. Franqué, à peu près deux pouces de la partie inférieure de la lèvre antérieure d'un col hypertrophié et long de près de 4 pouces; l'examen le plus attentif ne nous a fait découvrir aucune augmentation du volume ou du nombre des follicules muqueux. Mais s'il existe des cas où l'on constate l'hypertrophie de la portion vaginale sans augmentation des follicules, et si, d'un autre côté, il est certain, comme nous le pensons, que cette hypertrophie s'accompagne toujours d'une augmentation plus ou moins prononcée du parenchyme de la portion vaginale, il restera plus que probable que cette dernière est le mal primitif et que ce n'est que consécutivement à l'hypertrophie des tissus musculaire, conjonctif et même vasculaire, que vient se joindre, tôt ou tard, une augmentation des éléments de la muqueuse et spécialement de l'appareil folliculeux qui, à son tour, amène l'hypertrophie des lèvres du col, la forme décrite par Virchow. L'observation confirme encore cette explication, car elle montre que dans l'intérieur de la cavité utérine et à la suite de l'inflammation chronique du tissu utérin, les glandes utriculaires forment aussi des prolongements considérables; Rokitansky (*loc. cit.*, p. 474) donne la description et le dessin d'un très-beau cas de ce genre.

§ 20. — Les autres anomalies qui s'observent à la face externe de la muqueuse de la portion vaginale, de même que les différentes érosions et tumeurs sont plus du ressort des études cliniques. Nous en donnerons donc la description dans la symptomatologie. Mais il y a encore une autre série de *complications* de la métrite chronique qui sont du domaine de l'anatomie, et c'est sur celles-là que nous allons porter toute notre attention.

Il est évident que ce sont les organes voisins de l'utérus qui doivent souffrir le plus sympathiquement et cela ne saurait être autrement, car l'utérus et les ovaires reçoivent leur sang des mêmes troncs vasculaires; aussi les troubles circulatoires qui ont leur siége dans le parenchyme utérin et dans les duplicatures péritonéales, partant de la matrice, s'étendent aux ovaires et provoquent dans leur tissu des changements plus ou moins profonds.

Très-souvent, on trouve le contour de l'un ou des deux *ovaires* irrégulier, la surface bosselée, mamelonnée, et le tissu dur et ferme; cette induration, comme celle du parenchyme utérin, résulte de l'hypertrophie du tissu cellulaire. Cette hypertrophie repose sur la transformation de l'épanchement dû à une hypérémie artérielle ou veineuse, aiguë ou chronique. Virchow considère cet état qu'on désigne d'ordinaire sous le nom d'*ovarite chronique* (*Wiener med. Wochensch.*, 1856, n° 12), comme une cirrhose ou une dégénérescence granuleuse de l'ovaire. Par suite de la surabondance du tissu cellulaire, le parenchyme glandulaire proprement dit de l'organe disparaît peu à peu; puis, la rétraction cicatricielle qui survient pendant l'organisation de ce tissu nouvellement formé, donne à la surface de l'organe l'aspect irrégulier dont nous avons parlé. Pour les autres changements anatomiques, nous renvoyons le lecteur aux ouvrages d'anatomie pathologique et à notre *Traité pratique des organes sexuels de la femme* (traduction H. Dor et A. Socin, p. 339). Nous ne ferons que rappeler encore ici que le tissu de l'ovaire, de même que celui de l'utérus est épaissi, plutôt exsangue qu'hypérémié et, si quelquefois on a trouvé dans les vaisseaux des collections de sang considérables, elles étaient ordinairement limitées à quelques points de l'organe et se rencontraient surtout dans le voisinage des follicules remplis d'un sang frais, ou ayant déjà subi quelque transformation. L'épaisseur de la tunique albuginée, ainsi que l'hypertrophie du tissu entourant les vésicules, empêchent qu'elles n'éclatent et que l'œuf puisse sortir de leur cavité. L'œuf périt dans le sang épanché dans la vésicule. C'est dans ces diverses transformations qu'il faut rechercher une des causes de la stérilité dont sont affectées si souvent les femmes atteintes de métrite chronique.

Ces altérations du tissu de l'ovaire dont nous venons de parler donnent très-souvent naissance à d'autres modifications de texture. Ainsi, la friabilité du tissu, qui accompagne quelquefois l'ovarite chronique, est une cause importante de l'affection connue sous le nom d'*apoplexie de l'ovaire*. L'épanchement ainsi formé provoque quelquefois une exsudation de sérosité qui se mêle au sang et hâte sa transformation purulente. Il se forme ainsi une poche remplie en partie de sang coagulé, décoloré, en partie de pus ou de sanie purulente. Cette tumeur peut s'ouvrir ou bien dans la cavité abdominale, ou bien dans le rectum.

Les *kystes de l'ovaire* sont plus nombreux et d'une importance clinique plus grande; ils proviennent certainement très-souvent de l'inflammation chronique de la matrice dont ils sont une complication. C'est ainsi que se développent très-probablement les kystes simples et uniloculaires d'une vésicule de Graaf. Cette vésicule, lorsque l'œuf est arrivé à la maturité, ne peut se déchirer, ni épancher au dehors le liquide qu'elle contient, à cause de l'induration du tissu environnant et de l'épaisseur de la tunique albuginée. Les hypérémies consécutives aux périodes menstruelles successives produisent, si les mêmes causes persistent, un nouvel épanchement dans la poche et c'est ainsi que le kyste provenant d'une seule vésicule arrive souvent à une grosseur assez prononcée. Il est un fait reconnu que les kystes peuvent se développer encore à la suite des hémorrhagies dont nous avons parlé plus haut.

Pour ce qui est des tumeurs moins considérables de l'ovaire, comme le *cystocarcinome*, le *cystosarcome* et les *tumeurs colloïdes*, on les trouvera très-souvent comme complications de la métrite chronique. Il n'est même pas absurde d'admettre que les troubles circulatoires qui sont la cause de cette maladie et qui l'accompagnent, ne sont pas sans influence sur le développement des néoplasmes ovariques que nous venons de nommer; cependant, il est très-difficile de suivre un tel enchaînement causal; souvent, au contraire, il est plus rationnel d'admettre que le mal utérin est consécutif à une de ces maladies ovariques arrivée à un grand développement, ainsi que nous l'avons avancé lors de la description des causes étiologiques de la métrite chronique.

§ 21. — Les *maladies de la trompe* qui accompagnent cette maladie utérine sont de moindre importance. Le catarrhe chronique est presque toujours consécutif à une affection analogue de la muqueuse utérine. On peut encore observer, surtout à la suite de l'ovarite chronique, des adhérences de la trompe à l'ovaire, aux intestins, au bassin, etc. Enfin ce qui nous paraît encore digne de remarque, c'est que l'hypertrophie du fond de la matrice se continue plus ou moins sur la trompe, de sorte que celle-ci devient très-épaisse et très-charnue au voisinage de son insertion à l'utérus.

Les portions du péritoine qui entourent l'utérus malade peuvent être le siége d'une inflammation dans une plus ou moins grande étendue (*Paramétrite* de Virchow); elles sécrètent d'abondantes fausses membranes très-épaisses, servant à fournir des adhérences de l'utérus avec les organes voisins. C'est ainsi que la matrice reste fixée dans une position vicieuse. De plus, le tissu cellulaire du bassin, surtout dans la première période de la maladie, est le siége de la dilatation variqueuse des vaisseaux et de l'infiltration séreuse; cette dernière est d'autant moins apparente que l'induration utérine dure depuis plus longtemps.

Le *vagin* est presque toujours le siége d'un catarrhe chronique avec gonflement plus ou moins prononcé de ses parois, et surtout avec hypertrophie considérable des papilles. Le plexus veineux vaginal présente fréquemment aussi des varicosités nombreuses et importantes. Nous n'osons affirmer que la couche de fibres musculaires du vagin prend aussi part à l'épaississement de la paroi utérine dans les hypertrophies simples (sans déplacement). On constate pourtant cette hypertrophie très-souvent dans les cas d'hypertrophie utérine, compliqués d'abaissement; mais cet épaississement de la paroi vaginale consiste dans l'hypertrophie du tissu conjonctif et est le plus prononcé à ses points d'insertion à l'utérus.

La *vessie* participe aussi aux troubles de la circulation du bassin; cela est prouvé et par les fréquents catarrhes chroniques de la muqueuse et par l'épaississement hypertrophique de ses parois. La vessie souffre surtout dans les cas où la matrice, outre son augmentation de volume, présente encore un changement dans sa position (antéou rétroversion, prolapsus); dans ces cas, à l'influence fâcheuse de l'hypérémie veineuse du bassin vient se joindre encore l'empêchement mécanique des fonctions de la vessie; et cela amène nécessairement, tôt ou tard, des changements anatomiques dans les parois de cet organe.

Le *gros intestin* se comporte de même; on y trouve fréquemment aussi à la suite de la métrite chronique un catarrhe chronique accompagné de la dilatation variqueuse des veines hémorrhoïdales; et, chose digne de remarque, dans les cas où l'utérus hypertrophié comprime davantage le rectum, la portion intestinale qui se trouve au-dessous de la compression, se dilate énormément. Nous ne saurions expliquer cet état que par la paralysie de la partie inférieure du gros intestin.

CHAPITRE III.

SYMPTOMATOLOGIE.

§ 22. — Le praticien qui a eu l'occasion de soigner, pendant quelque temps, un certain nombre de femmes atteintes de métrite chronique, a pu se faire une idée de la variété et de la diversité des symptômes qui accompagnent cette maladie. Il comprendra donc facilement combien il nous est difficile d'en faire une description exacte et complète. De même que pour l'étude des changements anatomiques produits par cette maladie, de même aussi pour sa symptomatologie, malgré les grands progrès qu'on y a faits dans ces derniers temps, il y a une telle confusion, qu'il sera tout à fait impossible à celui qui n'est pas bien versé dans cette partie, de faire la différence de l'important et de l'inutile, du constant et du variable. Qu'on feuillette une fois l'excellent ouvrage de Bennet : *Traité pratique des inflammations de l'utérus* (Trad. Michel Peter, 1864), ou bien celui de Becquerel : *Maladies de l'utérus;* les deux traités qui représentent le mieux l'état actuel de la pathologie utérine en Angleterre et en France, avec quel déplaisir le lecteur ne suivra-t-il pas ces déductions à perte de vue, auxquelles nous reprocherons, avant tout, de confondre une grande partie des symptômes particuliers aux maladies du corps de l'utérus avec ceux de l'inflammation chronique, l'hypertrophie et l'ulcération du col? On est également désappointé de voir la part de marâtre accordée à la pathologie de l'hypertrophie du corps de l'utérus, comparée à celle de sa portion cervicale.

L'observateur impartial arrivera à cette conclusion, que la signification des soi-disantes affections inflammatoires du col de la matrice, a été par trop exagérée dans ces vingt dernières années, et qu'on a attribué à cette maladie maint symptôme pour lequel il est tout à fait impossible de prouver une telle origine.

Quant à nous, nous avons la ferme conviction que les changements pathologiques de la partie supérieure de la matrice peuvent être tout à fait locaux. De même aussi ils peuvent s'accompagner de maladies d'organes plus éloignés et d'une importance plus grande que celles du col, comme la congestion, l'hypertrophie, les granulations et les ulcérations, dont on a, dans ces derniers temps, tellement exagéré la valeur. Nous ne voulons pourtant rien leur enlever de leur importance; on pourra d'ailleurs s'en convaincre par l'exposition que nous en allons faire.

Nous croyons que la plus grande source d'erreur consiste en ce que, dans beaucoup de cas, lorsqu'on a diagnostiqué une maladie du col, on s'occupe trop peu de l'état du corps utérin et qu'on considère, comme dus uniquement à la maladie du col, tous les symptômes qu'on voit accompagner le mal local. Car, lorsqu'on s'est donné la peine de suivre ces lésions jusque sur la table d'autopsie, on sera convaincu, comme nous, que presque toute maladie du col de quelque gravité amène des modifications dans le tissu, dans le volume et dans la position du corps de la matrice, et on avouera combien sont fausses les interprétations dont nous avons parlé.

Il découle de là aussi que la véritable valeur des symptômes observés dans chaque cas spécial repose, tout d'abord et essentiellement, sur les données que fournit un examen exact et complet. C'est pourquoi nous allons faire d'abord le tableau des symptômes consécutifs plus ou moins nombreux qui accompagnent la métrite chronique et ses terminaisons, avant de parler de ceux qui sont le résultat du mal local.

§ 23. — Parlons d'abord des signes que peut nous fournir la *palpation du bas-ventre* et surtout de la région hypogastrique. On n'arrive à trouver le fond de la matrice au niveau du pubis que lorsque la portion supérieure de l'organe a subi une augmentation sensible de volume; c'est ce qu'on admet généralement et avec raison.

On explique d'ordinaire ce fait par la situation profonde qu'occupe la matrice dans le bassin. Cela ne nous paraît pas tout à fait exact. En effet, quand on ouvre la cavité abdominale d'une femme dont les organes ont une position et un volume normal, et que le cadavre est couché horizontalement, on voit, par suite de l'inclinaison bien connue du bassin, que le milieu du diamètre sacro-pubien est plus élevé que le point antérieur de cette ligne correspondant au bord supérieur de la symphyse du pubis. De plus, l'axe longitudinal de l'utérus est parallèle à la perpendiculaire qui part du milieu de cette ligne et, d'un autre côté, le fond de l'utérus dépasse toujours de quelques lignes le plan du détroit supérieur du bassin; il ne paraîtra pas étonnant qu'en soulevant le paquet intestinal, on trouve la partie supérieure de la matrice plus élevée que le bord supérieur de la symphyse pubienne. Ce n'est donc pas, comme on le croit généralement, la position profonde de la matrice dans le bassin qui empêche de sentir chez le vivant le fond de l'utérus. Cela est dû plutôt, d'un côté, à l'épaisseur et à la tension de la partie inférieure de la paroi abdominale et des portions épiploïques et intestinales qui sont couchées devant la matrice, et, de l'autre, à la mobilité et au peu de volume de la portion de la matrice qui est plus élevée que la symphyse pubienne; car toute pression un peu forte au-dessus de cette symphyse, repousse le corps utérin en arrière et l'éloigne de la main qui palpe. On peut, d'ailleurs, se convaincre, au lit du malade, de la vérité de ce que nous avançons, en examinant une femme dont les parois abdominales sont maigres et les intestins peu volumineux. On trouve, en introduisant une sonde jusqu'au fond de la matrice et en prenant garde de ne pousser l'instrument ni en haut, ni en avant, ni en arrière, mais en conservant la position normale de la matrice, on trouve toujours, disons-nous, le bout de la sonde, à travers la paroi abdominale et utérine, à un pouce à peu près au-dessus de la symphyse pubienne. Il est évident qu'on sentira l'instrument encore plus facilement en dirigeant le manche un peu plus en bas et en rapprochant la pointe ainsi que le fond utérin de la paroi abdominale antérieure.

En supposant que la matrice ne soit même que légèrement hypertrophiée, comme cela arrive dans la maladie qui nous occupe, elle n'en sera que plus accessible à la palpation; car la pression que la main exerce sur les parois abdominales, au-dessus de la symphyse pubienne, comprimera, plus facilement que dans les circonstances normales, l'utérus contre la paroi postérieure du bassin, ce qui l'empêchera de fuir les doigts explorateurs. Mais quand l'induration du tissu est plus grande, on la trouvera mieux encore à travers les parois abdominales. Enfin, il y a une troisième circonstance qu'il ne faut pas perdre de vue, c'est que, très-souvent, l'hypertrophie de la matrice s'accompagne d'antéversion. Celle-ci fait incliner le fond de l'organe plus ou moins en avant, diminue le calibre des intestins qu'on trouve d'ordinaire à sa face antérieure et le rapproche tant de la paroi abdominale, que souvent une palpation superficielle le fait trouver facilement.

En revenant sur ce que nous venons de dire, on pourra voir facilement dans quelles circonstances on constatera l'hypertrophie utérine à la palpation hypogastrique.

On trouvera sans difficulté la matrice dans le cas où 1° les parois abdominales sont minces, les muscles et les aponévroses peu tendus ; 2° quand les intestins ne sont pas distendus par une trop grande quantité de gaz ; 3° quand le volume de l'organe a tellement augmenté que, par une pression peu forte, on le comprime et le fixe contre le promontoire ; 4° quand l'augmentation de volume est accompagnée d'une induration sensible du tissu ; et enfin 5° quand il vient encore s'y joindre une antéversion.

Par contre, il est souvent impossible, même dans les hypertrophies assez considérables, de trouver au-dessus du pubis le fond de l'utérus hypertrophié, quand ces conditions manquent, que le tissu est mou, lâche, et que le fond de l'organe est renversé en arrière dans la concavité du sacrum, c'est-à-dire quand il y a rétroversion.

Très-souvent, dans ce mode d'exploration, on commet la faute de ne chercher le fond de l'utérus hypertrophié que dans la ligne médiane, au niveau de la symphyse. Or, les adhérences de l'organe à une des parois latérales du bassin, le raccourcissement congénital ou acquis de l'un ou de plusieurs ligaments, la version ou la flexion latérale de l'utérus, la distension du gros intestin et de la vessie, etc., voilà des causes qui modifient la position normale de la matrice, et c'est pourquoi on trouve si souvent son fond plus ou moins dévié de la ligne médiane du bassin. Cependant, nous devons faire remarquer que c'est là plutôt une exception, et que l'utérus hypertrophié ne quitte pas d'ordinaire la ligne médiane.

Si l'on se demande maintenant de combien le fond utérin peut dépasser le bord supérieur du pubis, nous dirons qu'il est rare de voir le point le plus élevé dépasser de plus de 8 centimètres le niveau du pubis. Cependant nous avons observé des cas où le fond de l'utérus arrivait à un point plus élevé ; ainsi, nous nous rappelons que, dans l'année 1851, dans le service des syphilitiques du Julius-Hospital, nous avons constaté avec notre collègue Rinecker que chez une femme le fond de l'utérus atteignait l'ombilic; cette grandeur anormale de l'organe nous fit même douter d'une hypertrophie inflammatoire simple, et pourtant les antécédents faisaient conclure à la terminaison d'une métrite aiguë; la marche ultérieure de la maladie fit constater une diminution graduelle du volume de l'organe et confirma le diagnostic porté plus haut.

§ 24. — D'ailleurs, pour avoir une idée exacte de l'augmentation de volume de la matrice, il faut toujours au palper hypogastrique joindre le *toucher vaginal*. Ce n'est que par ce dernier qu'on arrive à connaître exactement la position plus ou moins élevée du segment inférieur de la matrice. Cela est d'une grande importance; car on pourra conclure d'autant plus sûrement à une augmentation de volume de la matrice que son segment inférieur descend plus bas dans le vagin.

L'exploration vaginale est d'une importance d'autant plus grande pour reconnaître le volume de l'organe, que, dans beaucoup de cas, l'augmentation de volume de la moitié supérieure de l'utérus est tellement faible qu'on ne peut la reconnaître à l'exploration extérieure, tandis que l'hypertrophie du segment inférieur est beaucoup plus importante. Une chose digne de remarque encore, c'est que la portion vaginale ne prend pas toujours part non plus à l'augmentation de volume du corps utérin, de sorte qu'il y a à faire la part de deux cas bien distincts.

Dans une première série de cas, le doigt qui explore les culs-de-sac du vagin constate une augmentation de volume de la portion supra-vaginale du col et de la partie inférieure du corps, ainsi que l'hypertrophie de la portion vaginale du col. Dans une autre série de cas, cette dernière ne présente pas une augmentation de volume bien sensible, quelquefois même elle paraît plus petite et plus mince. La première forme se rencontre surtout dans les cas anciens, indurés, souvent compliqués de flexion de l'organe, tandis que la seconde appartient surtout aux cas plus récents et à la première période de la métrite chronique; d'ordinaire alors, la matrice a conservé sa position normale, ou est un peu plus élevée.

§ 25. — L'*augmentation de volume de la portion vaginale* peut se présenter sous différentes formes.

Le plus souvent, elle est générale; elle ressemble alors à un bouchon plus ou moins épais faisant saillie dans le vagin. On n'y trouve plus l'aplatissement antéro-postérieur qu'on voit d'ordinaire sur la portion vaginale d'un col sain; il n'a plus la forme d'un cône à sommet dirigé en bas, mais d'ordinaire, la pointe paraît arrondie, épaissie et quelquefois plus large qu'à l'insertion du vagin. A cet endroit, on observe souvent un rétrécissement assez sensible qui fait ressembler la portion vaginale au gland du pénis. Cette forme se voit aussi bien chez les femmes qui n'ont pas eu d'enfants que chez celles qui ont déjà accouché, mais pourtant plus fréquemment chez ces dernières.

Dans une *deuxième* série de cas, la portion vaginale garde sa forme conique; elle est plus épaisse en haut qu'en bas, son augmentation de volume s'exprime plus par un prolongement que par un épaississement et, quand ce gonflement existe, c'est la partie supérieure du col qui en est d'ordinaire le siége. Mais on ne rencontre ces derniers cas que chez les femmes qui n'ont pas eu d'enfants; chez elles, l'orifice du col n'est pas élargi, mais plus souvent rétréci, et l'on trouve presque toujours une induration plus ou moins prononcée de la portion vaginale.

Une *troisième* variété qu'on ne rencontre non plus que chez les femmes qui n'ont pas accouché, c'est celle où le col subit un allongement cylindrique, à la suite duquel son sommet descend jusqu'à la vulve et la dépasse même quelquefois. Nous avons observé des cas pareils, où la portion vaginale, d'une épaisseur presque normale, atteignait près de 5 centimètres de longueur et dont l'extrémité inférieure faisait saillie entre les deux grandes lèvres et montrait l'orifice du col arrondi et à bords lisses.

La *quatrième* forme que nous n'avons rencontrée que chez les femmes qui ont accouché une ou plusieurs fois, se caractérise par le développement plus considérable de l'une des lèvres du col; c'est la forme que nous avons décrite, dans la partie anatomique de notre ouvrage

(§ 19), sous le nom d'allongement en forme de trompe.

La *cinquième* et dernière forme est enfin celle où les deux lèvres du col prennent chacune un allongement plus ou moins considérable, descendent plus ou moins bas dans le vagin et peuvent même faire saillie entre les grandes lèvres. L'orifice du col se présente alors sous la forme d'une fente longue, irrégulière et transversale.

§ 26. — Le *raccourcissement de la portion vaginale*, comme complication de l'hypertrophie du corps de la matrice, présente aussi quelques variétés.

Comme la *première* et la plus fréquente, nous désignerons celle où cette partie se montre sous la forme d'un petit bouchon de 1 à 2 centimètres de longueur, plus large en haut, pointu en bas. Elle présente, en général, la même forme que celle qu'affecte le col des primipares dans les derniers mois de la grossesse. Nous n'avons rencontré cette anomalie que chez les femmes qui n'avaient pas eu d'enfants; elle ne s'accompagne jamais d'une flexion sensible, mais on trouve quelquefois la matrice plus élevée; jamais, dans ces cas, nous n'avons rencontré une induration un peu forte du parenchyme utérin, mais, d'ordinaire, on trouve la mollesse et le relâchement du tissu caractérisant la première période de la métrite. Du reste, cela ne vient pas infirmer ce que nous avons dit plus haut, savoir, que le col utérin prend toujours plus ou moins part à l'hypertrophie du corps, car ce n'est que la portion vaginale du col qui, dans ces cas, paraît sensiblement petite, tandis que sa portion supérieure, celle qui se trouve au-dessus de l'insertion vaginale subit souvent une assez grande augmentation de volume. Dans un cas où nous pûmes faire l'examen anatomique et où, à une grande hypertrophie du corps utérin, se joignait une petitesse remarquable de la portion vaginale, nous trouvâmes la partie supérieure du col tellement agrandie, que, de la cavité utérine, on pouvait facilement y introduire la pointe de l'indicateur. La paroi de la portion supra-vaginale avait 1 centimètre d'épaisseur, de sorte qu'on avait affaire à une hypertrophie excentrique du col analogue à celle qu'on observe au corps utérin. De même que dans la grossesse, la cavité du col avait pris part à l'élargissement de celle du corps, et le raccourcissement de la portion vaginale se trouvait expliqué par là. Des observations ultérieures serviront à prouver si c'est bien là la manière dont se passent les choses, et si c'est la partie supérieure du col qui est la cause la plus fréquente, peut-être même constante, du raccourcissement de la portion vaginale.

Dans d'*autres* cas, ce raccourcissement n'est dû qu'à la traction que les organes voisins exercent sur les lèvres du col; alors il porte, ou bien sur une lèvre seulement, ou bien sur les deux. On observe le premier cas, lorsque l'hypertrophie utérine est compliquée de rétroversion. La lèvre postérieure, épaissie d'ordinaire, descend plus bas que l'antérieure, qui souvent ne dépasse que de deux à trois lignes la voûte vaginale et présente encore cette particularité que son bord, plus ou moins aminci, est renversé plus ou moins fortement en dehors,

D'où il résulte que l'orifice du col est souvent très-large. Voici ce que nous croyons être la cause de cette anomalie : Le corps utérin hypertrophié est fléchi en arrière, et, par suite, la lèvre postérieure descend nécessairement plus bas et se rapproche de la vulve, tandis que la lèvre antérieure est tirée en haut et, par suite, paraît raccourcie. De plus, entre l'utérus rétrofléchi et attaché à la paroi antérieure du bassin par les ligaments ronds et le pubis, se trouve la vessie, qui, toutes les fois qu'elle se dilate beaucoup, exerce une pression assez grande sur la partie supérieure du col et la portion inférieure du corps de la matrice. Comme la lèvre antérieure du col est fixée par la paroi vaginale antérieure qui s'y attache, si la vessie se remplit, elle poussera en arrière et en bas la partie supérieure du col ; il faut donc nécessairement que la lèvre antérieure s'écarte de plus en plus de la postérieure ; elle va même jusqu'à se renverser complétement en dehors, et se raccourcit tellement qu'on observe parfois des cas où elle paraît manquer complétement. Il est d'ailleurs inutile de dire que, pour que cette anomalie puisse se produire, il faut toujours que l'orifice soit largement fendu. C'est pour cette raison qu'on ne trouve cette forme de raccourcissement partiel du col que chez les femmes qui ont déjà accouché. Nous l'avons rarement observé jusqu'à présent quand il y a antéversion ; dans ce cas, elle paraît due surtout au tiraillement que la paroi vaginale antérieure, plus ou moins fortement tendue, exerce sur la portion vaginale portée en arrière.

Le *raccourcissement de la portion vaginale qui s'étend aux deux lèvres du col* et accompagne l'hypertrophie chronique de la matrice, se rencontre le plus souvent dans les versions et l'abaissement de l'organe. Le poids des intestins qui reposent sur le fond de l'organe, provoque nécessairement, quand la résistance devient moindre, un tiraillement continu sur la circonférence de la portion correspondant à l'insertion vaginale. Dans les conditions normales, cette résistance est assez forte et consiste dans les ligaments, les duplicatures péritonéales, les aponévroses et les muscles. Mais si, comme on l'observe d'ordinaire dans les conditions que nous venons d'indiquer, l'extrémité de la portion vaginale est divisée transversalement par une fente large et allongée, le tiraillement qui s'exerce sur les deux lèvres provoquera nécessairement le renversement en dehors. La surface interne de la portion vaginale devient externe, et cette portion se raccourcit plus ou moins. Ce raccourcissement sera très-sensible lorsqu'on pratiquera l'exploration quand l'organe reste dans son état de déviation, c'est-à-dire lorsque le tiraillement produit par les parois vaginales persiste. Mais quand on examine lorsque l'utérus abaissé a repris sa position normale, ce qui arrive quand on soulève fortement ce dernier avec le doigt et qu'on enlève ainsi la cause du raccourcissement de la portion vaginale, on verra fréquemment cette partie reprendre son volume normal et le raccourcissement disparaître momentanément. Quand cela arrive, on voit les bords de l'orifice se renverser en dedans et se rapprocher; le col, dont on ne parvenait pas à sentir les lèvres, se reforme et se borde en avant et en arrière d'un bourrelet conique, proéminent et assez flasque d'ordinaire. On ne pourra pas constater cette modification dans la structure de la portion vaginale, dans le cas où, à la suite d'un prolapsus prolongé, la voûte vaginale s'est tellement épaissie que, tout à l'entour du col utérin, elle présente un anneau d'un centimètre et plus d'épaisseur, formé de fibres musculaires et cellulaires, et si bien confondu avec le col que la portion vaginale de ce dernier est tout à fait effacée et peut même ne plus faire saillie lorsqu'on a remis l'utérus en place ; elle disparaît complétement dans l'hypertrophie de la voûte vaginale.

Cet effacement de la portion vaginale est d'autant plus visible, que le prolapsus utérin dure depuis plus longtemps chez les femmes qui n'ont pas encore accouché, et chez lesquelles on n'observe pas le renversement des lèvres de l'orifice, qui est resté arrondi et petit. Dans ces cas, assez rares d'ailleurs, la tumeur, qui peut faire saillie au dehors de la vulve, a une forme ovale ou arrondie, sans présenter aucune trace de la portion vaginale autre qu'une petite ouverture ronde, de la grandeur d'un pois.

Voilà les différentes formes que peut prendre la portion vaginale, telles que nous les avons trouvées, en partie sur le vivant, en partie sur le cadavre, accompagnant la métrite chronique et ses terminaisons. Ce qu'il faut faire observer encore, c'est que beaucoup de ces changements ne sont pas nécessairement dus à la maladie qui nous occupe particulièrement, mais plutôt aux complications qui l'accompagnent.

§ 27. — Passons maintenant à la description des changements que l'*examen au spéculum* fait constater dans la portion vaginale du col. Mais, avant tout, il nous faut attirer l'attention sur quelques circonstances qui peuvent rendre cet examen difficile et fausser la signification de ce que l'on voit.

Comme nous avons déjà plusieurs fois eu l'occasion de le dire, l'inflammation chronique de la matrice s'accompagne souvent de la déviation de l'organe, surtout de l'antéversion et de la rétroversion. Ces vices de position empêchent fréquemment la portion vaginale du col de se placer dans la lumière du spéculum; aussi croyons-nous que les considérations que nous allons donner ne seront pas sans quelque utilité.

Il est un fait reconnu que, dans les antéversions, le segment inférieur de la matrice et sa portion vaginale sont plus ou moins portés en arrière, vers la concavité du sacrum. Dans ce cas, l'axe du col n'est que le prolongement de celui du corps utérin; mais quand la portion vaginale repose sur le plancher du bassin et est appliquée contre la paroi postérieure du vagin, la pression qui s'exerce sur elle, par derrière et en bas, lui fait éprouver une déviation telle, que son extrémité paraît fléchie en avant et qu'on trouve un peu plus haut un véritable angle de flexion. Le premier cas s'observe lorsque le col entier a subi une augmentation de volume et de dureté; la seconde se rencontre d'ordinaire lorsque le parenchyme utérin est mou et le siége d'une infiltration séreuse; dans ce cas, la mollesse de la portion vaginale favorise la flexion dont nous venons de parler.

Si, dans le premier cas, on introduit le spéculum dans le vagin dont les parois sont molles et souples, le sommet de l'instrument glisse le long de la paroi antérieure de l'utérus, qui est dirigé en arrière et couché dans le fond du vagin; en poussant le spéculum plus en arrière, on porte le col tellement en haut, que c'est sa portion vaginale qui vient se montrer à la lumière de l'instrument et non pas son orifice, comme cela se fait dans la position normale de la matrice. Il arrive donc que, même dans les cas les plus favorables, on ne parvient à voir que la face antérieure de la portion vaginale, avec la lèvre antérieure du col dirigée en arrière et en bas, tandis que, dans la plupart des autres cas, on ne voit que la surface antérieure de la partie inférieure du col avec ses attaches vaginales.

Pour obvier à cet inconvénient, qui rend l'examen du col impossible, il suffit très-souvent de donner à la malade une position telle que la région lombaire soit de 1 à 2 décimètres plus élevée que le dos; pour cela, on glisse un épais coussin sous les lombes, et l'on ne fait pas replier les extrémités inférieures sur le bassin. Par suite de cette position, la paroi abdominale antérieure est tellement tendue, qu'elle repousse en arrière et en haut le fond de l'utérus, et que, par suite, le col se rapproche de l'axe du bassin. Mais, quand cela ne suffit pas pour arriver au but, on peut essayer de rendre sa position normale à la portion vaginale, en introduisant dans le col une sonde recourbée à angle droit à 2 centimètres de son bouton, et en la ramenant en avant. Voici comment nous procédons : Quand on aperçoit la lèvre antérieure du col au bord de l'orifice du spéculum, nous portons la sonde dont nous avons parlé à travers le spéculum, jusque dans le canal cervical, puis nous retirons un peu l'instrument, pour laisser une plus grande mobilité au col, et nous essayons de ramener son orifice dans l'ouverture du spéculum, en faisant des tractions en avant faibles et modérées. Mais, quand la matrice est tellement déviée qu'on ne parvient pas, à l'application du spéculum, à voir la lèvre antérieure, nous introduisons d'abord la sonde dans le canal cervical en la guidant sur le doigt, et alors seulement nous procédons à l'application du spéculum; on fait passer la sonde par son ouverture, et l'on rectifie ainsi la mauvaise situation du col. Nous trouvons cette manière de procéder beaucoup plus sûre que celle qui est recommandée par beaucoup d'accoucheurs, et qui consiste à faire mettre les femmes sur les coudes et les genoux; il est vrai de dire, d'ailleurs, que les femmes ne se prêtent que difficilement à cette dernière méthode d'exploration.

Mais quand on a affaire à la seconde série de cas que nous avons cités, ceux dans lesquels la portion vaginale a subi une flexion, il arrivera quelquefois qu'on pourra trouver l'orifice du col normalement à l'ouverture du spéculum. Mais il pourrait se faire aussi que le sommet de l'instrument, par une introduction plus profonde, aplanît la flexion, c'est-à-dire poussât devant soi la portion vaginale, ce qui nous fait retomber dans les conditions dans lesquelles nous étions plus haut. Dans le cas de rétroversion, on éprouve, en général, moins de difficultés dans la recherche du col utérin. Dans ce cas, on commet souvent la faute d'introduire le spéculum trop profondément, et de dépasser ainsi le col, qui est dirigé en avant. C'est pourquoi nous conseillons de ne jamais perdre de vue, pendant l'application de l'instrument, les parois vaginales qui se pressent à son ouverture, et si, malgré cette précaution, on n'est pas arrivé à découvrir la portion du col qu'il est facile de distinguer des parois vaginales par sa coloration rouge plus intense, de retirer doucement l'instrument; pendant cette manœuvre, on voit souvent la portion vaginale du col pénétrer dans l'ouverture du spéculum. Nous devons aussi prévenir que, dans les rétroversions considérables, cette partie est souvent si fortement portée en avant, que l'orifice de l'instrument ne se trouve souvent qu'à 3 ou 4 centimètres de la vulve, lorsque la portion vaginale s'y présente. Du reste, dans cette espèce de déplacement, on fera bien aussi de donner à la malade une position convenable, en lui mettant un coussin sous la région lombaire.

Les difficultés qui se présentent dans la recherche de la portion vaginale du col, dans les antéversions et les rétroversions, se retrouvent en général aussi, jusqu'à un certain point, dans les antéflexions et les rétroflexions.

Cela se comprend parfaitement, car, dans les fortes flexions de la matrice, il y a en général aussi des changements de position de l'organe; d'ordinaire, dans les antéflexions, la portion vaginale se trouve plus en arrière; dans les rétroflexions, plus en avant.

Les abaissements et les chutes de la matrice peuvent aussi rendre plus difficile l'examen de la portion vaginale, car les parois relâchées du vagin peuvent former des replis plus ou moins grands qui viennent se présenter à l'ouverture du spéculum. Dans les véritables chutes, on ne sera que rarement forcé d'avoir recours au spéculum pour explorer le col, car il arrive souvent dans ces cas que le segment inférieur de la matrice se présente à la vulve et y est visible à l'œil nu. Mais les choses se passent autrement dans les prolapsus utérins, avec ou sans déplacement des parois du vagin. Dans ces cas, nous recommandons l'usage de spéculums cylindriques d'un fort volume, qui tendent les parois relâchées du vagin et les écartent. Il ne faut pas oublier non plus que l'utérus abaissé est repoussé en haut, avec plus ou moins de force, par le spéculum, et ne se trouve pas d'ordinaire dans l'axe du bassin; au contraire, son fond est très-souvent couché dans la concavité du sacrum, c'est-à-dire qu'il y a rétroversion. C'est donc là aussi une circonstance qui empêche la portion vaginale de se présenter à l'ouverture du spéculum.

§ 28. — De nombreuses observations nous ont appris que, tout en voyant parfaitement la portion vaginale et l'orifice du col utérin, on pouvait néanmoins s'en faire une idée tout à fait fausse. En effet, quand l'ouverture du spéculum embrasse la portion vaginale du col, de manière que ses bords touchent les parois du vagin, toute pression un peu forte vers le haut produira la tension de la voûte vaginale, qui, à son tour, se communiquera nécessairement à la portion vaginale du col qu'elle embrasse et à sa muqueuse. Quand les lèvres du col sont mobiles, comme cela arrive chez les femmes qui ont accouché souvent, elles seront, selon la direction de l'instrument et la force employées, renversées en dehors, de sorte qu'une plus ou moins grande surface de la muqueuse de la cavité cervicale devient visible à l'œil. On observe cela le plus nettement dans les cas où le bord du spéculum qui embrasse la portion vaginale exerce une pression circulaire égale. Dans ce cas, la lèvre antérieure se renverse en avant, la lèvre postérieure en arrière, et on produit ainsi l'écartement artificiel de l'orifice du col. Mais quand la portion vaginale est assez hypertrophiée pour ne pas pouvoir entrer en entier dans l'ouverture du spéculum, la pression n'agit d'ordinaire que sur un côté, le plus souvent c'est sur la moitié antérieure du col; on produit donc aussi l'inversion d'une des lèvres du col, ou de l'antérieure ou de la postérieure. Ce qu'il faut remarquer encore, c'est que cette inversion artificielle des lèvres du col dépend de la forme du spéculum employé, car, selon que la portion utérine de cet instrument se termine verticalement ou en biais, la pression sera ou circulaire, ou unilatérale.

La connaissance de ces renversements des lèvres de l'orifice utérin dus à l'application du spéculum, a une grande importance pratique, car elle seule met le médecin en état d'apprécier à leur juste valeur les rougeurs si fréquentes du pourtour de l'orifice du col. Dans les circonstances normales déjà, mais plus encore dans les hypérémies utérines, on trouve la muqueuse de la cavité cervicale plus rouge que celle qui tapisse la face externe de la portion vaginale. Quand donc, en appliquant le spéculum, on produit un renversement des lèvres, comme il a été dit plus haut, on voit la partie inférieure de la muqueuse cervicale, qui est d'un rouge vif; elle forme, tout autour de l'orifice, un anneau rouge plus ou moins grand, et peut passer, pour un œil peu exercé, pour une érosion ou une ulcération de la portion vaginale. Nous ne saurions trop insister sur ce point, car nous sommes convaincu que cette erreur a été commise une masse de fois, et qu'il en est résulté de regrettables méprises pour la thérapeutique.

Ce qu'il y a de mieux à faire pour éviter cette faute, c'est, après avoir découvert la portion vaginale, de retirer le spéculum suffisamment pour que toute pression sur la voûte vaginale ou sur la portion utérine soit évitée. Quand on suit ce conseil et qu'on examine l'orifice pendant qu'on retire l'instrument, on voit, dans les cas où l'on a provoqué l'écartement artificiel des lèvres, le bourrelet rougeâtre qui entoure l'orifice du col diminuer de plus en plus, disparaître complétement et présenter enfin la coloration normale des lèvres. En poussant de nouveau le spéculum en arrière, on peut voir la rougeur de la muqueuse cervicale devenir de plus en plus visible à la suite de l'écartement des lèvres de l'orifice, et entourer son bord d'un liséré plus ou moins large. Nous recommandons surtout cette dernière manœuvre dans tous les cas où l'on veut avoir une idée exacte de l'état de la muqueuse de la cavité cervicale. Il va sans dire qu'on n'arrivera à ce but que si les lèvres du col sont mobiles et l'orifice entr'ouvert, comme cela est le cas chez les femmes qui ont déjà accouché.

Mais, avant de passer à la description des changements de la portion vaginale que l'on peut reconnaître à l'aide du spéculum, nous devons encore rappeler comment on peut éviter, du moins en partie, les douleurs quelquefois très-vives dues à cette méthode d'exploration.

On comprend bien que ce sont de préférence les femmes qui n'ont pas encore accouché, celles dont la vulve et le vagin sont étroits, qui se plaignent de douleurs plus ou moins vives à l'introduction du spéculum; pourtant cela arrive souvent aussi chez des femmes qui ont eu de nombreux accouchements, et chez lesquelles on n'aurait pas cherché une telle sensibilité du canal vaginal. Cela tient justement à la maladie utérine qui nous occupe, car on y trouve souvent une telle hyperesthésie, que le moindre attouchement y provoque des douleurs très-vives. C'est principalement la paroi antérieure du vagin s'étendant le long de l'urèthre, et l'entrée même du vagin correspondant à l'anneau formé par son muscle constricteur, qui paraissent le plus sensibles à l'introduction du spéculum. Quand la pointe de l'instrument a dépassé cet obstacle, assez sérieux souvent, les douleurs particulières à cette petite opération cessent, à moins qu'elles ne se reproduisent lorsque l'instrument arrive au fond du vagin et qu'il touche le segment inférieur de l'utérus, qui est d'une sensibilité anormale. Nous devons mentionner ici l'affection décrite par Simpson (*Edinb. Med. Journ.*, VII, page 593, déc. 1861) sous le nom de *vaginodynie*. Nous avons fréquemment eu l'occasion de l'observer, et elle consiste dans la contraction spasmodique et excessivement douloureuse du vagin et des divers muscles qui l'entourent. Ces contractions peuvent aussi développer des douleurs spontanées et devenir évidemment gênantes pour l'introduction du spéculum. Nous sommes d'accord avec Simpson lorsqu'il place le siége de cette affection, en partie dans la couche musculaire du vagin, en partie dans celle du bord antérieur du releveur de l'anus, et enfin dans les duplicatures des fascia que le vagin perfore et dont il reçoit des insertions et des prolongements. De même, nous ne croyons pas dénuée de fondement l'opinion de Simpson, qui pense que cette affection consiste dans une inflammation subaiguë des tissus que nous venons de nommer.

Pour rendre, dans toutes ces conditions, la visite au spéculum moins douloureuse, il faut avant tout donner à la femme à examiner une position convenable, afin que, pendant l'introduction de l'instrument, on puisse, à travers l'ouverture, surveiller attentivement les parties du vagin qui se trouvent devant, et éviter les obstacles en imprimant des mouvements convenables au spéculum.

C'est dans ce but que nous avons, dans le courant de l'année 1861, complétement renoncé à l'embout qui ferme le spéculum à son extrémité antérieure; et, après de nombreux essais avec différents instruments, nous avons acquis la conviction que le spéculum cylindrique en verre de Fergusson et celui de Mayer sont ceux dont l'introduction est la plus facile chez les malades, sans compter d'autres avantages. Nous les préférons surtout aux différents spéculums métalliques compliqués et à plusieurs valves.

Pour dépasser maintenant avec facilité et doucement les endroits douloureux dont nous avons parlé, il faudra éviter toute pression un peu forte vers le haut contre les conduits uréthraux enflammés; on y arrive le plus facilement en se servant d'un spéculum coupé en biais en avant, dont on place la portion la plus longue en bas. On l'introduit de manière à ce que la pointe regarde toujours en bas et dans la direction du tiers inférieur du sacrum. Quand on est arrivé à 3 ou 4 centimètres de hauteur dans le vagin, on arrive à son constricteur, qui souvent se contracte spasmodiquement et présente une résistance assez grande; on cherche à vaincre cet obstacle en faisant faire à l'instrument de légers mouvements de rotation qui écartent les plis vaginaux qu'on voit se former devant l'instrument. Si on n'y réussit pas de suite, il faut attendre un instant, en empêchant l'instrument de reculer; la crampe du muscle cesse quelquefois, et on peut alors introduire complétement le spéculum sans provoquer de douleurs. Du reste, nous n'avons pas besoin de dire que souvent il y a des cas où l'hyperesthésie de la vulve et du canal vaginal est arrivée à un si haut degré, que l'application la plus minutieuse, faite avec la plus grande dextérité, provoque des douleurs tellement violentes, qu'il faut abandonner pour le moment cette méthode d'exploration et attendre qu'une médication convenable ait diminué la sensibilité excessive de ces parties. Pour arriver à ce but, nous recommandons les bains de siége tièdes, les injections (principalement d'alun) et le tamponnement au moyen de petites éponges enduites d'un onguent opiacé ou belladonné; des cautérisations légères au nitrate d'argent et la dilatation progressive au moyen de spéculums de calibres de plus en plus forts. Nous reviendrons, d'ailleurs, encore une fois sur cet état, lorsque nous parlerons des symptômes présentés par les parties génitales externes et le vagin dans l'inflammation chronique de la matrice.

§ 29. — Après ces considérations préliminaires, nous croyons pouvoir passer à la description des changements que présentent la portion vaginale et l'orifice du col.

De nombreux auteurs ont parlé de l'utilité de l'examen au spéculum pour la détermination des *changements de volume de la portion vaginale;* ils prétendent que cet examen met le médecin en état de se rendre compte de l'augmentation de volume plus ou moins considérable de l'utérus. Nous ne partageons pas complétement cette manière de voir. On ne peut nier qu'un col normal ne puisse entrer facilement dans l'ouverture d'un spéculum de moyen calibre, c'est-à-dire d'une largeur de deux et demi à trois centimètres; on peut même, quand on a l'habitude de le manier, affirmer avec assez de certitude que, dans les cas de ce genre, il n'y a pas de gonflement de la portion vaginale; mais pour ce qui est de porter un jugement sur une véritable augmentation de volume, nous croyons positivement que l'examen au spéculum ne suffit pas; car, à moins de se servir de spéculums très-larges, il n'y a qu'un segment de la portion vaginale qui pénètre dans son ouverture, surtout quand l'hypertrophie se complique de déplacement. A notre avis, le toucher au moyen du doigt, fournit certainement des résultats beaucoup plus certains que ceux donnés par le spéculum.

Mais l'emploi de cet instrument est indispensable quand il s'agit d'étudier la coloration de la portion vaginale, qui est d'une si grande importance dans le pronostic et le traitement. D'ordinaire le col présente, dans le cours de la maladie qui nous occupe, trois nuances de couleur différentes qui dépendent de sa congestion plus ou moins grande. Nous devons cependant prévenir que ce que nous allons dire concerne uniquement la muqueuse qui tapisse la surface externe de la portion vaginale, et non celle des lèvres même du col, ou des parois vaginales.

Nous parlerons d'abord des cas où la portion vaginale présente sa *coloration normale*, qui ne tranche pas de la teinte rosée des parois vaginales. On l'observe surtout, quand les changements anatomiques et principalement l'hypertrophie, occupent exclusivement le segment utérin supérieur, et que la portion vaginale ne participe que peu à la maladie du fond de l'organe. Du reste, il y a de nombreuses exceptions à cette règle, car fréquemment la portion vaginale est sensiblement hypertrophiée, et pourtant elle ne présente aucun changement de coloration. Cela indique toujours que les fonctions circulatoires n'ont éprouvé aucun trouble sensible dans les parties visibles à l'œil.

Dans une seconde catégorie de cas, on trouve la portion vaginale d'une teinte *rouge livide*, *violette*, *bleuâtre* ou même *rouge grisâtre* qui tranche franchement des parois rosées du vagin. Cette coloration est toujours le résultat d'une hypérémie veineuse de longue durée, aussi constate-t-on presque toujours dans ces cas une mollesse et un relâchement sensible du tissu. L'hypertrophie n'est pas toujours en rapport avec le degré de cette coloration anormale, et il arrive même assez souvent de voir la portion vaginale diminuer de volume dans toutes ses dimensions et paraître pourtant bleuâtre ou d'un rouge livide. C'est surtout lorsque l'utérus est relevé fortement en haut par des tumeurs ovariques volumineuses; ce sont alors les désordres de la circulation d'une longue durée qui provoquent cette coloration particulière. Celle-ci n'est pas toujours la même sur toute la surface que l'œil aperçoit, on peut même admettre comme règle qu'on voit des endroits plus pâles, moins rouges, d'autres plus foncés, plus livides, de sorte que cette surface paraît tachetée. On y observe plus rarement des veines isolées dilatées, qui atteignent quelquefois le volume d'une plume de corbeau, comme nous avons pu en observer un cas.

Comme troisième coloration, nous devons encore mentionner ici la *pâleur* de cette partie ; on l'observe dans les degrés les plus élevés de l'induration. Elle est la suite de l'anémie qui a sa source dans le rétrécissement des vaisseaux, à la suite de l'hypertrophie considérable du tissu cellulaire. En examinant au spéculum un tel cas, on trouve d'ordinaire la portion vaginale hypertrophiée et on est frappé de la différence de coloration du vagin et du col de la matrice. Le premier est plus rouge que le second, car ce dernier ne présente pas sa couleur rosée habituelle, mais a une teinte d'un jaune rougeâtre. De plus, comme nous l'avons dit plus haut, ces parties sont le siége d'une induration remarquable.

§ 30. — Les *changements qu'on observe dans les lèvres du col*, et qui accompagnent la métrite chronique, comme les *ulcérations* et les *érosions*, sont plus importants que ces diverses colorations de la portion vaginale. Ces lésions ne sont pas dues nécessairement à la maladie qui nous occupe particulièrement ; elles peuvent provenir de toute autre maladie du parenchyme utérin et du catarrhe chronique. Nous croyons donc que c'est le moment de les décrire ; car, d'un côté, les lésions du tissu utérin qui nous occupent, ont la plus grande liaison causale avec ces affections des lèvres du col, et, d'un autre côté, ces dernières accompagnent si souvent les premières, que, sur 216 observations que nous possédons de femmes atteintes de congestion chronique de la matrice, il y en avait 169 chez lesquelles on constata des érosions ou des tumeurs aux lèvres du col.

Mais avant de donner la description de ces affections, il nous paraît utile d'insister encore sur l'*état de l'orifice du col*, pendant les congestions chroniques de la matrice.

Tout le monde sait, que normalement, l'orifice du col présente deux états bien différents, selon que la femme a ou n'a pas accouché. Pour celle qui n'a pas eu d'enfants, l'orifice se présente comme une petite fossette arrondie, légèrement ovale sur les côtés, à bords lisses et bien définis; quand la portion vaginale augmente de volume, cette forme, d'ovale qu'elle était, devient ronde; c'est là tout le changement qu'elle subit. La cause de ce changement réside en ce que, comme nous l'avons dit plus haut, la portion vaginale, aplatie d'avant en arrière à l'état normal, change de forme; le diamètre antéro-postérieur devient aussi grand, quelquefois même plus grand que le diamètre transversal. Quand les parois antérieure et postérieure de la portion vaginale subissent une augmentation de volume un peu importante, la paroi antérieure du canal cervical s'écarte de la postérieure à la suite de cette hypertrophie excentrique du tissu musculaire, et cet écartement s'étend aux bords du col, de sorte que son orifice se dilate dans le sens antéro-postérieur et, en même temps, sa forme s'arrondit.

Mais quand une femme a accouché une ou plusieurs fois, l'orifice du col, à la suite des déchirures plus ou moins nombreuses qui se sont produites pendant l'accouchement, a perdu sa forme ovale et se présente comme une fente transversale longue de deux à trois centimètres, à entailles irrégulières et à bords épais; de sorte que des hypertrophies assez considérables de la portion vaginale n'entraînent aucun changement dans la forme de cette fente; elle ne change que lorsque des tumeurs glandulaires ou papillaires, sont suspendues dans la cavité cervicale et écartent ainsi les lèvres du col; alors l'orifice prend une forme plus arrondie. Si l'on se demande pourquoi cette fente a une direction transversale chez les femmes qui ont accouché, il faut savoir que cela est dû à la manière dont s'effectue le retour de la matrice après l'accouchement; car, comme l'observation journalière le démontre, l'utérus subit dans toute sa hauteur, depuis le fond de l'organe jusqu'aux lèvres du col, un aplatissement d'avant en arrière qui fait que la paroi antérieure se rapproche de la postérieure au point qu'elles se touchent presque. Comme cet aplatissement s'opère aussi pour la partie inférieure du col et que les déchirures dues à l'accouchement le favorisent encore, il ne sera pas étonnant que cet orifice prenne la direction transversale dont nous avons parlé et se présente comme une fente plus ou moins longue. Du reste, la pression des parois vaginales y contribue aussi, car l'antérieure et la postérieure se touchent et la portion du col qui y est renfermée subit une compression d'avant en arrière.

§ 31. — Passons maintenant aux changements que le spéculum fait constater sur les lèvres du col; ce sont d'abord les *érosions superficielles, c'est-à-dire celles qui ont pour siége la surface des bords de l'orifice*, qui méritent de fixer notre attention.

Nous ne saurions être complétement de l'avis de notre honorable collègue C. Mayer, qui dit, dans un ouvrage récent (*Klinische Mittheilungen*, etc., page 16), que les excoriations et les ulcérations des lèvres sont beaucoup moins fréquentes que celles du canal cervical. Il a parfaitement raison d'attirer l'attention sur les nombreuses chances d'erreur qu'on court dans de telles recherches; nous avons parlé plus haut de ces renversements accidentels des lèvres du col et de la manière dont elles se produisent. Il croit avec raison que, dans beaucoup de cas, on a pris l'érosion de la muqueuse du canal cervical renversée en dehors pour une érosion de la surface externe des lèvres du col. Mais cela ne nous empêche pas de soutenir, en nous fondant sur notre longue expérience, que cette dernière forme ne doit pas être considérée comme une rareté. Nous l'avons observée si souvent, alors qu'il n'était même pas possible d'admettre l'existence de ces renversements; nous l'avons même trouvée sur le col de femmes qui n'avaient pas eu d'enfants et chez lesquelles un tel renversement des lèvres était chose impossible, que nous sommes forcé d'admettre que ces érosions accompagnent très-fréquemment le catarrhe utérin et, par suite, la métrite chronique.

Nous accorderons volontiers à C. Mayer, qu'on exagère beaucoup la grandeur et la forme de ces érosions, à cause des difficultés inhérentes à l'examen. On ne doit se permettre un jugement définitif sur l'étendue de la perte de substance que, lorsqu'on a, pendant l'application du spéculum, évité avec le plus grand soin toute pression un peu forte qui pourrait produire un renversement de la muqueuse cervicale ulcérée.

Ces érosions apparaissent à l'orifice utérin d'une femme qui n'a pas encore accouché, sous la forme d'un cercle d'un rouge vif bordant l'orifice; chez les femmes qui ont eu des enfants, ces érosions existent à la portion vaginale plus souvent sur une seule lèvre du col, d'ordinaire sur l'antérieure, quelquefois sur les deux, mais d'une étendue qui n'est pas égale sur chacune. Elles sont parfaitement distinctes des parties environnantes et figurent des taches d'un rouge vif. Ces érosions consistent, comme leur nom l'indique déjà, en une simple dénudation de l'épithélium qui recouvre les lèvres du col. Nous doutons que C. Mayer soit dans le vrai quand il prétend (*loc. cit.*, page 17), que l'origine de cette maladie doit être attribuée principalement à des causes externes, à des irritations mécaniques locales, à l'onanisme, au coït, etc... Pour nous, nous croyons que c'est surtout le catarrhe utérin chronique qui en est la cause la plus fréquente; car celui-ci s'accompagne du ramollissement et du soulèvement de la muqueuse et de son enveloppe épithéliale; de plus, la mucosité alcaline sécrétée en abondance par l'utérus jouit de propriétés corrosives. En y ajoutant le frottement continu des lèvres du col contre les parois vaginales, nous aurons, à notre avis, les principales causes de ces érosions. Ces pertes de substance superficielles sont donc dues au changement qu'on observe dans la texture et la sécrétion de la muqueuse à la suite du catarrhe chronique; ce qui plaide encore en faveur de cette opinion, c'est que dans tous les cas où un écartement un peu considérable des lèvres du col, ou une inversion partielle rend possible l'examen de la muqueuse qui tapisse la cavité cervicale, on trouve presque toujours sur une des lèvres des érosions semblables, et cependant ces parties sont hors de la portée des agents mécaniques extérieurs. On y observe des taches d'un rouge vif, ulcérées et saignant facilement à cause du ramollissement du tissu. Il résulte de ce qu'on trouve toujours les érosions dont nous parlons accompagnées de sensibles modifications de la muqueuse du canal cervical, qu'il est très-naturel d'admettre que dans la plupart des cas, le mal marche de dedans au dehors, c'est-à-dire que les érosions du canal cervical sont la plupart du temps, sinon toujours, plus anciennes que celles de la face externe des lèvres du col.

Nous n'attribuons pas une signification particulière à ces érosions superficielles; nous ne croyons pas que, si on les observe isolées, sans être accompagnées d'une maladie de la cavité du col, elles puissent provoquer des symptômes d'une certaine gravité. Elles n'en méritent pas moins toute notre attention, car leur présence fait conclure à l'existence de changements pathologiques beaucoup plus importants de la muqueuse qui tapisse la cavité cervicale. Aussi, toutes les fois qu'on les observe, faut-il examiner avec grand soin l'état de cette cavité cervicale, si cela est possible. Chez les femmes qui ont eu des enfants, c'est chose facile, à cause de la grande mobilité des lèvres de l'orifice; quelquefois même, on n'a pas besoin d'exercer une pression sur la circonférence de la portion vaginale pour écarter les lèvres de l'orifice, car souvent cet écartement existe déjà. Mais la difficulté est plus grande pour un col vierge. Cette manœuvre ne réussit pas et on ne pourra voir dans la cavité cervicale que lorsqu'un gonflement excentrique considérable du parenchyme aura élargi l'orifice.

§ 32. — Quant aux *modifications de la muqueuse du col*, qui sont visibles à l'œil nu, nous en devons la connaissance exacte aux infatigables recherches de C. Mayer. A lui revient le mérite réel d'avoir éclairci un point pathologique encore obscur et renversé une foule d'hypothèses nuisibles surtout par leur influence sur la pratique. Quand on compare la description simple et fidèle qu'il a faite de cette affection, avec les tableaux vagues et erronés de ses prédécesseurs, nous devons franchement nous réjouir que ce travail gynécologique, très-fécond en résultats, ait aussi vu le jour sur le sol scientifique allemand.

C'est pour cette raison que nous allons suivre Mayer pas à pas et, à notre avis, ce n'est pas lui enlever de son mérite que d'essayer de modifier quelques détails d'une importance moindre pour faire accepter nos propres opinions.

Comme première modification, mais de peu d'importance, Mayer cite les *gonflements* et les *érosions* de la muqueuse du col qui se produisent à la suite de l'endométrite chronique ou de l'inflammation chronique du canal cervical (*loc. cit.*, page 18). « Dans cette forme, dit Mayer, nous voyons, à l'autopsie seulement il est vrai, tout le canal cervical tapissé d'une membrane d'un rouge sombre; c'est la muqueuse qui est molle, épaissie, relâchée et très-vasculaire. Dans beaucoup de cas, cependant, nous pouvons déjà voir cette forme sur le vivant, au moins sur une portion de la muqueuse, quand le col est entr'ouvert, béant. Quelquefois on voit ce gonflement ne s'étendre que jusqu'au bord de l'orifice externe, qu est ainsi nettement limité par une bordure mince, d'un rouge vif. Dans d'autres cas, ce gonflement s'étend et couvre une surface de plus en plus grande, s'éloignant toujours de l'orifice. Souvent la plus grande portion des lèvres en est atteinte; on voit alors une surface circulaire dont le tissu est d'un rouge écarlate et relâché. Sa couleur et son aspect finement granulé rappellent la fraise écarlate, et le reste des lèvres du col s'en distingue très-nettement. » (Mayer.)

Nous ne faisons aucune difficulté pour désigner cette forme d'érosion sous le nom de *catarrhale simple*. On l'observe dans les états les plus différents du col; ainsi celui-ci a quelquefois ses parois tout à fait normales; d'autres fois, elles sont sensiblement hypertrophiées, relâchées ou indurées; une troisième fois, c'est la portion vaginale seulement qui est remarquablement raccourcie. Cet état de la muqueuse du col est toujours accompagné d'une hypersécrétion qui se manifeste au dehors par la perte subite, quelquefois saccadée d'un mucus épais, tenace, filant, transparent et glaireux. Lorsqu'on applique le spéculum, on voit cette mucosité se présenter sous la forme d'un bouchon qui oblitère complétement son orifice, ou dont un morceau s'étend sur la lèvre postérieure. Outre ce mucus, qui est sécrété par les follicules du col, il y a une autre sécrétion qui est aqueuse, laiteuse, crémeuse ou purulente; dans laquelle on trouve des stries de sang plus ou moins nombreuses. Nous donnerons plus tard la valeur sémiotique de ces divers écoulements; mais nous pouvons déjà avancer ici que nous ne saurions être de l'avis de ceux qui prétendent que le catarrhe chronique de la muqueuse du col est, par lui-même, la source de maux nombreux plus ou moins étendus.

L'opinion de Mayer sur ce point ne nous paraît pas bien claire. Il dit, en effet : « Une dysménorrhée de plus ou moins longue durée, chez des jeunes filles ou des femmes, fait présumer presque avec certitude l'existence d'une endométrite, surtout lorsqu'elle se déclare quelques jours avant la menstruation déjà par des douleurs dans dans les lombes, avec pression et lourdeur dans le bassin, et qu'elle s'accompagne de douleurs plus ou moins vives dans le bas-ventre, s'irradiant du sacrum aux côtes et dans les cuisses, et durant souvent jusqu'à la fin de la menstruation. »

Il n'est pas clair si Mayer attribue uniquement ces symptômes à l'inflammation de la muqueuse du col telle qu'il l'a décrite. Notre expérience parle contre une telle interprétation; car, d'un côté, nous n'avons jamais trouvé sur le cadavre le catarrhe chronique limité à la muqueuse du col; celle du corps de la matrice participait toujours à cet état à un degré variable. D'un autre côté, tout catarrhe intense et d'une durée un peu longue provoque des changements dans les tissus sous-jacents, changements qui, comme nous le prouverons plus tard, sont très-probablement la cause des symptômes multiples cités plus haut. Cette manière de voir se trouve d'ailleurs confirmée dans un passage de Mayer; car il dit: « Cette probabilité (l'existence d'une érosion) augmente, quant au toucher on trouve l'orifice utérin plus ou moins ouvert, ses bords plus ramollis que le reste de la portion vaginale, le *corps utérin comprimé entre la main qui palpe et celle qui touche*, *douloureux*, et en même temps enfin, des déplacements notables, des flexions de la matrice, etc... » Ce passage de l'ouvrage de Mayer affirme positivement l'existence d'un changement dans la texture du corps utérin. Cela prouve ce que nous avons dit plus haut, que ce ne sont pas les érosions catarrhales du col, mais les lésions diverses de la portion supérieure de la matrice qui les accompagnent, qui produisent l'état maladif de la femme atteinte de cette érosion.

Mais si l'influence de ces érosions est de peu d'importance, comme nous venons de le dire, elles ont par contre une grande valeur sémiotique. Car leur présence est, d'après ce que nous avons dit plus haut, un signe important pour le médecin, souvent le seul que lui fournisse le toucher, d'une maladie plus profonde de l'organe ; il fait souvent découvrir mainte affection utérine qui, sans ce symptôme sensible, aurait pu facilement passer inaperçue.

§ 33. — La seconde forme d'excoriation que Mayer décrit sous le nom d'*excoriation* et *ulcération folliculeuse du canal cervical*, est beaucoup plus importante. Dans la partie anatomique de notre ouvrage, nous avons attiré l'attention sur l'hypertrophie des nombreux follicules couchés dans l'épaisseur du tissu à la suite du catarrhe chronique de la muqueuse. En même temps, nous avons cité l'opinion très-admissible de Rokitansky, qui croit que les tumeurs connues sous le nom d'œufs de Naboth et de polypes muqueux ne proviennent pas seulement de l'hypertrophie des follicules muqueux, mais peuvent encore se développer dans le tissu sous-muqueux comme de véritables kystes. Ces tumeurs arrondies, plus ou moins nombreuses, prennent une physionomie toute particulière dans la forme d'érosion dont nous allons parler.

Voici ce que dit Mayer à ce sujet : « Les affections folliculeuses sont presque toujours liées à un haut degré de métrite chronique ; elles proviennent même probablement de celle-ci, en ce que l'hypérémie et l'inflammation du parenchyme utérin, s'étendent à la muqueuse. A la suite du travail inflammatoire de la muqueuse, on comprend que les follicules puissent facilement tomber malades, du moins partiellement, et nous voyons, en effet, qu'à la suite de l'agglutination ou de l'oblitération de leurs conduits excréteurs, on observe trois différents états pathologiques.

1° Les follicules augmentent peu à peu, jusqu'à atteindre le volume d'un pois et forment des kystes ronds, lisses, élastiques, placés dans l'épaisseur de la muqueuse qui contiennent une substance épaisse, filante et transparente. Ces kystes sont généralement connus sous le nom d'œufs de Naboth et ils restent longtemps sous cette forme. Pourtant leur contenu subit souvent une transformation purulente ; les follicules crèvent alors et laissent des ulcérations folliculeuses arrondies.

2° Ils n'arrivent pas au développement que nous venons de voir, mais restent, à ce qu'il paraît, stationnaires et paraissent alors sous la forme de petits corpuscules du volume d'un grain de millet, dont les téguments sont épaissis et le contenu peu abondant, leur surface présente de petites indurations et ils ne subissent plus de transformation ultérieure.

3° D'autres fois, ils s'élèvent de plus en plus au-dessus de la muqueuse, et se développent comme les œufs de Naboth. Ils deviennent souvent beaucoup plus grands, ne tiennent plus à la muqueuse que par un mince pédicule et apparaissent à l'orifice comme une goutte de sang brillante, ou comme une perle d'un rouge vif. Ils contiennent une substance épaisse et transparente et forment des kystes mous à parois minces et à pédicules; nous les connaissons sous le nom de polypes muqueux.

Ces trois sortes de transformations pathologiques des follicules, continue Mayer, donnent naissance à trois formes d'érosions et d'ulcérations folliculeuses tout à fait distinctes. Elles ont bien les symptômes de la métrite chronique et de l'inflammation de la muqueuse communs... mais elles présentent des différences très-importantes, toujours constantes, tant pour leurs symptômes que pour leur aspect.

Dans la première forme, lorsque le follicule est très-développé, la portion vaginale est d'ordinaire profonde; les lèvres sont le plus souvent fortement hypertrophiées, proéminentes; l'orifice, presque toujours grand, largement béant, les bords indurés et renversés en dehors; toute la surface que le doigt peut explorer, raboteuse, inégale à cause de la proéminence des œufs de Naboth; la sécrétion profuse, souvent jaunâtre et jaune verdâtre, assez souvent striée de sang et d'une odeur fétide quand on néglige les soins de propreté. Au spéculum, les lèvres prennent un aspect d'un rouge foncé, même violacé, hypérémique; par contre, les surfaces ulcérées, saignantes, sur lesquelles on reconnaît facilement les follicules plus ou moins proéminents, rouges et un peu bleuâtres, prennent une coloration presque écarlate, et leur surface est turgescente, souvent finement granulée; de l'orifice s'écoule un flot épais d'une sécrétion opaque, jaunâtre qui, d'ordinaire, recouvre toute la surface du col et, dans un grand nombre de cas, bouche complétement l'ouverture du spéculum. Les follicules eux-mêmes sont quelquefois fort nombreux, d'autres fois isolés; dans certains cas, ils sont remplis d'un mucus puriforme, qui leur donne une coloration jaunâtre; souvent, ils se rompent et présentent alors une ulcération arrondie. »

Il résulte de cette description fidèle de C. Mayer que nous acceptons, dans presque tous ses détails, un grand avantage pour la pratique, celui d'être moins exposé dans la suite aux méprises sur le siége de ces érosions. En général, on avait l'habitude dans ces derniers temps de considérer ces érosions folliculeuses qui entourent d'un cercle plus ou moins large l'ouverture du col, comme une maladie de la surface externe des lèvres, et on les confondait avec d'autres états sous la dénomination d'*ulcérations granuleuses*. Mayer fut le premier à soutenir, et peut-être le fit-il avec un peu trop d'exclusion, « que ces maladies restent toujours circonscrites au canal cervical... et que cette forme d'érosion folliculeuse ne s'observe que rarement sur la surface externe des lèvres du col ».

L'erreur que nous avons signalée plus haut venait de ce qu'on perdait de vue un fait connu depuis longtemps et vérifié par l'anatomie; c'est que, à la suite de l'épaississement de la muqueuse cervicale et de l'hypertrophie des œufs de Naboth, les lèvres du col sont distendues et une portion plus ou moins grande de la surface de la muqueuse paraît au dehors avec ses follicules hypertrophiés et dégénérés. Il est clair que nous ne parlons que des femmes dont l'orifice du col a été dilaté par des accouchements antérieurs, et, dans le fait, on n'observe ces érosions folliculeuses dont nous avons donné la description plus haut, que chez celles qui ont déjà accouché.

Une observation attentive et continuée pendant quelques années nous a donné la conviction que cette espèce d'érosion est liée intimement aux changements de l'utérus pendant l'état puerpéral; car, quand on compare les transformations anatomiques de la muqueuse cervicale d'un utérus gravide avec le résultat des recherches fournies par ces érosions folliculeuses, l'analogie frappera tout observateur impartial; le développement considérable des follicules saute aux yeux, en effet, dans un utérus gravide, et quand on se rappelle le nombre considérable de femmes dont le parenchyme utérin revient incomplétement sur lui-même après l'accouchement, il faut nécessairement arriver à cette conclusion que l'hypertrophie de la muqueuse cervicale et de son appareil glandulaire qui a lieu pendant la grossesse, peut persister et devenir une cause de l'affection qui nous occupe. En tout cas, la question que nous venons de poser mérite de fixer l'attention des observateurs; ce n'est que plus tard qu'on verra si l'opinion de Mayer, qui prétend que « les affections folliculeuses sont presque toujours liées à un degré considérable de métrite chronique et proviennent probablement de celle-ci », est tout à fait exacte ou non.

Nous nous permettrons encore de poser une question à notre honorable confrère, c'est de savoir si « la forme folliculeuse des érosions qu'on n'observe que *rarement* sur la surface extérieure des lèvres du col » n'est pas sujette à éveiller des doutes fondés? Nous ne voyons pas clairement, en effet, comment Mayer peut tirer une ligne de démarcation bien nette entre la surface externe et la surface interne qui est renversée en dehors d'une lèvre épaissie et excoriée sur une grande surface. Le moyen de les distinguer repose peut-être sur ce que la surface externe ne possède que de rares follicules, ordinairement très-espacés, et que la muqueuse utérine possède des follicules nombreux serrés les uns contre les autres. Mais, par contre, nous nous permettrons d'avancer qu'il n'est nullement positif qu'on puisse considérer comme une hypertrophie des follicules muqueux tout ce qu'on désigne sous ce nom. A ce propos, nous citerons l'avis de Rokitansky (*l. c.*, p. 475) qui avance que les prétendus œufs de Naboth doivent être considérés la plupart comme des kystes de nouvelle formation. Si cela est exact, on ne saurait nier qu'il ne puisse se former à la face externe des lèvres du col, pauvre en follicules dans les conditions normales, une agglomération de pareils néoplasmes; de sorte que la séparation exacte de ces deux surfaces devient très-difficile à constater. Pour appuyer cette opinion que nous partageons, nous pouvons citer un cas de prolapsus utérin incomplet où la portion vaginale du col se présentait à la vulve; ses lèvres étaient légèrement renversées en dehors et fortement excoriées. En refoulant la matrice au moyen du doigt, on parvenait facilement à détruire tout à fait le renversement des lèvres du col et à donner à la portion vaginale sa véritable longueur. Néanmoins, on voyait encore la face externe des deux lèvres couverte, dans l'étendue de plus d'un centimètre, d'une érosion d'un rouge vif et de nombreuses granulations. Le cercle rouge, qui entourait l'orifice du col, avant la réduction du renversement, présentait près de 3 centimètres de diamètre sur les lèvres et l'on ne voyait pas la moindre séparation entre les surfaces externe et interne. Du reste, tout gynécologiste expérimenté pourra voir, en examinant la deuxième planche de l'ouvrage de Mayer, que les surfaces largement excoriées que présentent les figures qu'il donne de ces différents états n'appartiennent pas seulement à la muqueuse du col renversée en dehors.

§ 34. — Mais avant d'aller plus loin, il nous faut parler encore d'une forme d'érosion, sur laquelle Mayer n'appelle pas particulièrement l'attention et qui peut être facilement confondue avec l'érosion folliculeuse dont nous venons de parler. Ce sont les *éruptions aphtheuses* de la surface externe de la portion vaginale que nous avons observées à plusieurs reprises. Nous avons donné les résultats de notre expérience dans notre *Traité pratique des maladies des organes sexuels de la femme* (trad. par Dor et Socin., p. 171). Nous ne ferons que répéter ici que nous avons souvent trouvé, soit au pourtour même, soit à une petite distance de l'orifice utérin, des éruptions pustuleuses, où l'épithélium de la portion vaginale formait de petites vésicules depuis la grosseur d'une tête d'épingle, jusqu'à celle d'un pois. L'épithélium s'enlevait facilement quand on passait dessus avec un pinceau un peu mou, et il restait une petite tache d'un rouge vif. Quelquefois plusieurs pustules se développent les unes à côté des autres; les diverses places privées de leur épithélium se rapprochent de plus en plus et forment ainsi une érosion d'une surface plus grande qui atteint quelquefois une assez forte dimension.

Cette forme d'érosion diffère de celle que nous avons décrite plus haut par l'absence de l'hypertrophie folliculeuse de la muqueuse cervicale, par la minceur de la paroi supérieure des vésicules qui se déchirent au moindre attouchement, et plus souvent encore éclatent spontanément en formant une érosion superficielle et non une ulcération profonde à bords bien circonscrits. C'est bien cette forme d'érosion qu'on a désignée sous le nom de forme *herpétique* (l'ulcération dartreuse de l'utérus, l'herpès, l'eczéma du col). Aran (*Leçons cliniques*, p. 513), prétend que cette dénomination est très-mal choisie, parce qu'elle donne à entendre qu'entre cette affection du col utérin et la diathèse herpétique, il y a une liaison causale, ce que rien ne prouve jusqu'à présent. Quoique nous-même nous n'ayons aucune raison de considérer les pustules en question comme herpétiques, nous n'en croyons pas moins qu'une diathèse qui nous est inconnue, un vice particulier du sang, est la cause première de cette affection. Car, de même que les aphthes de la muqueuse buccale se développent souvent à la suite de troubles de la digestion, ou sous l'influence prolongée d'un air froid et humide, etc., de même il ne semble pas impossible que des causes pareilles puissent provoquer quelquefois la maladie dont nous nous occupons.

Notre opinion se trouve encore confirmée par l'observation d'une femme, bien portante du reste, qui, pendant longtemps, souffrait d'aphthes de la bouche et qui, à chaque nouvelle éruption, présentait aussi des pustules sur la muqueuse du col utérin, accompagnées de prurit vulvaire et d'une légère leucorrhéee. Tout ce cortége de symptômes disparaissait d'ordinaire en peu de temps par de légères cautérisations au nitrate d'argent, mais récidivait tout aussi souvent que l'affection de la bouche, et ne disparut complétement qu'après un séjour de plusieurs mois à la campagne et l'usage prolongé de bains de rivière.

§ 35. — Passons maintenant à la seconde forme des érosions folliculeuses. Nous trouvons, dans l'ouvrage de Mayer, une description qui, à notre avis, laisse beaucoup à désirer. « Dans la deuxième forme, dit-il (*loc. cit.*, page 25), nous trouvons aussi les lèvres du col très-volumineuses, hypertrophiées, proéminentes, jetées en dehors, mais plus souvent encore empâtées, œdémateuses et d'ordinaire moins hypérémiées que dans la première forme; les surfaces ulcérées ont une coloration moins rouge, il n'y a pas de bourgeons; mais, par contre, nous trouvons les petits follicules indurés disséminés sur toute la surface et proéminents comme de petits boutons arrondis. La sécrétion est abondante aussi, mais non purulente, et rarement sanguinolente, plutôt transparente, trouble et épaisse. La métrite chronique qui l'accompagne est, dans la plupart des cas, de médiocre intensité, mais elle ne manque jamais complétement. »

Nous avons souvent eu l'occasion d'observer des érosions qui, par leur aspect extérieur, pouvaient se ranger dans la catégorie de celles décrites par Mayer; cependant, jamais nous n'avons donné à ces granulations, petites, peu proéminentes, dures, d'un rouge vif, la signification que Mayer leur accorde. Nous ne les avons jamais, en effet, pris, et nous ne les prenons pas encore aujourd'hui, pour des follicules, mais pour des papilles muqueuses, et *leur érosion n'est pas folliculeuse*, *mais bien papillaire*. Voici pourquoi nous partageons cette manière de voir : Dans un cas où nous traitions une femme atteinte de métrite chronique et de cette forme d'érosion du col, il survint une pneumonie qui fut mortelle, et il nous fut possible d'examiner l'utérus. Pendant la vie, nous avions constaté à différentes reprises que les lèvres de l'orifice externe étaient légèrement renversées en dehors et bordées circulairement d'une bande d'un rouge vif; à la surface antérieure de la portion vaginale, il y avait une érosion superficielle d'un rouge écarlate, couverte de nombreuses granulations dures, proéminentes, de la grosseur d'un grain de millet. Ces granulations étaient très-rapprochées par places; dans d'autres, elles étaient plus éloignées. Elles correspondaient parfaitement à la forme décrite par Mayer, ainsi qu'à ses dessins. A l'autopsie, nous pûmes parfaitement distinguer les surfaces où siégeaient les érosions, mais les granulations proéminentes avaient complétement disparu et n'étaient plus visibles même à la loupe. Cette dernière circonstance devait évidemment nous confirmer dans le diagnostic d'érosion papillaire que nous avions posé pendant la vie, car nous nous étions convaincu, dans différentes occasions, que les follicules hypertrophiés du col utérin ne disparaissaient jamais complétement après la mort, tandis qu'il est un fait reconnu depuis longtemps, et par tout le monde, que les gonflements peu considérables des papilles disparaissent presque complétement après la mort, ou du moins ne se reconnaissent plus à l'œil nu.

Mais d'autres motifs viennent encore plaider en faveur de la nature papillaire des érosions qui nous occupent : Ainsi ces élévations présentent toujours la même grandeur, tandis que celles formées par les follicules présentent des différences de volume assez marquées. De plus, ces petites proéminences ont leur siége principalement sur la surface externe des lèvres du col; or, il est un fait reconnu, que cette région est très-pauvre en follicules, du moins à l'état normal, tandis qu'on y trouve un très-grand nombre de papilles muqueuses.

Nous ne nierons pas qu'on ne puisse trouver à la surface de ces érosions, et entre les papilles proéminentes, quelques follicules isolés hypertrophiés qui, à la section de leurs parois, laissent écouler une plus ou moins grande quantité de liquide. Nous avons déjà observé plusieurs cas semblables; mais alors ces follicules se distinguent facilement des papilles environnantes par leur plus grand volume et par leur couleur rouge jaunâtre ou rouge bleuâtre. Jamais non plus nous n'avons, à l'incision de ces proéminences que nous croyons être des papilles hypertrophiées, vu s'écouler de liquide, comme en renferment d'ordinaire les kystes. Nous souhaitons vivement que l'examen microscopique vienne confirmer notre opinion sur cette question; mais, malheureusement, un tel examen n'est pas facile et entraîne de grandes difficultés, car les lèvres du col, qui sont couvertes pendant la vie d'érosions papillaires, subissent, après la mort, des changements si grands, qu'il est presque impossible d'arriver, par l'examen anatomique, à des résultats concluants. Mais tant que ce point ne sera pas éclairci, et ce n'est que par le microscope qu'on y arrivera, nous regarderons, par les raisons que nous avons données plus haut, la seconde forme d'érosion que Mayer a décrite comme folliculeuse, comme une érosion papillaire.

§ 36. — Par contre, Mayer décrit de main de maître la troisième forme d'érosions folliculeuses, celle qui prédispose à la formation de *polypes muqueux* plus ou moins volumineux et nombreux. Ces polypes se présentent à l'orifice comme de brillantes gouttes de sang ou comme des perles écarlates, et provoquent des hémorrhagies d'une longue durée, fréquemment répétées et qui épuisent celles qui en sont atteintes. C'est dans cette forme surtout qu'on reconnaît l'utilité du spéculum, dont l'abandon entraîne aux plus tristes conséquences. De même que Mayer, nous pourrions citer une foule de cas de notre pratique où des femmes, ayant souffert de ménorrhagies et de métrorrhagies, devinrent anémiques au plus haut degré, et cela parce que les nombreux médecins auxquels elles s'étaient adressées n'avaient pas jugé à propos de les examiner au spéculum, et, par suite, n'avaient pas reconnu la maladie. Très-souvent, en effet, les polypes muqueux sont tellement mous, mobiles, et proéminent si peu hors de l'orifice du col, que même le gynécologiste le plus expérimenté peut ne pas le trouver au toucher seul. Mais, quand on emploie le spéculum, on aperçoit facilement, entre les lèvres du col ulcéré, un ou plusieurs corpuscules allongés en massue ou en coin, d'un rouge écarlate ou bleuâtre; ils ont, d'ordinaire, un pédicule mince, et jouissent d'une grande mobilité dans tous les sens; souvent même ils saignent abondamment au moindre attouchement.

Ces petits polypes crèvent lorsqu'on les comprime un peu et laissent écouler une substance gommeuse, colloïde. Ils ont, d'ordinaire, leur siége sur le bord inférieur de la muqueuse du col épaissie, fortement rougie et ulcérée, mais souvent aussi on les trouve dans les parties supérieures de la cavité cervicale, jusqu'au voisinage de l'orifice interne, quelquefois, au contraire, sur la surface externe des lèvres du col. Leur grosseur varie entre un et un centimètre et demi de longueur, et un demi à un centimètre d'épaisseur; cependant, il n'est pas rare de les voir atteindre un volume beaucoup plus considérable. Il nous est même arrivé plusieurs fois d'opérer des polypes muqueux ayant plus de 6 centimètres de long. Dans ces cas, ils sont lobulés, et leur cavité est remplie d'un liquide épais, visqueux; quelquefois ils se rompent spontanément ; d'autres fois, c'est à la suite d'une compression extérieure, et leur contenu s'en écoule. Toutes les fois que nous avons constaté la présence d'un ou de plusieurs de ces polypes, le parenchyme utérin lui-même était altéré; ce sont, d'ordinaire, l'hypérémie, l'hypertrophie, le ramollissement ou l'induration du tissu de la portion vaginale qui accompagnent cette affection.

§ 37. — Dans les paragraphes précédents, nous avons passé en revue les différents changements que peut présenter l'aspect glandulaire du col à la suite de l'inflammation ou de l'hypertrophie de cette partie. Mais il y a encore, dans la muqueuse qui tapisse la cavité et les lèvres du col, d'autres corps dont les transformations ont une grande influence sur l'aspect et la marche des érosions qui nous occupent; ce sont les papilles. D'après les recherches de Kölliker, ces papilles ne se trouvent que dans le tiers inférieur de la cavité cervicale; ce sont des corpuscules mamelonnés ou effilés, de 0,2 à 0,6 millimètres de longueur, recouverts d'épithélium cylindrique vibratile, tandis qu'à la surface extérieure de la portion vaginale, ils ont de 0,12 à 0,16 millimètres de longueur, et de 0,05 à 0,06 millimètres de largeur, arrondis ou allongés et englobés dans une couche épaisse d'épithélium pavimenteux.

Quand le col est le siége d'une hypérémie prolongée, le réseau vasculaire qui se rend dans ces papilles se gorge d'une plus grande quantité de sang; ces corpuscules soulèvent alors la couche épithéliale et apparaissent aux endroits accessibles à l'œil sous forme de petites tumeurs d'un rouge intense. L'épithélium qui les recouvre se ramollit, s'amincit à la suite de la dilatation qu'il subit, et tombe dans une plus ou moins grande étendue; il se forme ainsi une érosion à laquelle on a donné le nom d'*érosion papillaire*, à cause de l'influence qu'ont les papilles sur sa production.

Ce sont ces érosions surtout qu'on a désignées jusque dans ces derniers temps sous le nom de *granuleuses*, à cause de leur surface inégale et granuleuse. Elles ont leur siége en partie sur la face interne des lèvres du col, en partie sur la face externe de la portion vaginale. Quand elles occupent cette dernière, elles atteignent fréquemment le volume d'une pièce de deux francs, et ne se distinguent des érosions simples et folliculeuses que par leur grande propension aux hémorrhagies. Mayer décrit très-fidèlement cette disposition hémorrhagique, quand il dit : « Lorsqu'on nettoie soigneusement cette surface ulcérée avec un pinceau de charpie, on observe aussitôt un suintement, une quantité considérable de gouttelettes de sang très-fines, qui deviennent rapidement gouttes, et, au bout de peu d'instants, le sang coule abondamment dans l'intérieur du spéculum. » (Mayer, *loc. cit.*, page 27.)

Ce phénomène s'explique facilement, lorsqu'on se rappelle que, dans chacune de ces éminences papillaires, vient se rendre un réseau vasculaire dont les vaisseaux capillaires les plus superficiels sont à nu par suite de la chute de l'épithélium ; c'est pour cette raison que le moindre attouchement les fait saigner.

Nous ne saurions, à ce propos, passer sous silence l'explication que donne Mayer de ce fait, explication complétement différente de la nôtre. D'après notre propre observation, en effet, les érosions qui méritent le nom de papillaires, sont seulement celles où *la papille subit un gonflement plus ou moins marqué*. L'aspect rugueux de la plaie, dû à la proéminence des papilles, est pour nous le critérium de cette affection. Mayer, de son côté, admet aussi la maladie de la papille, mais il insiste tout particulièrement *sur la surface lisse des parties érodées*. Pour parler franchement, nous ne savons pas sur quels signes différentiels notre honorable confrère se fonde pour distinguer cette érosion papillaire de l'érosion simple que nous avons décrite plus haut. La plus grande propension de la première aux hémorrhagies ne saurait suffire, car, souvent, les érosions simples saignent avec beaucoup de facilité et d'abondance à la suite de blessures, et elles résistent souvent aussi des semaines et des mois entiers aux remèdes qu'on leur oppose, quand on ne parvient pas à écarter la cause qui les entretient. Nous demandons pardon à Mayer de croire que, dans ses descriptions, il donne à l'érosion simple les caractères de l'érosion papillaire. Nous en sommes d'autant plus convaincu que, dans un passage ultérieur de son livre, il donne un tableau très-fidèle et très-exact des transformations qui s'opèrent dans les érosions papillaires. Il dit, en effet : « Les érosions décrites peuvent, comme il résulte de l'histoire de beaucoup de malades, exister pendant très-longtemps sans que le médecin en ait connaissance. En effet, en dehors d'une menstruation profuse et de la sécrétion d'une mucosité sanguinolente, elles ne provoquent pas de symptômes bien positifs. Dans la plupart des cas, elles restent très-longtemps stationnaires; dans d'autres, au contraire, les surfaces lisses se couvrent de petites élévations et d'excroissances d'un rouge sombre, molles et saignantes, qui augmentent souvent rapidement de volume et se transforment en tumeurs fortement saignantes et molles; elles remplissent tout le canal cervical et développent, sur les lèvres du col, le néoplasme que Clarke, le premier, désigna sous le nom de chou-fleur de l'orifice utérin (*cauliflower excrescence*), et qui maintenant est connu sous le nom de cancroïde du col.

§ 38. — Ce qui nous étonne, c'est que Mayer ne parle nulle part d'une érosion qui n'est pas très-rare et dont l'importance pratique est grande. Nous voulons parler de la forme d'érosion que les gynécologistes anglais désignent sous le nom de *cock's comb granulation;* les Français, d'*ulcération fongueuse végétante* ou d'*ulcération en crête de coq;* les Allemands, de *fongöses oder hahnenkammartiges Geschwür*. Cette forme d'érosion favorise certainement, jusqu'à un certain point, la transformation des érosions décrites plus haut, en tumeurs en choux-fleurs; elle diffère cependant de cette dernière, et par son aspect, et par sa signification.

Il se forme quelquefois sur de vieilles érosions papillaires négligées, et surtout au voisinage de l'ouverture du col, des excroissances plus ou moins nombreuses, de 4 à 6 millimètres de hauteur, d'un rouge livide, et très-rapprochées les unes des autres. Elles sont séparées par des enfoncements, couchées les unes sur les autres, et présentent souvent, sur leur extrémité libre, de nombreuses fissures, souvent assez profondes. Cette dernière disposition leur donne une certaine ressemblance avec la crête du coq. Elles s'étendent quelquefois assez haut dans la cavité cervicale, et doivent être considérées comme des excroissances papillaires, des ulcérations papillaires. Elles se distinguent du cancroïde par le manque de développement du tissu cellulaire dans la masse qui forme la base des tumeurs papillaires, et surtout par l'absence des alvéoles cancroïdes remplies de cellules de nature épidermique, si bien décrites par Virchow (*Würzb. Verhdl.*, I. Bd., Seite 110).

La tumeur en chou-fleur simple, non cancroïde, du col présente une structure semblable ; elle ne diffère des excroissances en crête de coq dont nous parlons, qu'en ce que ces dernières ne présentent pas la disposition dentelée, les lobules ni les crevasses superficielles de la tumeur en chou-fleur simple. Cette dernière se développe aussi avec beaucoup plus de rapidité, forme en très-peu de temps une tumeur volumineuse, et subit très-souvent la transformation cancroïdale ; tandis que les excroissances papillaires qui nous occupent peuvent rester stationnaires des mois entiers, comme nous nous en sommes maintes fois convaincu, sans présenter une augmentation de volume sensible. Elles subissent plus rarement aussi la transformation cancroïdale, tandis qu'on l'observe généralement pour une tumeur en chou-fleur abandonnée à elle-même.

Les érosions, qui sont recouvertes d'excroissances fongueuses et qui sont déjà de véritables tumeurs, sont toujours le siége d'une sécrétion purulente très-abondante et donnent souvent naissance à des hémorrhagies très-copieuses et répétées.

Comme nous l'avons déjà dit, les ulcérations en crête de coq sont la transition entre l'érosion papillaire simple et le *chou-fleur*. Nous n'insisterons pas plus longtemps sur la description de cette forme de tumeur, ni sur le cancroïde et le cancer de la portion vaginale, car cela nous écarterait trop du sujet que nous nous sommes proposé de traiter, et nous conduirait à l'exposé de la pathologie de néoplasmes qui ne sont pas nécessairement liés à la maladie utérine qui nous occupe particulièrement.

§. 39. — Nous allons mentionner encore une autre forme qui, peut-être à cause de sa rareté, a été passée sous silence par la plupart des gynécologistes. Cela ne l'empêche pas certainement d'être aussi intéressante que mainte érosion décrite et étudiée avec beaucoup de soin et par de nombreux observateurs. Nous voulons parler de l'*ulcération variqueuse* que nous avons décrite en 1856 (voyez notre *Traité pratique des maladies des organes sexuels de la femme*, trad. page 179). Nous avons plusieurs fois déjà eu l'occasion d'observer le mode de développement de ces ulcérations. Après une durée plus ou moins longue d'hypertrophie utérine et d'hypersécrétion de la muqueuse qui tapisse sa cavité, on aperçoit à la portion vaginale, ainsi qu'aux parois des culs-de-sac vaginaux, une coloration particulière d'un rouge bleuâtre. Peu à peu on voit apparaître sur la portion vaginale quelques taches d'un bleu foncé sur lesquelles, au bout de quelque temps, on reconnaît des rameaux veineux en plus ou moins grand nombre, présentant de nombreuses dilatations variqueuses. La muqueuse qui recouvre ces taches se ramollit sensiblement et forme des élévations mamelonnées, visibles à l'œil nu, et qu'on peut aussi constater par le toucher. Plus tard, l'épithélium qui les recouvre se détache dans toute son étendue, ou seulement sur certains points, et il en résulte une érosion qui ne diffère de la forme simple que parce que la surface de la muqueuse, privée de son épithélium et recouverte quelquefois de follicules ou de papilles gonflés, présente une coloration rouge bleuâtre et qu'elle est traversée par une quantité plus ou moins grande de veines variqueuses. Dans un de ces cas, une pareille érosion était traversée par une veine d'environ 15 millimètres de longueur et de la grosseur d'une plume de corbeau; nous en fîmes l'incision et il s'en écoula environ 60 grammes de sang. Aran décrit (*loc. cit.*, page 515) un cas tout à fait semblable, seulement la veine variqueuse dont la direction était perpendiculaire à la lèvre antérieure, s'arrêtait subitement au bord de l'ulcération et sa piqûre laissa à peine écouler une cuillerée de sang.

Si le mal fait des progrès, la perte de substance devient plus profonde et les hémorrhagies deviennent périodiques. La surface de l'ulcération est tellement empâtée que l'on peut facilement y enfoncer une sonde boutonnée. Le ramollissement de la surface, sa coloration d'un rouge bleuâtre particulier et la présence des dilatations variqueuses décrites plus haut, permettent de distinguer cette forme d'ulcération de toutes les autres. Jusqu'à présent nous avons exclusivement observé l'ulcération variqueuse des lèvres de l'orifice utérin chez des femmes qui avaient déjà accouché, chez celles dont la circulation abdominale était troublée par la présence de tumeurs considérables ou par des maladies organiques du cœur ou des poumons. Nous l'avons vu compliquer quelquefois la dilatation variqueuse considérable des veines hémorrhoïdales et, dans ces cas, une hémorrhagie rectale quelque peu abondante amenait presque constamment une diminution de l'hypérémie de l'utérus et une décoloration de la surface de l'ulcération, quelquefois même la disparition complète des veines variqueuses qu'on y avait observées auparavant.

§ 40. — Nous croyons avoir terminé maintenant l'exposé des diverses transformations pathologiques qu'on observe à la portion vaginale, comme complications ou conséquences de la métrite chronique et de l'hypertrophie de l'utérus. Si nous n'entrons pas dans plus de détails sur les ulcérations plus profondes qu'on observe encore à la portion vaginale, c'est que cela nous écarterait trop de notre sujet; elles peuvent en effet compliquer par hasard les affections utérines qui nous intéressent particulièrement, mais elles ne sont pas en connexion causale intime avec elles, comme c'est le cas pour les érosions et les ulcérations des lèvres du col décrites plus haut.

Par contre, un autre symptôme, visible au spéculum, se montre dans le catarrhe chronique et mérite toute notre attention, c'est la *sécrétion utérine* qui apparaît entre les lèvres du col et se rassemble dans le fond du vagin.

Depuis longtemps déjà, nous avons posé comme règle (*Beiträge zur Geburtskunde*, II. Bd., S. 138), que, dans tous les cas où l'on observe par l'orifice utérin une sécrétion un peu abondante, on peut conclure à une hypersécrétion de la muqueuse utérine. Nos observations, continuées pendant de nombreuses années, nous ont confirmé dans cette opinion que, lorsque la position vaginale de la matrice est parfaitement saine, on n'observe jamais, à l'application du spéculum, aucun suintement de liquide entre les lèvres du col.

En examinant un grand nombre de femmes qui souffrent de métrite chronique ou d'hypertrophie utérine, on n'en trouve certainement que peu chez lesquelles on ne constate un tel écoulement. On peut donc dès lors conclure que la muqueuse est malade.

La leucorrhée est en même temps un symptôme tellement constant dans les diverses maladies qui nous occupent, que c'est souvent principalement à cause d'elle que les malades se voient forcées de recourir aux soins du médecin. C'est pour ce motif aussi que les anciens médecins lui ont accordé une attention particulière. C'est de là surtout que viennent les divisions d'écoulements de bonne ou de mauvaise nature, colorés et incolores, corrosifs, etc. Leur odeur même, lorsqu'elle était tenace, paraissait un symptôme d'un grand poids. Ce n'est que dans ces derniers temps qu'on a donné une base scientifique aux différentes divisions de la sécrétion de la muqueuse génitale de la femme et, sous ce rapport, nous devons une profonde reconnaissance à Donné, Tyler Smith, Kölliker et Hennig.

La recherche de la source de la sécrétion était déjà un grand progrès; on ne se contentait plus de la constatation simple de l'hypersécrétion; mais on voulait savoir si c'était la muqueuse du vagin, celle du col, ou enfin celle du corps même qui en était le siége.

Cette distinction est de la plus grande importance pratique; qu'il nous soit donc permis de donner aussi le résultat des recherches que nous avons faites de concert avec notre ami Kölliker il y a des années déjà, et dont nous avons pu, depuis, vérifier l'exactitude un grand nombre de fois; elles ne seront certainement pas sans intérêt pour le lecteur.

§ 41. — En passant aux *caractères du mucus vaginal*,

nous voyons qu'un examen superficiel suffit déjà pour y faire constater de nombreuses différences.

Quand la muqueuse vaginale est parfaitement saine, ce qui ne se rencontre que chez les femmes qui n'ont jamais eu d'enfants et qui n'ont pas abusé du coït, la quantité de liquide sécrété n'est d'ordinaire pas abondante; il n'y en a que juste assez pour maintenir la surface de la muqueuse humide et glissante. A l'examen au spéculum, ce mucus apparaît sous un aspect limpide et aqueux, recouvrant les parois vaginales; çà et là seulement il devient plus visqueux, blanchâtre ou jaunâtre. Lorsqu'on fait glisser sur la muqueuse le bord d'une spatule, celle-ci s'humecte sans que cependant sa surface se couvre d'une forte couche de mucus. Un morceau de papier trempé dans la teinture de tournesol et mis en contact avec la muqueuse, au moyen d'une pince à pansement, ne tarde ordinairement pas à se colorer distinctement en rouge et à indiquer ainsi l'acidité du mucus vaginal. Chez quelques-unes des femmes que nous avons examinées, cette réaction resta douteuse, mais nous n'avons jamais observé une réaction alcaline. L'examen microscopique de ce liquide ne montre aucun élément histologique particulier, à part une quantité peu considérable d'épithélium pavimenteux.

Peu avant et peu après la menstruation, les propriétés de ce mucus se modifient. D'abord, à cette époque, sa quantité est plus considérable; quelquefois à l'introduction du spéculum, on le voit couler dans l'ouverture de l'instrument. Avant l'apparition de l'hémorrhagie menstruelle, il est presque toujours clair comme de l'eau et très-liquide; tandis que, dans les deux ou trois premiers jours après les règles, il est, dans la plupart des cas, d'un jaune rougeâtre, tout en restant très-liquide et très-transparent. Son acidité est presque toujours bien marquée, et l'examen microscopique montre, à côté d'un grand nombre de cellules épithéliales, une quantité quelquefois très-considérable de globules sanguins en partie à l'état normal, en partie plus ou moins transformés déjà.

Nos recherches nous ont montré avec évidence que la quantité des éléments organisés que contient le mucus augmente avec la consistance et la couleur jaunâtre du liquide. Plus il est épais, opaque, crémeux ou purulent, plus aussi la quantité de cellules d'épithélium pavimenteux, de globules purulents ou muqueux est grande; il n'est pas rare non plus d'y trouver un nombre considérables d'infusoires connus sous le nom de « Trichomonas », quelques algues filamenteuses et plus rarement quelques vibrions.

La plus intéressante des découvertes qui ait été faite dans les recherches sur le mucus vaginal, est sans contredit celle du *Trichomonas vaginalis*. Cet animalcule a été, à notre connaissance, décrit d'abord par Donné (*Rech. microsc. sur la nature du mucus, etc.* Paris, 1837, *Cours de microscopie.* Paris, 1847; p. 157-161, fig. 33). Il se trouve, d'après lui, surtout chez des femmes qui souffrent d'écoulements gonorrhéiques ou du moins dont la sécrétion vaginale renferme de nombreux corpuscules muqueux ou purulents; jamais on n'en constate la présence dans les sécrétions normales et de bonne nature. Cependant tout mucus qui renferme des granulations muqueuses ne contient pas toujours le trichomonas, c'est au contraire un fait assez rare. D'après Donné, ce trichomonas a une grande ressemblance avec les corpuscules muqueux, tant pour la forme que pour le volume et la texture; cela fait qu'on les distingue difficilement les uns des autres, d'autant plus qu'ils ont en général des mouvements très-lents, changent à peine de place et sont réunis en petites masses comme les corpuscules muqueux. C'est pour cette raison que, d'après Donné, plusieurs observateurs n'ont pas été capables de constater la présence des Trichomonas. Cependant, d'après lui, on doit voir déjà, au premier aspect et sans recherches ultérieures, si le mucus vaginal renferme ou non des trichomonas; s'il en contient, il y a toujours des bulles d'air qui lui donnent un aspect spumeux, tandis que, dans le cas contraire, il est tout à fait homogène.

Pour ce qui est de leur forme et de leur volume, Donné leur attribue la même grosseur et le même aspect granulé qu'aux corpuscules muqueux; cependant ils sont plus allongés; à l'une des extrémités, ils prennent même une forme elliptique. De cette extrémité antérieure part un fil long et mince avec lequel ils remuent continuellement le liquide dans lequel ils nagent. C'est, d'après Donné, sous ce fil que doit se trouver la bouche; du moins on observe à sa base quatre ou cinq cils vibratiles, courts, très-minces et très-difficiles à apercevoir à cause de leurs mouvements continuels. C'est cet appareil vibratile qui, d'après Donné, est le seul signe qui fasse reconnaître les trichomonas. Il faut de plus que le mucus qu'on examine soit frais, car ces animalcules délicats meurent très-rapidement. Quand le mucus est trop épais, on peut l'amincir en y ajoutant de l'eau. Dans quelques cas, on observe sans difficulté ces trichomonas, c'est lorsqu'ils sont en si grande abondance et possèdent une si grande mobilité qu'on les reconnaît au premier coup d'œil. Donné les a souvent vus se mouvoir à la manière des sangsues ; ils s'allongeaient et se fixaient avec leur extrémité postérieure à la paroi du verre sur lequel ils laissaient une traînée visqueuse qui paraissait être un prolongement filiforme. Dans le commencement, Donné pensait que la présence des trichomonas était liée jusqu'à un certain point aux affections gonorrhéiques de la muqueuse vaginale et pouvait servir ainsi à distinguer les écoulements gonorrhéiques des autres ; mais plus tard il acquit la conviction qu'on les observe autant chez les femmes saines que chez celles qui sont infectées. Il resta néanmoins persuadé qu'on ne les rencontre, comme nous l'avons dit plus haut, que dans le cas où le mucus vaginal contient des corpuscules purulents.

D'après les différents travaux qui ont pour sujet les trichomonas, il résulte qu'on met en doute et leur existence et leur nature animale particulière. Les auteurs les plus modernes inclinent vers l'opinion que ce sont des éléments transformés de l'organisme de la femme. Nous croyons qu'il n'est pas inutile de donner le résultat de notre propre expérience à ce sujet. Nous avouons qu'au début de nos recherches nous étions aussi du nombre de ceux qui doutaient de la nature animale du trichomonas; en Allemagne, en effet, d'après ce que nous savons, on mettait son existence dans le royaume des fables, jusqu'à cette dernière époque du moins. Nous-même, lorsque nous ne l'eûmes vu et observé que chez quelques individus, nous ne pûmes nous décider encore à reconnaître la vérité de l'affirmation de Donné. Quoique nous trouvions la description de cet auteur assez fidèle, les mouvements de ces supposés infusoires nous paraissaient si lents, leur locomotion tellement insignifiante et leur ressemblance avec les corpuscules tellement grande, que nous nous sentions tout disposé à les comparer à des cellules vibratiles incomplétement développées, semblables à celles que Bühlmann déjà avait trouvées dans le mucus pathologique des organes de la respiration. Mais comme nos recherches sur le trichomonas et les organes sexuels de la femme furent continuées plus attentivement, il ne nous fut plus difficile de constater que le mucus de la matrice ne renferme jamais ces éléments, et cependant on aurait dû en trouver nécessairement si ces derniers n'étaient autre chose que des cellules épithéliales vibratiles. Nous restâmes donc persuadé que les trichomonas sont de véritables infusoires.

Pour nous, nous trouvons assez exacte la description de Donné. En effet, nous leur avons trouvé une forme presque toujours allongée ou bien ovale, en forme de poire ou de biscuit. Leur volume est assez variable, leur plus grand diamètre varie entre 0,016 et 0,036 millimètres. Une des extrémités porte un, quelquefois deux et même trois cils vibratiles de 0,03 à 0,06 millimètres de long, à la base desquels se trouvent un ou plusieurs filaments assez courts. Chez la plupart de ces animalcules, l'autre extrémité du corps s'allonge en une expansion assez épaisse, quoique très-transparente, roide et immobile, dont la longueur est à peu près la même que celle du corps. Nous n'avons jamais vu d'ouverture buccale; cependant, dans certains cas, nous avons cru apercevoir, à l'extrémité qui porte les cils, un petit sillon oblique. Leur contenu est granuleux, incolore, sans apparence de nucléoles, sans anneaux et, lorsque l'animal est frais, sans vacuoles.

Les mouvements deviennent très-lents dès que le mucus est mélangé d'eau ou d'une solution sucrée trop étendue; car l'eau exerce une influence remarquable sur les trichomonas. Quand ils se trouvent à son contact, ils se gonflent, deviennent sphériques et se remplissent de vacuoles. Les mouvements des cils et des filaments durent encore quelque temps, cependant ils sont sans vigueur et ne parviennent pas à déplacer l'animal; enfin ils ne tardent pas à cesser complétement.

Ces trichomonas ont une grande ressemblance avec les cellules vibratiles, et nous supposons que les observateurs qui n'ont pas voulu en admettre l'existence, même quand ils les ont vus, ont été trompés par des préparations additionnées d'eau. Par contre, quand on examine le mucus vaginal *pur*, on est étonné de la mobilité et de la vivacité de ces animalcules; c'est une agitation continuelle, toute pareille à celle que présentent les infusoires ordinaires; aussi ne nous reste-t-il aucun doute sur leur nature animale et indépendante. Quant aux contractions partielles de leur corps que Donné admet, nous ne sommes jamais parvenu à rien voir de pareil.

Nous terminons en faisant la remarque que c'est chez les femmes enceintes que nous avons d'abord trouvé les trichomonas; plus tard, nous les avons observés chez plus de la moitié des femmes que nous avons explorées, qu'elles fussent enceintes ou non, que l'écoulement eût été de bonne nature ou virulent, de sorte que nous ne croyons pas qu'il existe un rapport particulier entre ce parasite et les affections gonorrhéiques de la muqueuse vaginale. Cependant nous devons avouer, et Donné déjà le soutenait avec raison, que le trichomonas ne se rencontre jamais dans un mucus tout à fait normal, qui ne contient que des cellules épithéliales sans globules muqueux ou purulents. Le plus souvent, nous l'avons trouvé dans un mucus jaune, crémeux, très-acide, qui, sans être spumeux, comme le prétend Donné, était très-riche en globules de pus et contenait aussi beaucoup de cryptogames.

Nous croyons donc pouvoir avancer que la présence des trichomonas est liée à une certaine altération du produit de la sécrétion vaginale, et qu'il se développe le plus dans un mucus de nature pathologique.

A part le trichomonas, nous avons encore observé

d'autres parasites, des vibrions décrits aussi par Donné, puis un végétal qui est différent des deux formes filamenteuses trouvées par Robin dans le mucus utérin (*Histoire des végétaux parasites, etc.*, p. 366), et qui avait déjà été observé par Donné (*loc. cit.*, p. 166, fig. 32), à qui cependant sa signification resta inconnue. Ce sont des filaments fins et roides, d'une longueur de 0,08 à 0,12 millimètres, et qui, à part une épaisseur un peu plus forte, sont parfaitement identiques aux algues de la bouche, au *leptothrix buccalis* de Ch. Robin; seulement ils sont toujours isolés, jamais on ne les a trouvés en communication avec une masse granuleuse, ni implantés sur des cellules épithéliales. Le nombre de ces filaments, auxquels nous ne voulons pas donner de nom particulier, est quelquefois très-considérable; nous ne les avons jamais rencontrés sans qu'il existât simultanément des globules muqueux; cependant ils sont en général plus rares que le trichomonas.

§ 42. — Après cette exposition des propriétés physiologiques et pathologiques du mucus vaginal, nous allons passer en revue le résultat des recherches que nous avons faites de concert avec Kölliker sur la sécrétion de la cavité du col.

Quand on examine au spéculum la portion vaginale de la matrice d'une femme bien portante qui n'a pas encore eu d'enfants, on peut voir qu'il ne s'écoule aucun liquide par l'orifice du col; de plus, dans tous les cas où il se fait un écoulement un peu abondant par cet orifice, on peut soutenir que c'est la muqueuse du col utérin qui le fournit.

Quand on se rappelle la richesse en follicules de cette partie (Tyler Smith en a calculé le nombre et il l'a évalué à plus de 10 000), il ne paraîtra pas étonnant que la sécrétion de ces glandes puisse, sous l'influence des moindres causes, atteindre une telle proportion que le produit s'en écoule avec abondance par l'orifice du col.

Avant de passer aux propriétés physiques et chimiques de ce produit, il nous faut faire remarquer qu'il est, en général, assez difficile de se procurer sur le vivant un liquide complétement pur, qui ne soit pas mélangé de mucus vaginal. Pour arriver à ce but et empêcher que le mucus de la cavité du col ne soit mêlé de mucus vaginal, nous avons mis à nu l'orifice du col au moyen du spéculum, puis, après avoir enlevé avec un pinceau de charpie le bouchon muqueux qui sortait du col et couvrait la lèvre postérieure, nous avons introduit aussi haut que possible et suivant la largeur de cet orifice, ou une pince à longue tige, ou bien une pince à polypes un peu mince, ou bien encore une tige de papier enroulé sur lui-même. Malgré toutes ces précautions, il n'était pourtant pas toujours possible d'obtenir un produit parfaitement pur; car, par cette manœuvre, on produisait fréquemment des déchirures superficielles des lèvres du col, et le mucus se mélangeait alors d'un peu de sang; d'autres fois il arrivait que le bouchon muqueux qu'on sortait de la cavité cervicale venait toucher la surface externe de la portion vaginale et la sécrétion qui le recouvrait. On comprend donc que nous ayons été forcé d'examiner un nombre considérable de femmes avant d'arriver à obtenir un produit propre à l'analyse chimique et à l'examen microscopique.

Pour ce qui concerne la réaction chimique du mucus cervical, nous avons trouvé que les observations de Donné, de Tyler Smith, etc., étaient exactes, et que cette réaction était toujours alcaline. Mais il nous faut faire remarquer formellement que cette réaction alcaline devient insignifiante et même nulle, dès que le mucus a été en contact avec la sécrétion acide de la muqueuse vaginale. Comme, d'un côté, il est certain que la sécrétion de la surface externe de la portion vaginale de la matrice et même des bords de l'orifice externe, est acide, et, d'un autre côté, comme il est presque impossible d'empêcher le mucus du col de toucher ces parties, on comprendra aisément pourquoi quelques observateurs ont douté de l'alcalinité du mucus cervical.

Il nous reste à mentionner un autre changement que subit le mucus, lorsqu'il est en contact avec la sécrétion acide du vagin. Le mucus accumulé dans la cavité du col paraît toujours, qu'il y ait hypersécrétion ou non, clair, transparent, incolore; il ne paraît jamais trouble par places, et possède par contre une consistance et une viscosité telles qu'il s'attache aux doigts comme de la glu. Mais dès que ce produit arrive au contact du mucus vaginal acide, quand même ce ne serait que peu de temps, sa consistance vitreuse disparaît et sa surface se couvre de stries et de taches blanches ou jaunâtres.

On arrive à produire le même changement, en ajoutant au mucus cervical pur une très-faible quantité d'acide acétique; ce qui prouve que, pendant la vie, cette transformation est due au contact de la sécrétion acide de la muqueuse vaginale. Il est plus que probable qu'il se forme un dépôt de mucine sur les couches superficielles du bouchon muqueux; et l'action de l'acide sur la sécrétion de la muqueuse cervicale explique aussi l'absence de la réaction alcaline et la neutralité de cette mucosité ainsi transformée.

Nous avons remarqué les modifications que nous venons de signaler, non pas seulement sur le bourrelet muqueux qui sortait des lèvres de l'orifice, mais encore plusieurs fois, lorsque l'orifice était élargi, sur les portions inférieures du bouchon qui remplissait le canal cervical, que les femmes aient été enceintes ou non. Nous ne partageons donc pas l'opinion de Tyler Smith, qui croit que la coloration blanchâtre et la diminution de la consistance de la mucosité provenant de la portion cervicale inférieure est un phénomène provoqué par la grossesse; nous croyons, au contraire, qu'on peut l'observer dans tous les cas où l'écartement des lèvres du col permet l'entrée de la sécrétion vaginale dans le canal cervical.

Autant l'examen microscopique de la sécrétion de la muqueuse vaginale est intéressante, autant l'est peu celui de la mucosité cervicale. Nous avons trouvé dans cette mucosité homogène et vitrée des corpuscules muqueux arrondis ou allongés par la pression extérieure, quelquefois même fusiformes, d'ordinaire en très-grande quantité, en partie entiers, en partie tombant en dissolution, augmentés de volume et ayant une cavité dans leur intérieur. En outre, le microscope montre quelques globules graisseux et de rares cellules épithéliales pavimenteuses qui proviennent probablement des bords de l'orifice externe du col. Dans quelques cas, nous avons trouvé quelques épithéliums cylindriques isolés.

Nos recherches sur la composition microscopique de la mucosité cervicale sont donc presque complétement d'accord avec celles de Tyler Smith. Mais il nous faut avouer franchement que nous ne sommes jamais parvenu à découvrir dans la sécrétion du col utérin aucune trace du trichomonas vaginalis décrit plus haut; nous avons trouvé plusieurs fois, dans les fortes hypersécrétions du col, des algues petites et courtes et quelques vibrions isolés. (Voy. Kölliker et Scanzoni, *Das Secret des Cervix Uteri und der Vagina;* dans *Beiträge zur Geburtskunde und Gynæcologie*, Bd. II, S. 138.)

Quant à la *sécrétion du corps même de la matrice*, l'étude chimique en est beaucoup plus difficile; car on ne peut arriver jusqu'à la source même de la sécrétion, et nous ne pouvons donner que le résultat de l'examen microscopique du mucus utérin sur le cadavre. Quand cette mucosité était parfaitement claire et transparente, comme on la trouvait toujours lorsque la muqueuse était saine, on ne découvrait au microscope que quelques rares cellules épithéliales vibratiles. Dans le catarrhe aigu ou chronique, cette mucosité était très-abondante, remplissait complétement la cavité utérine et avait une couleur laiteuse, crémeuse ou purulente. On y trouvait alors une plus ou moins grande quantité de cellules à noyaux, de l'épithélium vibratile et quelques globules sanguins et graisseux. Hennig prétend y avoir trouvé quelquefois des cristaux de cholestérine et rarement quelques monades. (*Catarrh der inneren weiblichen Geschlechtsorgane*, p. 47.)

§ 43. — Les résultats fournis par Becquerel, dans ses travaux chimiques sur les *sécrétions morbides de la membrane muqueuse de l'utérus*, tels qu'il les donne dans son *Traité clinique des maladies de l'utérus* (t. I, p. 171), sont très-intéressants. Il admet quatre variétés de sécrétions : le mucus transparent, le mucus opalin, le muco-pus et le mucus purulent.

Le *mucus transparent* est clair, transparent, limpide, filant et d'une grande viscosité; l'analyse y démontre de l'eau, de la mucine en quantité notable et quelques sels. Il se produit fréquemment sous l'influence d'une inflammation chronique des tissus du corps ou du col utérin, inflammation non accompagnée d'une lésion analogue de la muqueuse qui les tapisse. On peut alors considérer ce mucus comme produit par les follicules muqueux encore à l'état normal, il est vrai, mais irrités et conduits à une sécrétion plus abondante par le voisinage de l'inflammation chronique du tissu utérin.

Le *mucus opalin* est clair, légèrement lactescent; il ressemble à du lait étendu d'une très-notable quantité d'eau, et contient de l'eau, des sels, de la mucine en quantité assez faible, et une petite quantité de graisse. C'est une simple exagération de la sécrétion de la membrane muqueuse du corps, du col ou du vagin lui-même; il n'implique en aucune manière l'existence d'une phlegmasie quelconque de la membrane muqueuse. Il annonce seulement une desquamation épithéliale beaucoup plus abondante.

Le *muco-pus* est épais, visqueux, filant, en général opaque, tantôt blanc, tantôt jaunâtre, quelquefois verdâtre. Il contient de l'eau, de la mucine en assez grande quantité, quelques sels et un peu de graisse. Ce muco-pus, agité avec de l'eau avec force et filtré, laisse passer un liquide dans lequel on ne trouve la plupart du temps qu'une très-faible quantité d'albumine, et quelquefois pas du tout. C'est là, d'après Becquerel, une circonstance importante, et qui a une certaine valeur séméiologique. Le muco-pus est, en effet, le produit d'une inflammation chronique de la muqueuse utérine du corps ou du col; et si la faible quantité, ou même l'absence d'albumine est importante, c'est que son absence indique qu'il n'y a pas de pus proprement dit, et par conséquent pas d'ulcérations (?).

Le *mucus purulent* est tout simplement du muco-pus mélangé, étendu, et on pourrait peut-être dire dilué dans une certaine quantité de pus. Le muco-pus est sécrété par la muqueuse enflammée, et le pus est fourni par la muqueuse du corps ou du col ulcérée, ou simplement excoriée. Le mucus purulent est plus liquide, moins consistant que le muco-pus; sa couleur est toujours jaunâtre ou jaune verdâtre, et l'analyse chimique y démontre de la mucine en quantité moindre que dans le muco-pus; de la graisse en quantité beaucoup plus notable, de l'eau, des sels, mais surtout l'albumine en plus forte proportion. Cette présence de l'albumine est la preuve qu'il existe une ulcération ou au moins une excoration. (Becquerel.)

Quoique nous n'acceptions pas dans tous leurs détails les conclusions de Becquerel, et que nous ne partagions surtout pas la division des différentes espèces de sécrétions et leur valeur séméiotique, nous n'en croyons pas moins qu'il est utile de les signaler; car, à notre connaissance, ce sont les seuls travaux sur cette sécrétion qui aient l'analyse chimique pour base. Il est vrai pourtant que nous ne saurions affirmer l'exactitude de toutes les recherches de Becquerel; car nous ignorons si elles ont porté sur le produit de matrices bien portantes, ou encore s'il n'y a pas eu mélange de la sécrétion utérine et vaginale. Ce sont là des circonstances qui, à notre avis, ont une grande importance.

§ 44. — Il nous faut encore attirer l'attention sur plusieurs propriétés de la sécrétion de la muqueuse génitale, qui ont surtout une grande importance pratique. Ce sont la *mauvaise odeur* et l'*action corrosive* de ce liquide sur les parties génitales externes et la surface interne des cuisses.

Pour ce qui concerne la première, elle inspire souvent une grande terreur aux malades et à leur entourage;

car, dans le public, on croit que ce sont exclusivement les affections cancéreuses qui fournissent cette odeur. Mais tout médecin de femmes aura fréquemment observé l'odeur fétide de cette sécrétion, et sera convaincu qu'elle provient uniquement de la grande quantité de substances organiques qui tombent en pourriture, et qui sont retenues dans le vagin. Car plus la sécrétion est abondante, moins la malade songe aux soins de propreté des parties génitales; et plus ces substances qui pourrissent rapidement au contact de l'air atmosphérique sont retenues dans le vagin, plus aussi la sécrétion des parties génitales devient fétide. Il arrive qu'on a souvent, dans de simples blennorrhées vaginales profuses abandonnées longtemps à elles-mêmes, ou bien quand les parois vaginales ont été irritées fortement par l'usage des pessaires, dans les cas de polypes fibreux ulcérés superficiellement, etc., l'occasion d'observer cette fétidité aussi développée que dans le cancer médullaire ulcéré le plus avancé. L'observation apprend que, dans le premier cas, on arrive facilement à enlever cette mauvaise odeur en empêchant la sécrétion de s'accumuler dans le vagin.

Il est donc certain qu'on n'est nullement autorisé par la présence de ce symptôme de diagnostiquer une maladie de mauvaise nature des parties génitales.

Cette propriété irritante et corrosive, outre les cas où elle est due à l'abondance et à la pourriture de ce liquide, s'observe encore principalement quand il présente une réaction franchement alcaline. Alors la sécrétion a peu de consistance, elle est transparente, jaunâtre ou couleur de chair, comme cela se voit à la suite d'une hypérémie aiguë de la muqueuse utérine, à la suite d'une métrite aiguë, par exemple. Très-souvent nos malades venaient se plaindre de ce symptôme inquiétant peu de temps avant la menstruation ; dans ces cas, et quand il y avait leucorrhée chronique, la sécrétion changeait tout à coup complétement de nature ; elle devenait plus liquide, plus claire, plus couleur de chair. En parlant de l'étiologie des érosions et des ulcérations de l'orifice, nous avons vu que ces pertes de substance pouvaient provenir du contact prolongé de ces parties avec la mucosité alcaline de la matrice ; nous croyons qu'il en est de même des érythèmes et des excoriations des orifices du nez pendant le cours d'un coryza dont la sécrétion est abondante, fluide et alcaline. Il se produit un effet tout analogue sur les parties génitales externes, l'ouverture de l'urèthre, des grandes lèvres, et la surface interne des cuisses, quand ces parties se trouvent en contact prolongé avec une mucosité utérine de cette nature.

§ 45. — Jetons un coup d'œil sur la manière dont se comportent les *fonctions menstruelles* de la femme dans le cours et les diverses terminaisons de la métrite chronique. Nous voyons très-souvent cette maladie s'accompagner des anomalies les plus variées de la menstruation ; d'un autre côté, dans un grand nombre de cas, lorsqu'il existe des lésions organiques très-considérables de l'utérus et de ses annexes, on ne remarque pas de modifications bien notables de cette fonction. En général, nous croyons qu'il faut être très-circonspect dans le jugement qu'on porte sur l'influence que cette maladie peut avoir sur le cours de la menstruation, si l'on ne veut pas s'exposer à de fausses conclusions. Quand on considère que chez des femmes parfaitement bien portantes, chez lesquelles on ne saurait constater aucune espèce d'affection des parties génitales, la menstruation s'opère sans la moindre douleur locale ou générale; tandis que chez d'autres, placées tout à fait dans les mêmes conditions, les périodes sont ou trop fréquentes ou trop éloignées, tantôt trop abondantes, tantôt trop rares, et s'accompagnent souvent de douleurs très-violentes ou de symptômes généraux orageux, — quand on considère, disons-nous, qu'on peut observer très-souvent les anomalies de la menstruation en l'absence de toute maladie organique appréciable, on se gardera bien de mettre sur le compte de l'affection utérine tous les désordres menstruels que l'on constate dans le cours de la métrite chronique.

Cependant, la manière dont se comporte cette fonction mérite grande considération de la part du médecin, d'autant plus que ce sont très-souvent ces anomalies qui, seules, éveillent l'attention des malades ainsi que du médecin, sur l'état pathologique des organes sexuels.

Il n'y a peut-être pas de désordre de la menstruation qu'on n'ait l'occasion d'observer dans le cours de la métrite chronique.

Comme nous l'avons plusieurs fois indiqué plus haut,

la chlorose est une des causes, et le compagnon le plus assidu de cette maladie des organes génitaux : c'est ce qui explique pourquoi les jeunes filles qui en sont atteintes, sont souvent *menstruées très-tard*, quelquefois seulement de la dix-huitième à la vingtième année. Dans ce cas, nous ne saurions dire auxquels des deux, ou de la chlorose ou de la maladie utérine, il faut en attribuer la cause. Autant que nous pouvons nous appuyer sur notre propre expérience, c'est à cet âge qu'on observe le plus souvent la première période de la métrite chronique, état qui, par la richesse des vaisseaux de l'organe, son tissu ramolli et relâché, dispose à des écoulements de sang abondants et souvent répétés. Dans ces cas, le retard de la menstruation doit être, avec raison, attribué à la chlorose, plutôt qu'à l'état pathologique de l'utérus.

Mais on voit plus fréquemment encore la *disparition ou prématurée ou tardive* de la menstruation. Nous avons surtout observé le premier cas quand l'état anémique de la femme atteinte de métrite chronique était très-prononcé, ou quand on constatait l'induration du tissu utérin, s'accompagnant d'une notable augmentation du tissu cellulaire, et en même temps du rétrécissement des vaisseaux produisant l'anémie du tissu. Nous croyons avoir remarqué la suppression prématurée de la menstruation, principalement chez des femmes anémiques qui, plus ou moins longtemps avant, présentaient une disposition exagérée à engraisser.

Par contre, il n'est pas rare de voir des femmes ayant dépassé la cinquantaine, être atteintes d'hypertrophie chronique de la matrice. Celle-ci est entretenue par des désordres circulatoires des organes du bassin d'une longue durée ; de plus, elle se distingue par une torpeur, une mollesse et un relâchement particulier du parenchyme utérin. Ces femmes, qui ont dépassé l'âge de retour, sont encore menstruées, soit régulièrement, soit irrégulièrement, et en général abondamment.

Dans beaucoup de cas, cette disposition anatomique particulière des parois utérines exerce sur l'écoulement menstruel une influence qu'on ne saurait méconnaître pendant l'âge de la femme pubère. On peut en général soutenir que l'écoulement est peu abondant, ne fait que se montrer, ou même est complétement absent, quand il existe une induration des parois accompagnée d'une anémie plus ou moins grande de l'organe ; tandis que lorsque le tissu utérin est relâché et fortement infiltré, les stases veineuses prédisposent aux ménorrhagies profuses, prolongées et se répétant souvent.

§ 46. — Toutes ces anomalies peuvent s'accompagner de douleurs très-intenses dans la région des organes sexuels, douleurs que l'on met d'ordinaire sur le compte de la dysménorrhée. Elles consistent en tiraillements ou élancements, ou bien seulement en une lourdeur de la région sacrée s'étendant dans l'hypogastre, et assez souvent dans les cuisses, revenant de temps en temps, et disparaissant pour quelque temps ; ou bien ce sont d'abord des sensations douloureuses, crampoïdes ou semblables à celles de l'accouchement qu'on connaît sous le nom de *coliques utérines*. Ces dernières précèdent d'ordinaire l'écoulement sanguin; elles tourmentent les malades quelques heures avant de se terminer par l'écoulement, durent alors, ou bien quelques heures encore, ou bien s'arrêtent subitement au moment où le sang commence à couler. Rarement ces douleurs continuent pendant toute la durée de l'écoulement menstruel. On observe le mieux tout ce cortége de symptômes dans le cours de l'inflammation chronique et de l'hypertrophie de l'utérus, lorsque les malades sont en même temps anémiques et très-parcimonieusement menstruées, quand le parenchyme utérin est induré, tout l'organe dévié ou infléchi, et que le sang ne s'écoule que difficilement de l'utérus, soit parce que le canal cervical est anormalement rétréci, soit que le suintement du sang lui-même ou bien les morceaux de la muqueuse détachée y mettent obstacle. Quand, par contre, l'écoulement s'établit subitement et avec abondance, si le parenchyme utérin est riche en vaisseaux et en sang, que le canal cervical et surtout l'orifice externe est plus ou moins fortement dilaté à la suite de couches antérieures, ces symptômes dysménorrhéiques ne se montrent que rarement à un haut degré.

§ 47. — Avant de terminer, il faut encore que nous attirions l'attention du lecteur sur un symptôme particulier qui accompagne fréquemment la menstruation, c'est le *décollement et l'expulsion de la muqueuse du corps utérin à chaque menstruation*.

Il y a, en effet, des femmes qui, régulièrement à chaque menstruation, évacuent avec le sang des portions membraneuses plus ou moins considérables. Dans la plupart des cas, cette expulsion est précédée, plus ou moins longtemps avant, des coliques utérines dont nous avons parlé plus haut; aussi a-t-on désigné ces membranes sous le nom de membranes dysménorrhéiques.

Tous les observateurs sont d'accord pour admettre que ces lambeaux épidermiques, plus ou moins grands, appartiennent à la muqueuse du corps utérin épaissie à la suite de la congestion menstruelle. C'est une véritable caduque qui se détache du tissu sous-jacent et est expulsée au dehors. Nous avons examiné un grand nombre de fois ces membranes au microscope, avec notre ami Kölliker, et nous avons trouvé leur structure tout à fait analogue à celle de la muqueuse de l'utérus d'une femme morte pendant la menstruation. Dans le tissu de la muqueuse ramolli et d'une épaisseur de 2 à 6 millimètres, se trouvent des glandes utriculaires de 3 à 5 millimètres de longueur, et de près de 5 millimètres d'épaisseur. Elles sont logées dans l'épaisseur de la couche celluleuse, et sont accompagnées dans toute leur longueur de petits vaisseaux en partie gorgés de sang, en partie vides. D'ordinaire, cette expulsion de la muqueuse se fait par morceaux, de sorte que ce sont quelquefois de petites parcelles que souvent les malades n'aperçoivent même pas; dans d'autres cas, par contre, la muqueuse se détache tout d'une pièce; il arrive même quelquefois qu'il est encore possible de trouver sur la membrane expulsée, la forme triangulaire de la cavité de la matrice. Nous nous rappelons un cas où, chez une femme atteinte de métrite chronique et chez laquelle la muqueuse se détachait ainsi à chaque menstruation, nous avons observé une fois l'expulsion d'une membrane qui conservait la forme de la cavité utérine et se composait de deux lames entre lesquelles on trouva un caillot sanguin aplati.

Il est arrivé souvent, comme nous l'avons dit, lorsque l'expulsion de ces membranes se fait par petites parcelles, que les malades ne s'en aperçoivent même pas; aussi croyons-nous que cela arrive plus souvent qu'on ne l'admet généralement. Dans le cours de ces cinq derniers mois, nous y avons prêté une attention particulière, et nous avons trouvé que sur 21 femmes qui se plaignaient de douleurs dysménorrhéiques, il y en avait 14 qui expulsaient de telles membranes pendant la menstruation. Il nous faut avertir pourtant que deux de ces femmes seulement se sont plaintes spontanément de cette anomalie, les 12 autres ne s'en sont aperçues que lorsque nous avons éveillé leur attention sur cet objet.

Jusqu'à présent, on ne connaît pas encore la cause du décollement périodique et de l'élimination de la muqueuse utérine. Ce qu'il y a de positif, c'est que cet état est très-rare quand la matrice est bien portante. Pour notre compte particulier, du moins, nous ne pouvons citer que deux cas où les jeunes femmes atteintes de cette forme de dysménorrhée ne présentaient aucune altération organique de leur appareil génital. Nous l'avons observé le plus souvent en compagnie de la métrite chronique, puis dans les flexions et enfin dans les cas de tumeurs fibreuses, ou arrondies, ou pédiculées.

Le décollement de la muqueuse nous paraît provenir de deux causes. La première, c'est la forte congestion dont l'utérus est le siége dans ces cas. Celle-ci ne produit pas seulement un gonflement et un relâchement considérables de toute la muqueuse, mais provoque surtout encore un développement abondant de nouvelles cellules dans les couches profondes; les portions superficielles sont soulevées et peut-être déjà détachées en partie. De plus, le gonflement et l'hypertrophie de la muqueuse dans le voisinage de l'orifice interne rend difficile ou empêche même complétement la sortie du sang épanché dans la cavité utérine, de sorte qu'il se forme une accumulation qui écarte les parois de la matrice et dilate sa cavité. On comprendra dès lors facilement, qu'à la suite de l'hypérémie menstruelle, il se produise des contractions des parois utérines déjà irritables sans cela. Ces contractions dureront jusqu'à ce que la muqueuse soit tout à fait décollée et expulsée en entier ou par morceaux.

D'ordinaire, après l'expulsion de la membrane dont nous parlons, il s'écoule une assez grande quantité de sang liquide, contenant des caillots de la grosseur d'un haricot, ou même d'un œuf de pigeon. Avec cet écoulement disparaissent d'ordinaire les violentes douleurs qui les précèdent. Dans la plupart des cas, cette expulsion s'observe une seule fois; cependant il arrive aussi que tout le cortége des symptômes se renouvelle jusqu'à deux ou trois fois pendant la même menstruation, mais pourtant avec une intensité moindre les dernières fois.

Nous ferons encore remarquer, avant de terminer, que les femmes qui sont atteintes de cette affection sont, à de rares exceptions près, stériles, surtout quand le décollement de la muqueuse s'opère dans toute son étendue. Cela se comprend bien, quand on songe que cette expulsion de la muqueuse enlève à l'œuf fécondé le terrain favorable à son premier développement.

§ 48. — C'est par ces considérations que nous croyons avoir épuisé ce que nous avions à dire sur les sécrétions anormales de la muqueuse utérine à la suite de l'inflammation chronique et de l'hypertrophie. Il nous reste encore à considérer l'*état du vagin*, tel que nous le montre l'exploration avec le doigt et le spéculum.

Avant tout nous parlerons des *changements de forme des parois du vagin*. Quand on se rappelle le nombre considérable de déplacements de la matrice qu'on observe dans les engorgements chroniques, les anté et rétroversions, les flexions et les descentes, qui sont en rapport intime avec la métrite chronique, comme nous l'avons montré dans ce qui précède, on ne sera pas étonné que les parois du vagin qui s'attachent au bord inférieur de la matrice soient souvent déviées de leur position normale; tantôt c'est la paroi antérieure, tantôt la paroi postérieure qui est ou abaissée ou fortement tendue, ou, au contraire, relâchée. Il est d'autant moins nécessaire de s'occuper ici spécialement de ces anomalies, que les plus importantes, les abaissements et les chutes, seront étudiées plus tard.

L'*hypertrophie des papilles*, qu'on peut constater fréquemment et par le doigt et par le spéculum, n'est pas sans intérêt. Les papilles occupent surtout la paroi antérieure du vagin en si grand nombre et sont tellement serrées les unes contre les autres, qu'elles font prendre un aspect granulé à la surface sur laquelle elles se trouvent. Deville (*Arch. gén.*, 1844, juil.), Boys de Loury et Costilhes (*Gaz. méd.*, 1848, n° 20) ont décrit cette forme particulière de l'inflammation du vagin sous le nom de vaginite granuleuse ou papuleuse. Ces observateurs croyaient à tort que ces granulations étaient dues à la tuméfaction des follicules muqueux. Mais les travaux de Mandl d'abord, et puis de Kölliker, ont démontré que la muqueuse vaginale ne renferme que fort peu de follicules et est, au contraire, très-riche en papilles effilées ou arrondies. On fut donc bientôt convaincu que les granulations dont nous parlons sont autre chose que des papilles hypertrophiées et proéminentes.

Nous avons toujours trouvé cette affection de la muqueuse vaginale accompagnée d'une leucorrhée plus ou moins abondante, laiteuse ou crémeuse, souvent consécutive à l'engorgement chronique de la matrice; jamais pourtant nous ne l'avons vue chez des femmes qui n'avaient pas encore accouché. Il est reconnu qu'on rencontre très-fréquemment cette hypertrophie dans le cours de la grossesse, qui en est la cause, sinon essentielle, du moins la plus importante. Jusqu'à présent, on ne sait pas encore quel volume peuvent atteindre ces papilles hypertrophiées; cependant il est assez vraisemblable qu'elles peuvent subir des transformations ultérieures comme les affections analogues du col. Il y a peu de temps, nous avions dans notre clinique une accouchée qui présentait dans presque toute l'étendue du vagin des granulations papillaires, du volume d'un pois, pressées les unes contre les autres; de plus, on trouvait dans le cul-de-sac vaginal gauche une petite tumeur de près 1,5 centimètre de long et de 1 centimètre d'épaisseur, d'un rouge vif; elle avait tout à fait l'aspect d'un papillome et saignait au moindre attouchement. L'accouchée nous ayant promis de venir se soumettre plus tard à un nouvel examen, nous espérions, par l'étude du développement de la tumeur et par son examen microscopique, pouvoir en déterminer la nature. En tout cas, que ce soit un simple papillome ou un véritable cancroïde, sa coïncidence avec une hypertrophie papillaire si prononcée du reste de la muqueuse vaginale, nous permet d'admettre que nous avions affaire à une affection papillaire plus avancée. Cette hypothèse est d'autant plus fondée, que, dans un cas que nous avons opéré avec le docteur V. Franqué, nous avons vu une structure analogue de la muqueuse vaginale compliquer un véritable cancroïde de la portion vaginale.

Il nous semble inutile d'insister longuement sur les

différentes *colorations* du vagin dans le cours de l'inflammation chronique et de l'hypertrophie de l'utérus, nous ne voulons que faire remarquer que les troubles circulatoires et les hypérémies chroniques des organes du bassin, qui accompagnent si fréquemment les affections utérines, se font aussi reconnaître sur la face interne du vagin par une coloration livide, quelquefois même rouge bleuâtre, plus ou moins sensible; l'anémie, au contraire, qu'on observe fréquemment aussi, se montre sur la muqueuse vaginale par une teinte rose pâle bien connue.

§ 49. — Nous arrivons maintenant à la description d'une méthode d'exploration dont la signification et la valeur ont été diversement interprétées dans le courant de ces dernières années; nous voulons parler de l'*exploration à l'aide de la sonde utérine*. Nous avons donné, il y a quelques années déjà, notre opinion sur l'utilité et la valeur de cet instrument (*Beiträge zur Geburtskunde*, Bd. I, S. 160). Cependant notre travail a été mal interprété par beaucoup de lecteurs, qui en ont déduit que nous sommes l'ennemi absolu de la sonde, qui, à notre avis, doit produire plus de mal que de bien. Ceci pourtant n'est nullement le résultat de notre expérience, et quiconque lira attentivement le travail que nous avons cité, sera forcé de convenir que nous ne nous opposons pas à l'emploi rationnel de la sonde, mais que nous nous élevons contre son emploi abusif.

Quand on a vu combien l'usage de cet instrument est

nuisible dans les inflammations aiguës de l'utérus et de ses annexes, dans les métrorrhagies, dans les grossesses commençantes, etc., quand on a vu comment des débutants inexpérimentés l'ont employé, rien que pour sacrifier à la mode et avec une grande maladresse, dans des circonstances où certainement aucun gynécologiste n'eût osé s'en servir, — quand on a vu tout cela, non pas une seule fois, mais un nombre de fois considérable, on pourra se demander quels sont les services qu'a rendus cet instrument dans les vingt dernières années, et si les dégâts qu'il a fait commettre n'ont pas payé fort cher le peu qu'il a servi pour le diagnostic. Pour nous, nous avons l'intime conviction qu'il a nui plus qu'il n'a servi, et c'est pour cette raison que nous l'employons rarement; de plus, nous croyons de notre devoir de prévenir particulièrement nos élèves sur les dangers inhérents à l'usage de la sonde.

On avouera, pour être franc, que les cas où l'emploi de la sonde est indispensable pour poser un diagnostic exact sont d'une grande rareté pour le gynécologiste qui a acquis une certaine habileté dans le toucher vaginal. On viendra peut-être nous dire que l'instrument sera d'un plus grand secours au commençant, à celui qui sera moins expérimenté? A cela nous sommes forcé de répondre que celui qui ne sait pas bien se servir de ses doigts, pourra moins encore se servir de la sonde d'une manière efficace et inoffensive; que ce sont justement ces mains-là qui commettent les plus grands dégâts et qui gagnent le moins pour le diagnostic.

Nous maintenons donc ce que nous avons déjà dit, et nous prétendons que la sonde ne doit jamais être employée par le médecin inexpérimenté. De plus, le gynécologiste habile ne l'emploiera que lorsque les autres méthodes d'exploration ne lui auront pas fourni un diagnostic assez précis et qu'il lui paraîtra probable d'arriver à ses fins par l'emploi de la sonde. Quand on ne déroge pas à cette manière d'agir, nous sommes convaincu qu'on restera, même avec une pratique gynécologique très-étendue, souvent des semaines entières sans être forcé d'employer l'instrument.

Ce n'est pas le moment de parler des signes différentiels qui existent entre l'inflammation et l'hypertrophie chronique de l'utérus, et les autres maladies de la matrice et de ses annexes. Ce diagnostic différentiel, et par suite aussi l'usage de la sonde, seront expliqués plus tard. Nous n'avons à nous occuper ici que des symptômes qui peuvent se montrer à l'examen. La question est donc celle-ci : Quels sont, dans la maladie qui nous occupe, les changements anatomiques de l'utérus qui peuvent être reconnus au moyen de la sonde? Et dans ce but, l'utilité de cet instrument nous paraît tout à fait secondaire, du moins en pratique.

On peut nous objecter que ce n'est qu'avec la sonde qu'on parvient à se faire une idée exacte de la longueur et de la largeur de la cavité utérine, et par suite de l'hypertrophie de l'organe. Nous répondrons à cela que, dans la plupart des cas, on arrive, avec un peu de pratique, à un résultat suffisant pour le diagnostic et le traitement, quand on combine le toucher et le palper. Le doigt introduit dans le vagin nous donne la connaissance suffisante du degré de l'hypertrophie du col et du segment inférieur du corps, et la main appliquée sur l'hypogastre constate l'augmentation de volume plus ou moins considérable du fond utérin, lorsqu'elle existe. Qu'on ne vienne pas nous prétendre que les résultats de cette méthode d'exploration ne sont pas aussi exacts que ceux fournis par la sonde qui donne, avec une exactitude mathématique, la longueur de la cavité utérine! Car, nous le demandons, quelle est l'importance pratique de cette exactitude mathématique? Cette connaissance n'est-elle pas payée trop cher par les accidents consécutifs à l'emploi de la sonde, par la douleur, les hémorrhagies, sans parler d'autres symptômes beaucoup plus sérieux encore?

Mais peut-être cet instrument devient-il plus utile pour reconnaître la mobilité ou l'immobilité de l'organe? Ici encore il nous faut dire non; car le médecin expérimenté n'a pas besoin de la sonde pour pouvoir dire si l'utérus jouit de sa mobilité normale, et celui qui est inexpérimenté doit bien se garder de faire des recherches au moyen de la sonde. C'est là une entreprise trop dangereuse. Pour nous, nous avons vu deux fois déjà une périmétrite aiguë très-intense en être la conséquence. Quant à ce qui concerne les déviations et les flexions qui accompagnent les hypertrophies de l'utérus, l'emploi de la sonde n'est que d'un faible secours pour y remédier. L'exploration digitale est encore suffisante en pratique; cependant on ne saurait nier absolument que, dans ces cas, la sonde ne puisse être quelquefois de quelque importance thérapeutique.

On ne se sert donc pas, ou rarement, de la sonde dans le traitement des changements qui s'observent dans le volume, la forme et la position d'une matrice atteinte d'inflammation ou d'hypertrophie chronique. On arrive donc nécessairement à cette conclusion, que la sonde ne doit être que rarement employée dans l'exploration des femmes atteintes de métrite chronique, et alors seulement que les autres méthodes d'exploration laissent subsister un doute sur la nature du mal. Nous reparlerons de ces cas dans le diagnostic différentiel, et nous verrons que la sonde peut alors rendre quelques services assez importants.

§ 50. — Il nous reste à parler encore d'une méthode d'exploration qui est d'une grande importance pour le diagnostic des hypertrophies de la matrice. Malheureusement les médecins l'ont presque autant négligée et abandonnée qu'ils ont vanté l'usage de la sonde utérine. Nous voulons parler du *toucher rectal.* Il est positif que le doigt introduit dans le rectum s'élève plus haut le long du sacrum que dans l'exploration par le vagin, et l'on peut se convaincre journellement qu'on arrive à toucher par le rectum des portions de matrice auxquelles on n'arrivait pas par le vagin. Des centaines de cas nous ont donné la conviction que ce mode d'exploration fournit les meilleurs résultats pour la connaissance exacte du volume, de la position, de la forme et de la mobilité de l'utérus. Ce sont les gynécologistes surtout que nous engageons spécialement à ne pas négliger cette méthode. On comprend aisément que c'est principalement la paroi postérieure de l'utérus dont on peut le mieux constater l'état par l'introduction du doigt dans le rectum; ce moyen sera d'un grand secours pour arriver au diagnostic différentiel des hypertrophies parenchymateuses des tumeurs qui ont leur siége dans les parois de l'organe, des flexions, des déviations de l'utérus, des exsudats et des épanchements dans le cul-de-sac recto-utérin. Nous reviendrons d'ailleurs sur ces différents points dans les paragraphes où nous nous occuperons spécialement du diagnostic différentiel.

§ 51. — Après avoir passé en revue les différents symptômes objectifs de l'inflammation chronique et de l'hypertrophie de l'utérus, nous allons procéder à *l'étude des phénomènes subjectifs* provoqués par ces maladies, tant dans les organes génitaux que dans leur plus proche voisinage.

Ici aussi la *douleur* est la première manifestation de la maladie dans la plupart des cas; elle attire non-seulement l'attention du médecin, mais encore celle des malades sur l'organe souffrant. Elle varie beaucoup selon les sujets, elle peut même quelquefois varier chez une seule et même malade. D'ordinaire, celles-ci se plaignent d'une sensation désagréable de pesanteur, de lourdeur, de plénitude qui a son siége dans l'hypogastre, ou dans la profondeur du bassin et qui les tourmente excessivement. Cette douleur augmente surtout par la station debout, par la marche et toute fatigue du corps. Très-souvent les malades accusent une sensation comme si un corps volumineux voulait sortir de la vulve, qui leur paraît béante; les moindres contractions des parois abdominales dues à l'éternument, à la toux, au rire, aux garderobes, augmentent cette sensation qui ne reste pas seulement locale, mais s'irradie encore au loin. Ainsi, à cette sensation de pesanteur continuelle viennent se joindre des douleurs très-vives, souvent lancinantes dans la profondeur du bassin, ou bien des tiraillements pénibles dans le sacrum, les régions inguinales et lombaires, qui s'irradient avec une intensité plus ou moins grande vers l'anus, vers la symphyse du pubis et les extrémités inférieures. D'ordinaire, la sensibilité de toute cette région est augmentée avant et pendant la menstruation; à cette époque, il s'y joint très-souvent des douleurs de constrictions très-vives qui ont de l'analogie avec les douleurs de l'accouchement et qu'on a l'habitude de désigner sous le nom de coliques utérines. Nous aurons plus tard l'occasion de voir l'influence de la maladie qui nous occupe sur la fonction menstruelle, et de contempler de plus près ce groupe de symptômes souvent très-pénibles pour les malades.

Mais nous devons déjà maintenant attirer l'attention sur la fréquence avec laquelle, à la suite de la métrite chronique, les douleurs se localisent dans les parties innervées par les différentes branches du plexus lombaire. C'est principalement la région inguinale, dans toute son étendue, qui est très-souvent le siége de douleurs tellement vives, que celles qui existent en même temps dans la région utérine ne paraissent que secondaires. La connaissance exacte de ces douleurs est d'une grande importance pratique; car très-souvent on leur attribue une signification tout à fait différente, et on les croit dues à une affection inflammatoire des ovaires, à une ovarite chronique qui n'existe pas en réalité. Nous avons assisté deux fois à l'autopsie de femmes dont, pendant la vie, la région ovarique était de temps en temps le siége de vives douleurs ; nous avions cru à une affection organique des ovaires; mais l'autopsie nous montra ces derniers parfaitement sains. Depuis cette époque, nous sommes devenu un peu plus circonspect dans le diagnostic de l'ovarite chronique, et nous ne nous permettons de songer à l'existence de cette maladie, — car nous croyons qu'il est impossible d'en affirmer positivement l'existence, — quand les douleurs qui ont leur siége dans la région ovarique augmentent sensiblement à l'époque de la menstruation, quand une pression forte et profonde les exaspère, quand le doigt introduit dans le rectum et porté dans la région ovarique la trouve sensible, et quand enfin la douleur diminue sensiblement par les saignées locales, soit par les parois abdominales, soit par le fond du vagin. Par contre, nous croyons pouvoir conclure à l'existence d'une névralgie, quand l'endroit le plus douloureux ne correspond pas exactement à l'ovaire, quand la malade supporte mieux une pression profonde qu'une pression légère et superficielle, quand il existe des névralgies dans d'autres parties du corps, quand la douleur augmente à la suite d'une émotion ou bien d'une irritation des parties génitales et surtout de la matrice, et enfin quand les antiphlogistiques sont restés sans résultat et qu'on a obtenu une sensible amélioration par l'emploi topique des narcotiques.

Le nerf qui nous paraît le plus intéressé dans ces affections, c'est le nerf hypogastrique; car les plus fortes douleurs, celles que les malades désignent comme brûlantes et pongitives, longent d'ordinaire le trajet de ce nerf depuis la circonférence antérieure du sacrum jusqu'à l'aine. Quand au contraire, et cela arrive souvent, la douleur part du flanc, s'étend à la symphyse du pubis, jusqu'à la vulve et dans les grandes lèvres, on se voit forcé d'admettre que ces douleurs sont dues à une lésion du nerf honteux externe, branche du génito-crural ou de l'inguinal. Il n'est pas rare d'ailleurs de voir les nerfs lombo-inguinal, fémoro-cutané antérieur externe, obturateur, crural et ischiatique, participer à ces douleurs, et, ce qui plaide en faveur de cette opinion, c'est l'irradiation de la douleur dans les flancs et la portion supérieure des cuisses qui sont innervés par ces branches.

§ 52. — Nous avons vu, à différentes reprises, la douleur connue sous le nom de *coccygodynie*, accompagner la métrite chronique; elle a son siége au niveau du coccyx. Cette affection a été décrite d'abord par Simpson (*Medical Times and Gazette*, 2 juillet 1859). Il y a peu de temps, nous avons traité aussi ce sujet (*Würzb. med. Zeitschr.*, Bd. II, S. 320); nous nous permettons donc de résumer ici notre travail pour ceux de nos lecteurs à qui ces quelques pages sont restées inconnues.

On entend sous le nom de coccygodynie une douleur siégeant au niveau et à l'entour du coccyx. Les malades accusent ou bien une douleur très-pénible, aiguë, qu'elles comparent au mal de dents, ou bien encore une sensation obtuse, lourde, qui devient très-vive plusieurs fois dans la journée. Cette exacerbation n'est que rarement spontanée, elle est due le plus souvent à une irritation directe des nerfs coccygiens sur un point de leur parcours, comme cela peut arriver quand on se lève et s'assied subitement, lorsqu'on va à la selle, etc. Dans un de ces cas que nous eûmes à traiter, la douleur devenait tellement vive chaque fois que la malade se livrait au coït, qu'elle s'est vue forcée de s'en priver complétement pendant toute une année. Plusieurs de nos malades ne pouvaient rester assises qu'à la condition de s'appuyer sur un seul côté, c'est-à-dire de faire reposer tout le poids du corps sur une seule tubérosité ischiatique; d'autres aussi sentaient le plus vivement la douleur pendant la marche.

Presque constamment la région coccygienne était sensible à la pression extérieure; dans la plupart des cas, l'examen provoquait, par l'attouchement presque forcé de la face postérieure du coccyx et des dernières vertèbres du sacrum, une exacerbation assez violente des douleurs; tandis que l'attouchement de la face antérieure de ces os par le vagin ou le rectum était généralement mieux supporté. Mais on déterminait toujours la douleur la plus vive, en essayant de déplacer le coccyx par une pression un peu forte. D'ordinaire, les malades sautaient vivement, poussaient des cris et se plaignaient pendant longtemps encore de la vivacité de la douleur.

Dans plusieurs cas qu'il nous a été donné d'observer, on ne pouvait méconnaître l'influence de la congestion menstruelle sur l'exacerbation des douleurs ; du moins une grande partie de nos malades se plaignaient de ce que, peu avant et pendant la menstruation, le coccyx devenait beaucoup plus douloureux. Quelquefois, à la première visite déjà, on accusait la présence de la douleur, et l'on attirait notre attention sur ce fait, en disant « que le petit os de l'anus était douloureux ». Dans d'autres cas, par contre, nous avons eu longtemps les malades en traitement avant qu'elles en aient révélé l'existence, à moins qu'il n'y ait eu exacerbation de la douleur, ou que des questions directes ne les aient forcées d'avouer ce mal. Nous insistons particulièrement sur cela, parce que nous sommes convaincu que la coccygodynie est souvent prise par les femmes atteintes d'autres maladies, notamment de l'appareil génital, comme un symptôme accessoire de leur maladie; c'est pour cette raison, et souvent aussi par pudeur, qu'elles se taisent, ou n'y font que peu attention. Voilà pourquoi le médecin n'en entend souvent parler que très-tard. Cela n'arrive évidemment que pour les moindres degrés du mal; car, quand il est aigu, il occasionne des douleurs tellement vives, qu'il n'est pas possible que l'attention du médecin n'y soit fixée.

Dans notre travail cité plus haut, nous nous sommes occupé aussi de l'étiologie de la coccygodynie, et nous avons vu qu'il existe la connexion la plus intime entre cette névralgie et le traumatisme que l'accouchement provoque sur le coccyx et ses parties les plus voisines. Le refoulement forcé du coccyx en arrière, le déchirement des ligaments sacro-coccygiens et coccygiens latéraux qui en est la conséquence, de plus le frottement et l'écrasement des différentes portions de cet os, voilà certainement des causes suffisantes pour provoquer un travail hypérémique exsudatif entre les divers ligaments du coccyx, entre cet os et la dernière vertèbre sacrée. En songeant ensuite que les différentes dislocations et synostoses qui persistent si souvent dans ces différentes parties osseuses après l'accouchement, s'accompagnent d'un changement de position des ligaments coccygiens postérieurs et latéraux, on comprend que les nerfs coccygiens restent tiraillés, allongés et comprimés. Tout le monde sera donc certainement de notre avis, lorsque nous avançons que c'est l'acte de l'accouchement qui est la véritable cause de la douleur appelée *coccygodynie.*

Cependant les maladies chroniques des organes du bassin jouent aussi un grand rôle dans l'étiologie de cette maladie. La métrite chronique, l'ovarite, l'anté et la rétroversion de la matrice, les flexions, les exsudats péri-utérins, les stases sanguines dans les veines hémorrhoïdales sont les compagnons tellement assidus de cette maladie, que nous ne nous rappelons pas un seul cas où nous ayons trouvé ce mal non compliqué d'une affection d'un des organes du bassin. Nous l'avons, au contraire, vu si souvent accompagner la métrite chronique, que nous croyons pouvoir le mettre au nombre des symptômes fréquents de cette maladie. Du reste, pour plus de détails, nous renvoyons le lecteur à notre travail qui est plus complet.

§ 53. — Un symptôme très-fréquent, on pourrait presque dire constant, de la maladie qui nous occupe, c'est la sensation très-désagréable pour les malades de *tension, de déchirement et de pesanteur dans les régions lombaire et sacrée.* Ce symptôme n'appartient pas uniquement d'ailleurs à l'inflammation chronique et à l'hypertrophie de la matrice; on doit plutôt le considérer comme un compagnon presque constant de toute affection utérine, et en chercher l'explication en partie dans l'irritation anormale des nerfs qui, de la région sacrée, se rendent dans la profondeur du bassin, en partie dans la stase veineuse plus ou moins forte et prolongée, dont la portion inférieure de la moelle épinière, ainsi que les divers organes du bassin sont le siége. Comme conséquence, la portion inférieure de la moelle épinière est soumise à une pression continue et anormale, qui s'exprime au dehors par les manifestations douloureuses dont nous avons parlé. Ce sont là tout à fait les mêmes symptômes que ceux dont se plaignent les personnes atteintes de varices des veines hémorrhoïdales; en effet.

la congestion chronique de la matrice provoque si fréquemment les *souffrances hémorrhoïdales*, que l'on met souvent, mais à tort, sur le compte des hémorrhoïdes, tous les maux dont sont atteintes les malades de cette catégorie.

§ 54. — La *vessie* est souvent aussi le siége de souffrances assez conséquentes. Les malades accusent ou bien des envies fréquentes d'uriner très-douloureuses, et se répétant à de courts intervalles, ou bien une sensation de brûlure pendant et après la miction. A cela se joignent des désordres assez sensibles des fonctions même de la vessie qui se traduisent ou bien par la rétention, ou bien au contraire par l'incontinence d'urine. On arrive quelquefois à découvrir la cause du mal dans une action toute mécanique qui agit directement sur la vessie. On l'observe surtout quand à l'hypertrophie utérine se joint un déplacement de cet organe, une anté ou une rétroversion, un abaissement ou un prolapsus. La pression que supporte la vessie entraîne ou bien le rétrécissement de ses parois, ou bien les symptômes dont nous venons de parler. Dans ce dernier cas, la vessie ne se vide pas complétement; elle conserve encore une certaine quantité d'urine qui se décompose rapidement et amène par son contact avec la muqueuse vésicale des hypérémies chroniques ou de véritables inflammations catarrhales qui peuvent quelquefois s'étendre jusqu'à l'urèthre et aux uretères. On observe le plus souvent cet état lorsque l'utérus est fortement abaissé, et que la pression qu'il exerce sur la vessie forme des diverticulum dans sa partie postérieure. — Très-souvent aussi les influences dont nous venons de parler, et les désordres fonctionnels de la vessie sont dus uniquement à des désordres circulatoires et à l'hypérémie des organes du bassin. Dans d'autres cas enfin, on ne parvient à trouver aucune cause anatomique, et on est forcé d'admettre que les symptômes morbides qu'on observe dans la vessie et les conduits uréthraux sont dus à des phénomènes réflexes de la sensibilité et de la motilité.

§ 55. — Un symptôme très-incommode et qui accompagne très-souvent la métrite chronique, mais qui cependant peut exister indépendamment de cette maladie, comme névrose franche, c'est le *prurit du vagin et de la vulve.* Ce prurit consiste dans une hyperesthésie des nerfs sensitifs du vagin et de la vulve; les malades en souffrent d'une façon ou continue, ou intermittente, comme par exemple, pendant la nuit à la chaleur du lit, peu de temps avant et pendant la menstruation, ou bien encore à certaines heures du jour avec rémissions et exacerbations. Dans un faible degré de la maladie, on ne découvre aucun changement notable à l'examen des parties génitales, à l'exception d'une légère hypérémie de l'entrée du vagin. Mais quand le mal est plus fort, et qu'il force les malades à se gratter ou à se frotter, on trouve d'ordinaire les lèvres gonflées, leur surface d'une rougeur érythémateuse, quelques follicules pileux gonflés et proéminents, l'entrée du vagin d'une sensibilité extrême, d'un rouge écarlate ou livide, l'épithélium se détache par places, et quelques follicules muqueux atteignent le volume d'une lentille ou d'un pois, et sont gonflés d'une sérosité claire ou puriforme. On observe surtout ces derniers à la surface interne des petites lèvres et au voisinage du clitoris. Cette évidente hypérémie des parties génitales externes se traduit par une sécrétion abondante, franchement acide et âcre; cette âcreté augmente encore les douleurs des malades, et les porte d'une manière invincible à se livrer à la pratique de la masturbation. Nous avons observé des cas où le prurit de la vulve devint la véritable cause de psychopathies tenaces, qui d'ordinaire se sont traduites au dehors par l'hypochondrie. Tout médecin qui a observé des femmes atteintes de prurit des parties génitales, ne saurait douter de son influence perturbatrice sur le système nerveux, influence qui amène quelquefois tout le cortége des symptômes de l'hystérie.

Mais ce prurit se montre encore sous une autre forme. Sans d'ailleurs faire souffrir beaucoup la malade, l'entrée du vagin présente une telle sensibilité que l'acte du coït occasionne de violentes douleurs, et par là même devient impossible. C'est ce qu'on observe surtout, quand, à la suite de douleurs intenses, il se produit une contraction spasmodique, crampoïde de l'entrée du vagin, au niveau de son muscle constricteur. Nous avons en ce moment en traitement une femme de vingt-quatre ans que la douleur empêcha, pendant les cinq années de son mariage, d'accomplir une seule fois complétement l'acte du coït. Une chose digne de remarque cependant, c'est que cette hyperesthésie et la crampe de la vulve qui en est la conséquence, paraît assez souvent précéder de longtemps la métrite chronique; nous pouvons, du moins, citer plusieurs cas où il est très-probable que l'irritation du système vasculaire et nerveux produite par les essais infructueux de cohabitation, a été la cause efficiente de la métrite qui s'est développée plus tard.

En opposition avec les hyperesthésies dont nous venons de parler, nous avons très-souvent trouvé chez les femmes atteintes d'inflammation chronique et d'hypertrophie de la matrice, l'*anesthésie complète des parties génitales*. Les femmes se plaignaient de l'absence absolue de sensations agréables et de plaisir pendant le coït. La plupart de ces femmes étaient anémiques et stériles; cependant nous nous rappelons quelques cas isolés où l'anémie n'existait pas, et d'autres où, malgré cette anesthésie des parties génitales, il y eut fécondation. Il nous faut prévenir aussi qu'on rencontre ce symptôme dans les affections les plus diverses des organes sexuels, et qu'il est quelquefois tout à fait indépendant d'une maladie de ces parties; en un mot, qu'il peut exister comme une simple névrose; mais alors il est le plus souvent dû à la chlorose ou à l'anémie.

§ 56. — Les *symptômes généraux* qui apparaissent pendant le cours de la maladie utérine qui nous occupe sont plus intéressants encore que les symptômes locaux que nous venons d'examiner.

Il y a certainement quelques cas dans lesquels la métrite chronique n'a aucune influence sensible, subjective ou objective, sur les autres fonctions du corps. Mais ce sont là de rares exceptions, et l'on peut poser en règle générale que l'inflammation chronique de la matrice entraîne des maladies consécutives plus ou moins violentes, surtout quand la durée en est longue. Dès que la maladie existe depuis quelque temps et lorsqu'elle atteint un certain degré d'intensité, les malades ne se plaignent pas seulement de douleurs locales; on voit surgir, dans un cercle plus ou moins étendu, des symptômes objectifs visibles qui complètent la maladie. Il arrive même fréquemment que les symptômes qui proviennent directement de la matrice et de ses annexes, se mettent de plus en plus sur le second plan, et que ce sont des organes plus ou moins éloignés qu'on croit être le véritable siége de la maladie.

Nous sommes tout à fait de l'avis de Becquerel, quand il dit : « La conservation de la bonne santé générale est l'exception, la plupart du temps elle est dérangée d'une manière notable, et l'on observe des troubles fonctionnels de diverse nature. Ils sont presque tous sous la dépendance d'un état général spécial, dont on trouve l'explication dans une altération du sang, toujours la même, l'*anémie*..... » (*Loc. cit.*, t. I, p. 293.)

Nos propres observations continuées pendant de longues années, ont été publiées dans le courant de l'année 1854 (Kiwisch, *Klinische Vorträge*, III. Band, Artikel : *Hysterie*); elles sont parfaitement d'accord avec ce que dit notre confrère français, et nous avons trouvé que l'anémie accompagne presque constamment les maladies chroniques de la matrice.

On peut se demander pourquoi l'anémie s'observe presque toujours avec la métrite chronique et ses terminaisons, quelle est la liaison entre cette maladie du sang et l'affection locale.

Avant tout, nous croyons devoir dire que c'est une erreur de croire que toujours la maladie de matrice est la cause, et l'anémie l'effet. Il est certain que dans un grand nombre de cas, les rapports sont tout à fait renversés, et l'on est forcé d'admettre que la maladie du sang, quand elle existe déjà primitivement, doit presque nécessairement augmenter lorsque la maladie utérine vient s'y joindre.

Nous avons, au début de ce travail, déjà prévenu que les troubles circulatoires dus à l'anémie donnent très-souvent naissance à des congestions veineuses des organes du bas-ventre et du bassin ; de plus, nous avons cherché à démontrer que ce sont principalement ces dernières qui sont une des causes les plus fréquentes de l'hypertrophie chronique de la matrice. Nous croyons même pouvoir soutenir que le nombre extraordinaire de métrites chroniques qu'on a observées dans ces derniers temps sont dues principalement à ce que le nombre des femmes atteintes de chlorose et d'anémie a considérablement augmenté aussi dans ces dix dernières années, et que ce ne sont pas seulement les femmes de la ville, mais celles de la campagne aussi qui sont plus soumises à cette influence nuisible.

Mais, de même que souvent la maladie des organes génitaux provient certainement de la maladie du sang dont nous parlons, de même aussi cette dernière est souvent la suite des différentes maladies de l'appareil sexuel, ou du moins en est visiblement augmentée. Nous ne voulons pas du tout parler des cas où la maladie utérine s'accompagne de méno- ou métrorrhagies profuses et agit ainsi directement sur la quantité et la qualité du sang; mais nous voulons soutenir que toute maladie chronique des organes génitaux exerce, surtout par sa longue durée, une fâcheuse influence sur la digestion; il en résulte de la cardialgie, des digestions laborieuses, des constipations opiniâtres, de la flatulence, etc., et, nécessairement avec le temps, une diminution notable dans la production normale du sang. Les troubles qui en sont la conséquence seront d'autant plus tranchés, si l'état anémique existe déjà avant la maladie sexuelle, ou si la maladie porte en elle, comme cela arrive très-fréquemment, une disposition particulière à la pauvreté du sang et surtout une diminution des globules rouges (oligocythémie).

Il importe beaucoup, dans l'appréciation exacte de l'anémie consécutive ou concomitante des maladies chroniques de la matrice, de savoir que les douleurs inhérentes à la maladie locale forcent très-souvent les malades à suivre un régime tout à fait contraire à la formation régulière du sang. Rester des mois entiers, souvent même des années, couchée sur un sopha, ne se livrer à aucun exercice musculaire, se priver d'un air pur et vivifiant, quelquefois même d'une nourriture suffisante ; voilà des causes qui ont une grande influence sur l'étiologie et le développement de l'état anémique chez la femme atteinte d'une maladie des organes génitaux.

Nous devons enfin faire remarquer encore que, dans un grand nombre de cas, les maladies qui nous occupent sont le résultat immédiat de l'accouchement. Le retour incomplet de la matrice après l'accouchement peut, en effet, être regardé comme une cause importante de la métrite chronique. Or, comme on observe fréquemment l'anémie à la suite de la grossesse et de l'accouchement, il en résulte évidemment que l'anémie, au lieu d'être influencée avantageusement par la maladie utérine, en est, au contraire, augmentée d'une manière visible.

Il n'entre pas dans notre plan de donner une description détaillée de tous les symptômes qu'on observe dans l'anémie ; nous ne nous occuperons que de ceux qui nous paraissent être modifiés ou revenir avec une plus grande fréquence, lorsqu'une affection utérine chronique se joint à l'anémie.

§ 57. — Nous croyons devoir d'abord attirer l'attention sur les changements qui peuvent se manifester *sur la surface du corps*. Ceux-ci, pour la plupart, ne reconnaissent pour cause qu'un défaut dans la qualité et la quantité du sang.

Les anciens déjà connaissaient le *facies utérin*; ils entendaient par là une expression particulière du visage dont la présence devait dévoiler une maladie utérine. Tous les gynécologistes seront d'accord avec nous, quand nous dirons que les anciens avaient parfaitement bien vu. Ce facies utérin a en soi quelque chose de particulier qui le fait parfaitement reconnaître de celui de la femme qui n'est que chlorotique, ou qui est devenu anémique à la suite d'hémorrhagies abondantes. Mais, quoique nous l'ayons eu sous les yeux un nombre considérable de fois, nous ne croyons pas pouvoir en donner une description exacte. C'est un de ces symptômes qu'il faut voir au lit du malade et qu'on ne parvient pas à étudier dans les livres. Cependant nous allons essayer d'en faire une courte description.

Ce qui frappe d'abord les yeux, c'est la coloration pâle, terreuse, quelquefois légèrement brun-jaunâtre de la peau de la figure; celle-ci n'est pas fine et tendue, comme chez les chlorotiques, mais flétrie et ridée; aussi ces femmes paraissent-elles toujours beaucoup plus âgées qu'elles ne le sont réellement. L'expression de la figure montre quelque chose de maladif, de douloureux; de plus, la plupart du temps, le globe de l'œil brille d'un grand éclat, les yeux sont cernés et les paupières brunâtres. Très-souvent on trouve sur quelques parties du visage, notamment sur le front, les joues et le menton, des taches brunâtres connues sous le nom de *lentigo* et *chloasma uterinum*; quoique cette maladie n'ait aucune liaison causale avec les maladies utérines, comme son nom semblerait l'indiquer. Ce chloasma est bien plus souvent une forme du pityriasis versicolor qu'on observe certainement très-souvent chez les anémiques. L'anémie entraîne, en effet, un défaut de nutrition de la peau, et c'est à la suite de celle-ci qu'on voit cette production de cryptogames particuliers au pityriasis versicolor. Nous ne saurions dire, du reste, si la coloration jaune de la peau est due à ces cryptogames, comme G. Simon le croit (*Hautkrankheiten*, Berlin), ou bien à une accumulation considérable de cellules graisseuses condensées (*Smegma*), selon l'opinion de Wedl (*Grundzüge der pathol. Histologie*, Wien 1845, p. 738); car jusqu'à présent on n'a pas encore pu le reconnaître exactement.

Mais ce qui, en tout cas, reste toujours digne de remarque, c'est que les femmes anémiques, atteintes en même temps d'une maladie des organes génitaux, présentent très-souvent différentes *éruptions* à la peau, surtout lorsqu'il surgit une exacerbation intercurrente de la maladie utérine. Ce sont l'eczéma chronique, l'acné disseminata et rosacea, les éruptions érythémateuses et urticaires fugaces et la diathèse furonculeuse, qu'on observe le plus souvent.

Les anciens médecins connaissaient déjà la liaison qui existe entre certaines affections physiologiques et pathologiques des parties génitales de la femme et quelques manifestations morbides de la peau. Dans ces derniers temps, Hebra (*Wochenbl. der Ztschr. der Ges. der Aerzte zu Wien*, 1855, n° 40) en a fait une étude très-intéressante. Les conclusions sont d'ailleurs parfaitement d'accord avec les résultats que nous a fournis notre pratique.

D'après leur fréquence, nous mettrons en première ligne, les rougeurs simples de la peau désignées sous les noms d'*érythème* et de *roséole;* elles se présentent sous la forme de taches plus ou moins grandes, d'une couleur plus ou moins rouge et sont placées de préférence sur les côtés du cou, sur la poitrine et la figure; elles augmentent à la suite d'une émotion morale un peu vive, ou même à la suite d'une légère irritation locale des organes génitaux, par le toucher vaginal, ou l'application du spéculum. Elles apparaissent subitement et disparaissent d'ordinaire après une durée de quelques minutes. Quelques femmes présentent seulement ce symptôme pendant la période menstruelle; chez d'autres, et ce sont surtout les femmes irritables, hystériques, il est indépendant de la menstruation. Toutes les femmes chez lesquelles nous avons constaté cette affection étaient anémiques et, jusqu'à présent, nous ne nous rappelons pas un seul cas où cette anémie ait existé sans être compliquée d'une maladie utérine.

Les *éruptions urticaires* présentent les mêmes particularités, cependant elles sont remarquables en ce que généralement leur présence s'annonce par des symptômes beaucoup plus orageux; on observe principalement de violents frissons suivis de chaleur et d'accélération du pouls, des vomissements, une céphalalgie intense, dans quelques cas même un léger délire et des hallucinations.

On observe le plus souvent tout ce groupe de symptômes chez des jeunes filles et des femmes chlorotiques, atteintes de dysménorrhée très-douloureuse; d'ordinaire à ces symptômes se joignent les contractions connues sous le nom de coliques utérines. Nous avons montré combien était intime la liaison qui existe entre ces éruptions urticaires et les irritations des organes sexuels, dans un travail publié il y a quelques années (*Urticaria, als Symptom der Reizung der weiblichen Sexualorgane.— Würzburger med. Zeitschrift*, 1860, page 92). Nous avons en effet cité plusieurs cas dans lesquels l'exanthème dont nous parlons, se montra et fut accompagné de violents symptômes à la suite de l'application de quelques sangsues à la portion vaginale de la matrice.

Parmi les maladies chroniques de la peau, ce sont l'*acné* et l'*eczéma* qui méritent une mention spéciale. Cependant l'acné nous paraît moins lié à une maladie utérine qu'à l'anémie elle-même. Ce qui le prouve, c'est que l'acné est un compagnon très-fréquent de la chlorose simple, qui n'est accompagnée d'aucune maladie visible de l'utérus et de ses annexes. On pourrait cependant objecter que l'acné de la chlorose s'observe surtout chez des jeunes filles qui atteignent la puberté, et que pendant cette période il existe toujours une certaine excitation de la sphère sexuelle. Mais ce n'est là qu'une hypothèse, et il serait difficile de trouver un rapport exact entre les maladies de la peau et les phénomènes physiologiques des fonctions génitales.

Mais il est évident que cette liaison existe pour l'eczéma que nous avons vu plusieurs fois accompagné d'affections chroniques de la matrice et, surtout, de métrite chronique. Cette liaison est d'autant plus évidente que, presque constamment, les exacerbations de la métrite chronique s'accompagnent de nouvelles éruptions eczémateuses souvent très-étendues.

Les observations de Hébra sont tout à fait analogues : « Ce qui prouve, dit-il (*loc. cit.*, pag. 637), l'influence des maladies de matrice sur la production des affections de la peau en général et de l'eczéma en particulier, c'est que l'état de toutes les femmes affectées de maladies chroniques de la peau, empire pendant la menstruation ; quelques femmes même éprouvent déjà un ou deux jours avant l'arrivée de la période des douleurs assez vives, de la cuisson et des élancements s'étendant d'ordinaire le long des vaisseaux dans les extrémités. Ces symptômes leur prédisent, même à coup sûr, l'arrivée prochaine de la menstruation. »

Nous partageons cette opinion, mais nous ne saurions être de l'avis de ce dermatologiste distingué à propos d'un symptôme qu'on observe très-fréquemment chez les femmes anémiques atteintes d'affections utérines ; nous voulons parler de ce symptôme si terrible pour les femmes, de la *chute des cheveux*, le *defluvium capillorum*, l'*alopécie*.

Les observations de séborrhée et d'alopécie qu'on a faites pour des femmes chlorotiques et leucophlegmatiques, dit Hebra (*loc. cit.*, page 641), sont dues à la même cause que les maladies de la peau, les comédones, les acnés, les eczéma, etc., qu'on trouve chez des femmes stériles et atteintes de dysménorrhée. De plus, elles sont analogues aussi à celles qu'on observe dans la convalescence des maladies du sang graves, comme le typhus, les exanthèmes, ou des maladies cachectiques comme la tuberculose, le cancer, la syphilis secondaire. Tous ces individus sécrètent une quantité plus ou moins considérable de matière sébacée qui recouvre comme des écailles la surface de la peau. Les auteurs lui donnent le nom de pityriasis tabescentium, scrophulosorum, etc.

Si nous demandons quelle est la cause de cette séborrhée qui complique ces nombreuses maladies d'aspect si différent, nous voyons qu'elle ne saurait se trouver que dans un changement de composition du sang. Son examen microscopique nous montre, en effet, la diminution des globules rouges, l'aglobulie, dans la chlorose de même que dans la tuberculose, la syphilis, le cancer et les autres maladies cachectiques. Quoique ce point de contact soit très-faible, nous devons néanmoins le constater ; comme il est constant, et à défaut d'un meilleur, il peut nous montrer jusqu'à un certain point pourquoi la séborrhée et la chlorose sont si souvent réunies. Comme la séborrhée accompagne toujours la chute des cheveux, on peut en conclure que ce defluvium capillorum est dû aussi à l'aglobulie. Mais celle-ci est le résultat d'une nutrition et d'une sanguification vicieuse qui ont une grande influence sur les fonctions des parties génitales de la femme. On arrive donc à admettre ce qui d'abord paraissait paradoxal que la chute des cheveux des femmes peut annoncer une maladie de sa sphère sexuelle. Ce rapport assez singulier en apparence, est pleinement confirmé par l'expérience (Hebra).

§ 58. — L'influence fâcheuse de l'anémie sur le *système nerveux général* est tout aussi connue et tout aussi visible. C'est une des causes étiologiques les plus importantes dans la sphère nerveuse. Pour la partie qui nous occupe, nous pouvons hardiment affirmer que c'est à elle que nous devons accorder l'influence la plus considérable sur le développement de l'hystérie et de ses nombreuses manifestations. Beaucoup de médecins ont cru, mais à tort, à notre avis, devoir les attribuer à une irritation plus ou moins intense des parties génitales.

Il y a quelques années déjà, nous nous sommes prononcé dans le même sens (*Kiwisch's klinische Vorträge*, III Band, Seite 381). Nous sommes loin de nier l'influence des différentes maladies du système génital de la femme sur la production des *symptômes hystériques;* mais, par contre, nous avons acquis la conviction que, dans de nombreux cas d'hystérie, on ne peut constater la moindre trace d'une lésion des organes génitaux. Pour prouver ce que nous avançons, nous allons donner le tableau suivant, où nous avons réuni ce que nous a fourni l'examen des organes génitaux de 189 femmes atteintes d'hystérie.

Chez 36 femmes, on n'a constaté aucun désordre organique ou fonctionnel des organes sexuels.

25	étaient affectées	de catarrhe chronique du vagin et de la matrice,
34	—	de métrite chronique,
10	—	de cancer utérin,
9	—	de tumeurs fibreuses de la matrice,
6	—	de polypes,
31	—	d'antéflexion,
7	—	de rétroflexion,
1	—	d'atrésie utérine,
7	—	de prurit de la vulve,
9	—	d'ovarite chronique (?),
3	—	de tumeurs ovariques,
7	—	de menstruation profuse sans lésion organique caractérisée,
5	—	d'aménorrhée.

Ainsi 19 pour 100 de ces femmes hystériques n'ont présenté aucune maladie caractérisée des organes génitaux; de plus, nous devons prévenir que chez beaucoup d'autres, on n'a constaté les symptômes qui ont permis de reconnaître la maladie organique que longtemps après les accidents hystériques.

Pour trouver la liaison causale qui existe entre l'hystérie et les maladies des organes génitaux, nous avons réuni 1724 observations de maladies de l'utérus, des ovaires, etc., constatées et traitées par nous. Nous avons trouvé que 396, c'est-à-dire près de 23 pour 100 de ces malades, n'ont présenté aucun symptôme hystérique.

Il résulte donc de ce que d'abord un petit nombre seulement des femmes hystériques que nous avons traitées portaient des affections des organes sexuels, et qu'ensuite un grand nombre de celles qui étaient atteintes de maladies de matrice ne présentaient pas de symptômes hystériques appréciables, il en résulte clairement, disons-nous, que l'hystérie ne provient pas uniquement d'une irritation des organes génitaux, que même, lorsque la maladie utérine provoque l'hystérie, il existe toujours encore d'autres causes prédisposantes.

Nous croyons, sous ce rapport, pouvoir soutenir avec une entière confiance que les désordres de l'assimilation et de la sanguification jouent le rôle le plus important dans l'étiologie de l'hystérie. Qu'on nous permette de répéter ici le résultat que nous avons consigné déjà dans notre ouvrage cité plus haut (page 388); nous avons montré que la plupart des femmes hystériques que nous avons traitées présentaient des symptômes d'anémie plus ou moins visibles. De nos 217 observations de femmes hystériques, il y en avait 31 qui étaient fortement anémiques; 134 présentaient des symptômes moins marqués d'anémie; il n'en restait donc que 52 qui n'en présentaient pas de traces. Schützenberger, Forget, Valentiner, etc., sont arrivés à des résultats analogues dans les recherches qu'ils ont faites sur l'étiologie de l'hystérie. Todd dit avec beaucoup de raison qu'il n'y a pas de maladie nerveuse qui montre plus clairement son origine humorale que l'hystérie, et Briquet, dans son excellent *Traité clinique et thérapeutique de l'hystérie* (Paris, 1859, page 154), dit : « L'influence du défaut d'hématose sur la susceptibilité nerveuse n'est nulle part plus évidente que dans l'action qu'a la chlorose sur l'économie, et dans la prédisposition à l'hystérie qui résulte de cette action. Sur les 430 hystériques, il s'en est trouvé 152 chez lesquelles la chlorose existait d'une manière notable avant l'apparition de l'hystérie, et chez qui elle a pu rendre le système nerveux impressionnable. »

Nous pouvons encore citer textuellement un autre passage de l'ouvrage de Briquet, qui parle des rapports qui existent entre l'hystérie, l'anémie et les affections chroniques des organes génitaux. « On trouve, dit Briquet (*loc. cit.*, page 153), dans la *Gynécologie* de Scanzoni des idées sur ce sujet beaucoup plus saines que celles que l'on trouve dans la grande majorité des auteurs. Ce praticien, en traitant de diverses maladies des organes de la génération, termine beaucoup de ses chapitres par la phrase suivante : Cette maladie, par les souffrances prolongées qu'elle provoque, et par l'altération de l'hématose qu'elle suscite, amène l'affaiblissement de la constitution, l'état chloro-anémique et, par suite, l'état hystérique.

» J'adopte complétement les opinions du professeur Scanzoni, et je ne vois dans l'influence des maladies des organes génitaux que les conditions suivantes :

» 1. Ces maladies peuvent être fort longues et altérer profondément la constitution, sans cependant susciter, comme le font beaucoup d'autres, des désorganisations graves.

» 2. Comme la plupart des parties qu'elles atteignent sont douées d'une très-vive sensibilité, il en résulte des impressions nombreuses, qui viennent douloureusement agir sur l'encéphale et provoquer des réactions nerveuses.

3. L'affaiblissement général qu'elles occasionnent amène indirectement une grande susceptibilité du système nerveux et, par suite, une extrême facilité à être impressionné douloureusement. »

On voit donc clairement par tout ce qui précède, pourquoi toutes les maladies chroniques des organes génitaux, et surtout la métrite chronique, s'accompagnent si souvent des symptômes de l'anémie et de l'hystérie. Ce dernier fait explique aussi les symptômes nombreux et variables qui accompagnent si souvent la métrite chronique, tandis que leur étiologie reste tout à fait obscure si l'on veut chercher à les rattacher à la maladie des organes génitaux. De même aussi l'explication de tous les symptômes qui se montrent dans toutes les régions et dans toutes les organes du corps devient facile quand on veut se rendre compte des différents rapports qu'il y a entre les affections utérines et l'anémie et l'hystérie.

Comme nous l'avons déjà fait observer, notre but n'est pas d'écrire la pathologie de l'anémie et de l'hystérie, nous nous contenterons donc de donner le tableau nominal des symptômes qu'on observe le plus souvent dans le cours de la métrite chronique, lorsqu'il vient s'y ajouter un vice du sang et une irritabilité anormale du système nerveux.

Ce sont : la boule hystérique, la dysphagie spasmodique et paralytique, la cardialgie, la contraction et le relâchement spasmodique de l'intestin, la paralysie de l'estomac et des intestins qui permet l'accumulation des gaz dans leur cavité, l'hyperesthésie et l'anesthésie des organes de la digestion, la salivation, le bâillement hystérique, le hoquet, le rire et les pleurs, les quintes de toux spasmodiques, l'aphonie et la dyspnée ; l'anesthésie de la peau si caractéristique pour l'hystérie, l'hyperesthésie des régions du cou, du dos, des hanches et du creux poplité, du cuir chevelu et de la région correspondant au choc du cœur ; les différentes névralgies, le clou hystérique, l'hémicrânie, la névralgie intercostale, la mastodynie, etc., les contractions générales ou locales, toniques ou cloniques, les paralysies hystériques et les désordres psychiques qui se manifestent en partie par la faiblesse de la volonté, en partie par l'humeur brusque, les idiosyncrasies, le délire, etc. ; enfin les anomalies qui ont leur siége dans les organes des sens : l'affaiblissement de la vue, l'hyperesthésie et l'anesthésie de la rétine, la contracture et la paralysie des muscles de l'œil et des paupières ; l'hyperesthésie du nerf acoustique et olfactif, etc. ; tels sont les symptômes que l'on peut rencontrer ou isolés, ou bien réunis en grande partie chez beaucoup de malades. Nous avons donné tous ces symptômes en détail, et nous les avons analysés dans notre travail sur l'hystérie (*Klinische Vorträge*, p. 324, u. f.) auquel nous renvoyons le lecteur, pour ne pas les répéter ici.

CHAPITRE IV.

DIAGNOSTIC DIFFÉRENTIEL.

§ 59. — Dans les paragraphes suivants, nous allons passer en revue les différentes maladies qu'on peut confondre avec la métrite chronique et ses terminaisons. Mais, avant de commencer, nous ferons observer que ce ne sont que les affections des parties génitales qui pourraient être prises pour la maladie qui nous occupe, que nous examinerons ici. Nous prétendons avant tout que, dès que la présence d'un plus ou moins grand nombre des symptômes que nous avons exposés dans les pages précédentes, fait supposer l'existence d'une affection des organes génitaux, le médecin doit employer tous les moyens d'investigation qui sont en son pouvoir pour se faire une idée aussi exacte que possible de l'état des organes sexuels, avant de songer à poser un diagnostic exact. Nous prévenons que nous ne voulons parler que des cas où l'examen interne et externe, manuel et instrumental, dévoile la présence d'une anomalie dans les organes du bassin. Cela étant admis, nous allons jeter un coup d'œil sur les différentes maladies qui peuvent augmenter la difficulté du diagnostic de l'inflammation chronique et de l'hypertrophie utérine. Ce sont les symptômes objectifs qui sont toujours les plus importants, les phénomènes subjectifs ne sauraient occuper que le second rang.

Pour conserver un certain ordre dans notre travail, nous pensons qu'il est indispensable de distinguer les changements produits par la métrite chronique sur le corps de l'organe ou sur le col utérin.

Les détails dans lesquels nous sommes entré plus haut, concernant l'anatomie pathologique et la symptomatologie de l'inflammation chronique de la matrice, prouvent suffisamment que le changement le plus important et le plus facile à constater sur le corps et sur le fond de l'organe, consiste en une augmentation de volume plus ou moins considérable. Quand l'examen a fait reconnaître, ou du moins supposer, l'existence de l'hypertrophie utérine, quand on a constaté l'existence d'une tumeur en connexion plus ou moins intime avec les organes du bassin, il reste à prouver que c'est le corps de l'utérus qui est hypertrophié. Pour arriver à ce but, nous allons passer en revue les différentes affections qu'on pourrait confondre avec la maladie qui nous occupe.

§ 60. — 1° *La grossesse.* — Il n'est pas bien rare de voir prendre une congestion inflammatoire de l'utérus pour une grossesse commençante, ou réciproquement une grossesse pour une métrite chronique. On commet plus facilement l'erreur de prendre une congestion inflammatoire pour une grossesse, lorsqu'on l'observe chez une femme jeune, récemment mariée, ou qui a eu des rapports sexuels, et quand elle s'accompagne, comme cela arrive si souvent, de symptômes propres aussi aux premiers mois de la grossesse. Quand l'écoulement menstruel est rare, qu'il devient irrégulier ou cesse même complétement, quand, avec les autres symptômes de la chlorose, il survient de la céphalalgie, une congestion douloureuse des seins se répétant à différentes reprises, des nausées, des vomissements, etc., dans ces cas, l'idée de la grossesse vient nécessairement à l'esprit du médecin qui a constaté l'augmentation de volume de la matrice. Par contre, il songera plutôt à une hypertrophie pathologique de l'utérus, quand c'est une femme d'un âge assez avancé, mariée depuis un certain nombre d'années, qui n'a pas eu d'enfants, et chez laquelle les symptômes que nous avons énoncés plus haut manquent d'ordinaire en grande partie ou se présentent isolément, quand ils ne sont que peu prononcés ou irréguliers, ou enfin si on les observe depuis un certain nombre de mois. Le diagnostic devient le plus difficile, quand à une métrite chronique ayant duré déjà quelque temps, il vient se joindre une grossesse. Nous avouons franchement que, dans les quelques cas de ce genre qui se sont présentés à notre observation, il nous a fallu plusieurs semaines avant de pouvoir poser un diagnostic exact sur la nature du mal.

Il est évident que nous n'entendons parler que du diagnostic de la grossesse dans les premiers mois ; car l'augmentation de volume du corps utérin due à l'inflammation chronique et à ses terminaisons arrive difficilement au volume de la matrice à la fin du quatrième mois de la gestation.

Quand on cherche des différences entre ces deux états hypertrophiques du corps utérin, on n'en trouvera aucune la plupart du temps, car le volume, la position ainsi que la consistance de cet organe sont très-variables pendant le cours de la grossesse, de même que pendant celui de la métrite chronique. L'utérus peut, dans l'un et dans l'autre cas, devenir plus ou moins volumineux, plus ou moins profond, se renverser en avant ou en arrière, être mobile ou fixe, mou et élastique ou dur et résistant; de sorte que le corps utérin ne présente en lui aucun indice pour le diagnostic différentiel. Par contre, dans quelques cas particuliers, dans ceux par exemple où la femme à examiner n'a pas encore eu d'enfants, l'état du col et de la portion vaginale surtout peut être d'un grand secours pour le diagnostic. Tout le monde sait que pendant le cours de la première grossesse, la portion vaginale subit un raccourcissement continu; en même temps son tissu musculaire se ramollit, et l'on observe à la suite de l'œdème concomitant du tissu cellulaire sous-muqueux, un soulèvement plus ou moins sensible de la muqueuse. Cet état de la portion vaginale est assez caractéristique pour la grossesse et peut être utile pour en poser le diagnostic. Car, si à l'examen d'une femme qui n'a pas encore accouché, qui n'est plus réglée et qui présente encore d'autres symptômes de grossesse, on trouve le corps utérin augmenté de volume, la portion vaginale très-courte, mince et ramollie, ces résultats fournis par l'examen interne plaideront certainement en faveur de la grossesse. Mais cet état de la portion vaginale que nous venons de décrire ne prouve pas d'une manière certaine l'existence de la grossesse ; car, dans les paragraphes précédents, nous avons vu que l'utérus hypertrophié et atteint d'inflammation chronique présente souvent aussi, chez des femmes qui n'ont pas encore accouché, la portion vaginale assez petite et surtout courte. Mais quand la femme à examiner a accouché une ou plusieurs fois déjà, ce signe différentiel manque complétement, et nous pouvons hardiment affirmer que, dans de pareils cas, il n'y a pas moyen de trouver un symptôme objectif qui puisse faire distinguer la métrite chronique d'une grossesse commençante. On devra alors porter ses regards sur les symptômes concomitants, et ne poser avec confiance le diagnostic qu'après avoir eu pendant longtemps les malades en observation.

§ 61. — 2° L'accumulation des liquides dans la cavité utérine décrite sous le nom d'*hémato-* et d'*hydrométrie*, est aussi une cause d'augmentation de volume du corps utérin. On peut la prendre quelquefois pour une hypertrophie des parois de l'organe. Cependant lorsqu'on examine soigneusement les symptômes consécutifs, le diagnostic ne présente pas de grandes difficultés.

Généralement l'hématométrie reconnaît pour cause l'accumulation dans la matrice du sang menstruel, dont l'écoulement ne peut s'effectuer à cause de l'oblitération du canal cervical ou vaginal. Nous n'avons pas à nous occuper de l'atrésie vaginale, car son existence est reconnue facilement, même par le moins expérimenté, lorsqu'on veut bien se donner la peine de pratiquer l'exploration interne. Mais les choses se passent tout autrement dans les cas d'atrésie du canal cervical. Celle-ci est ou congénitale, ou acquise, et l'oblitération se trouve ou bien à l'ouverture même de l'orifice externe ou à une partie moins élevée du canal cervical. L'atrésie congénitale a ordinairement son siége dans les environs de l'orifice externe et elle est toujours accompagnée d'une aménorrhée complète. L'augmentation de volume du corps utérin, de même que les symptômes provoqués par la rétention du sang menstruel, s'observent généralement pendant la première jeunesse déjà, peu de temps après la puberté. L'exploration digitale ne fait découvrir aucune trace de la portion vaginale qui est complétement effacée ou, lorsque l'observation est continuée pendant longtemps, se raccourcit de plus en plus à la suite de l'accumulation du sang augmentant à chaque époque menstruelle, de sorte qu'à la fin le segment utérin inférieur paraît arrondi, globuleux, sans laisser aucun vestige de la portion vaginale, saillante d'ordinaire. Du reste, même dans les cas où l'on découvre encore un rudiment de la portion vaginale, l'exploration digitale et surtout l'examen au spéculum démontrent l'absence de l'orifice du col. De plus, cette forme d'hématométrie, après une durée plus ou moins prolongée, est généralement accompagnée de symptômes beaucoup plus orageux que ceux de la métrite chronique et de ses terminaisons. Ces symptômes dont nous citerons principalement les accès de colique utérine, de péritonite circonscrite ou plus ou moins généralisée, se montrent surtout franchement à l'époque qui coïncide à la période menstruelle, et sont alors accompagnés d'une augmentation très-sensible du volume de la matrice. Quand on analyse ces symptômes, on ne songe pas facilement à l'existence d'une congestion inflammatoire de la matrice, car celle-ci ne s'observe que rarement dans les premières années de la puberté et même dans celles qui lui succèdent; elle ne s'accompagne pas nécessairement d'aménorrhée; elle présente plutôt une augmentation qu'une diminution de la portion vaginale; elle possède un orifice externe et offre un libre passage à la sonde à travers le canal cervical. De plus, les symptômes qui accompagnent la métrite chronique, quoique assez pénibles pour les malades, n'atteignent que, dans des cas excessivement rares, le degré d'acuité auquel arrivent ceux de l'hématométrie.

Les oblitérations qui ont leur siége dans la partie supérieure du canal cervical sont ordinairement acquises; elles ne s'observent d'ordinaire que chez des femmes d'un certain âge, chez celles qui ont déjà dépassé la période de retour. Voici comme on peut expliquer leur mode de formation : d'un côté, le travail sénile rétrécit l'orifice de la partie supérieure du canal cervical, et les parois utérines qui avoisinent cet orifice se rapprochent; d'un autre côté, on observe plus fréquemment dans un âge avancé les érosions catarrhales de la muqueuse cervicale, celles-ci favorisent alors l'agglutination des parties qui se touchent et produisent ainsi une réunion épithéliale. Cette forme ne se rencontre, comme nous l'avons dit, que chez les femmes d'un certain âge, qui ne sont plus réglées, mais on peut l'observer aussi chez celles qui sont plus jeunes. Alors la condition *sine qua non* de son existence, c'est l'absence ou complète, ou prolongée au moins pendant quelques mois de l'écoulement menstruel; dans le dernier cas, l'agglutination des parois du col qui n'est pas très-solide, est déchirée lors de chaque nouvelle menstruation, par les contractions qui en résultent nécessairement, et livre ainsi passage au sang violemment expulsé. Aussi dans cette forme d'atrésie du canal cervical, on ne trouve qu'exceptionnellement des accumulations de sang dans la cavité utérine; mais bien plutôt des amas de mucosités désignés ordinairement sous le nom d'hydrométrie.

Chez des femmes d'un certain âge, cet état n'occasionne pas de perturbation bien sensible et passe même souvent tout à fait inaperçu et des malades et du médecin. Les personnes plus jeunes, les femmes dans les quarante ou au commencement des cinquante ans chez lesquelles on observe assez souvent des retours congestifs périodiques des organes sexuels, se plaignent fréquemment d'une sensation de pesanteur et de plénitude dans le bassin, de douleurs pénibles dans les lombes, etc. Cela provient probablement de ce qu'à la suite de cet afflux du sang dans les parties génitales, la sécrétion de la mucosité utérine devient plus abondante et s'accumule en grande masse dans un espace de temps relativement court dans l'intérieur de la cavité utérine; elle dilate les parois de l'organe et donne ainsi naissance aux symptômes souvent passagers que nous avons cités plus haut. En procédant à l'exploration interne dans ces cas, on trouve le corps utérin augmenté de volume, empaté; ou bien, lorsque ses parois sont très-amincies, le tissu est élastique et la portion vaginale se montre remarquablement petite par suite de la transformation sénile. Nous n'avons observé qu'un seul de ces cas, où, chez une femme ayant dépassé la soixantaine et qui n'avait jamais eu d'enfants, la portion vaginale était sensiblement allongée et descendait presque jusqu'à la vulve; mais en même temps elle était très-mince et fusiforme. Les symptômes décrits suffiront d'ordinaire pour poser un diagnostic exact, mais s'il restait encore quelques doutes, ils disparaîtront complétement par l'introduction de la sonde, dont l'extrémité supérieure vient butter dans la partie supérieure du canal cervical contre un obstacle infranchissable.

§ 62. — 3° Une autre augmentation de volume peut s'observer dans le corps utérin, celle due au développement des *tumeurs fibreuses* dans les parois de l'organe. D'après leur position plus ou moins profonde, on distingue trois espèces différentes de fibroïdes : les sous-péritonéaux, les interstitiels et les sous-muqueux. De ces trois formes, ce sont les fibroïdes sous-péritonéaux qu'on saurait le moins confondre avec la métrite chronique et l'hypertrophie utérine. En effet, dès qu'ils ont atteint un certain volume, ils s'éloignent du parenchyme utérin et se présentent comme des tumeurs ou arrondies ou bosselées qui se reconnaissent facilement, soit par le palper abdominal, soit par le toucher vaginal ou rectal, en partie par les caractères que nous venons de donner, en partie par leur grande dureté. De plus, nous devons dire aussi, avant tout, que lorsqu'il existe des tumeurs sous-péritonéales, le reste de la matrice ne conserve pas son volume normal ; le plus souvent elle est hypertrophiée, ses parois épaissies, sa cavité plus longue et plus large; en un mot, elle présente les mêmes changements que ceux que nous avons vus survenir à la suite de l'hypérémie chronique de ses parois et caractériser l'hypertrophie.

Le diagnostic des fibroïdes implantés dans l'épaisseur des parois utérines est plus difficile, quelquefois même tout à fait impossible. On trouve dans ces cas, de même que dans l'engorgement chronique de la matrice, le corps utérin augmenté de volume ; dans les deux cas, il est plus ou moins dévié de sa position normale ; sa cavité est élargie et allongée, et la portion vaginale est volumineuse, ou, au contraire, amincie et plus courte. Dans les deux cas, les malades peuvent présenter des symptômes douloureux continus dans le bassin, alternant avec de violentes contractions utérines, de la leucorrhée, des méno et des métrorrhagies profuses, etc. ; de sorte que le médecin, même après une observation prolongée, ne se trouve pas dans le cas de dire avec une complète certitude, s'il a affaire à un corps fibreux profond, ou à une métrite chronique. Guidé par notre longue expérience, nous allons attirer l'attention sur quelques points qui méritent de fixer les regards du médecin pour arriver à poser un diagnostic exact.

Il faut, avant tout, examiner les phénomènes prodromiques. Quand la maladie est survenue à la suite d'un accouchement, quand elle a été précédée de troubles de la menstruation et surtout de son arrêt subit, quand elle a débuté comme une métrite aiguë ou une périmétrite, ou enfin quand on arrive à constater les causes qui ont pu provoquer les troubles circulatoires et la congestion d'une longue durée dans les organes du bassin, on se trompera certainement rarement, en admettant que c'est la métrite chronique qui est la cause de l'augmentation du volume de l'utérus. Le diagnostic sera plus sûr encore, lorsque, après un examen consciencieux, on ne découvre aucune différence dans l'épaisseur des parois antérieure et postérieure, quand la sonde, pénétrant dans la cavité utérine, ne rencontre pas d'obstacle, quand le volume de la portion vaginale a subi une augmentation proportionnelle à celle du corps, et que, de plus, on constate l'existence d'érosions qu'on observe si souvent dans le cours de la métrite chronique, et quand enfin la menstruation est régulière et plutôt rare que profuse.

Nous croirons, par contre, à l'existence d'un fibroïde sous-muqueux ou interstitiel, quand il n'existe aucune relation entre l'origine de la maladie et un accouchement, quand on ne peut la rattacher ni à une inflammation aiguë, ni à une hypérémie chronique de l'utérus, quand la malade est voisine de la période critique, ou l'a atteinte, quand le corps utérin n'a pas une forme arrondie, mais irrégulière, quand la sonde rencontre des obstacles dans la cavité utérine, et que son emploi démontre une différence notable dans l'épaisseur des diverses parties des parois utérines; quand la portion vaginale est petite en comparaison du volume du corps, qu'elle est raccourcie, ou même tout à fait effacée, quand enfin la malade se plaint de douleurs très-vives, et est sujette à des méno ou des métrorrhagies profuses.

Nous ne voulons nullement soutenir que ces signes seront suffisants dans *tous* les cas; mais ils permettent certainement de poser un diagnostic.

Nous prévenons encore que, dans des cas douteux de cette espèce, il ne peut être question que de fibroïdes atteignant le volume d'une pomme, car ceux qui sont plus volumineux excluent l'idée d'une hypertrophie simple du corps utérin; car ce dernier ne dépasse ce volume que dans des cas excessivement rares.

§ 63. — 4° Ce que nous avons dit pour les fibroïdes sous-muqueux s'applique aussi aux *polypes intra-utérins*, c'est-à-dire aux tumeurs cellulaires pédiculées qui flottent librement dans la cavité utérine, grandissent dans la direction de l'orifice qu'elles dilatent et apparaissent enfin dans le canal vaginal. Tant que ces polypes sont véritablement intra-utérins, ils provoquent en général les mêmes symptômes généraux et locaux que les fibroïdes sous-muqueux. Mais, outre les signes donnés plus haut, qui les différencient de l'hypertrophie des parois utérines, il en existe un autre qui est d'une grande importance : c'est que, déjà très-tôt relativement, lorsque la tumeur n'a atteint que le volume d'un œuf de pigeon ou de poule, elle parvient à dilater le canal cervical et à produire ainsi très-rapidement un effacement complet de la portion vaginale. Le doigt qui pénètre dans la cavité utérine à travers l'orifice dilaté, parvient très-souvent à toucher la portion inférieure de la tumeur, ou bien on en reconnaît facilement la présence par l'emploi de la sonde utérine. Mais pour être parfaitement sûr, c'est-à-dire pour pouvoir différencier un polype intra-utérin d'une tumeur fibreuse sous-muqueuse arrondie, faisant saillie dans la cavité cervicale, nous ne connaissons pas de meilleur moyen que celui qui consiste à dilater le canal cervical au moyen de l'éponge préparée. Cette dilatation peut quelquefois se faire assez pour qu'on parvienne à pénétrer avec le doigt jusqu'à l'insertion de la tumeur, et qu'on puisse voir comment elle adhère aux parois utérines. Nous avons décrit dans notre *Traité pratique des maladies des femmes* (p. 29) la manière de pratiquer cette petite opération; nous y renvoyons donc le lecteur.

§ 64. — 5° *Les tumeurs qui dépendent des ovaires* ne peuvent être confondues avec la métrite chronique et ses terminaisons que tant qu'il ne s'agit que de tumeurs solides, non fluctuantes, ne dépassant pas le volume du poing. Lorsque ces tumeurs ne sont pas placées sur le côté de la matrice, elles se trouvent d'ordinaire derrière elle, dans l'espace limité par les replis de Douglas, et alors elles sont tellement pressées contre la paroi postérieure de l'utérus qu'elles paraissent, à l'exploration vaginale, se confondre avec lui. De plus, elles compriment les vaisseaux du bassin, provoquent des désordres dans la circulation des organes pelviens, les parois utérines se congestionnent, et cette congestion s'étend jusqu'à la portion vaginale, ce qui fait supposer que la tumeur placée au-dessous de la voûte vaginale provient de l'augmentation de volume du corps utérin. Mais il ne faut jamais oublier que ces tumeurs n'ayant pas nécessairement leur point de départ dans l'utérus, mais situées dans la cavité pelvienne, provoquent presque constamment des déviations de la matrice. *Quand la tumeur est placée derrière l'utérus*, celui-ci est comprimé en avant, de sorte que la portion cervicale se rapproche du pubis, ou bien est comprimée solidement contre ce dernier. Dans ce cas, on pourrait songer à une rétroversion de la matrice hypertrophiée; cependant il faut se rappeler que, dans ce dernier cas, le sommet de la portion vaginale n'est pas dirigé en avant, mais directement en bas, la sonde utérine pénètre facilement jusqu'au fond utérin et, en tournant la concavité de l'instrument en avant, lorsque la paroi abdominale est peu tendue, on trouve presque toujours entre la main placée sur l'abdomen et la sonde utérine, le fond utérin qui se relève en haut au moyen de l'instrument; tandis que la tumeur située derrière la matrice ne quitte pas sa place : ces différents signes feront admettre positivement le diagnostic d'une tumeur qui n'a pas son siége dans la matrice.

Mais quand la tumeur ovarique se trouve placée entre la matrice et la vessie, ce qui est plus rare, elle déprime d'ordinaire la portion antérieure de la voûte vaginale et, en même temps, refoule en arrière le fond utérin, tandis que le col est maintenu en avant par ses attaches au fond de la vessie. Il se produit donc ainsi une rétroversion plus ou moins forte de l'utérus; comme le tissu en est mou et peu résistant dans les environs de l'orifice interne, il s'y ajoute quelquefois une rétroflexion. Quand, dans ces circonstances, l'exploration manuelle ne suffit pas pour poser le diagnostic, il faut avoir recours à la sonde, en tournant sa concavité en arrière. Quand, après son introduction, on cherche à rapprocher le fond utérin de la paroi antérieure du bassin, on ne saurait y parvenir, à cause de la tumeur qui y est placée. Cependant il est quelquefois possible de rendre de cette manière la tumeur plus accessible à la palpation, et on peut se convaincre que les mouvements qu'on lui imprime à travers la paroi abdominale ne correspondent pas du tout ou peu avec ceux de la sonde introduite dans l'utérus. L'observateur expérimenté en conclura avec certitude que cette tumeur est indépendante de l'utérus.

Les tumeurs ovariques placées sur les côtés de la matrice présentent d'ordinaire moins de difficulté pour le diagnostic. D'abord il est très-rare d'observer une déviation latérale de l'utérus hypertrophié assez considérable pour qu'on puisse sentir la tumeur qu'il forme, dans la région inguinale. Quand un cas de ce genre se présente, la déviation de la portion vaginale qui se fait toujours du côté opposé, indique la position oblique de la matrice. D'ailleurs l'emploi de la sonde lève alors toutes les difficultés. En second lieu, les augmentations de volume du corps utérin dues à la métrite chronique sont placées de manière que le doigt explorateur constate la tumeur à travers la voûte vaginale, tandis que les autres tumeurs sont situées ou à droite ou à gauche de l'utérus. Lorsqu'on constate donc la présence de ces dernières, on peut en conclure qu'elles ne sont pas dues à l'hypertrophie des parois utérines, mais formées presque toujours par des exsudats péri-utérins, des fibroïdes, des tumeurs ovariques.

§ 65. — 6° Nous allons parler des *exsudats* qui peuvent se faire autour de l'utérus et se transformer en tumeurs plus ou moins dures. Celles-ci ne sont pas d'ordinaire en connexion assez intime avec l'utérus pour qu'il ne soit pas possible quelquefois de les distinguer assez nettement avec le doigt explorateur. On ne sent, en effet, qu'une tumeur plus ou moins volumineuse qui recouvre le fond du vagin en entier, ou bien en partie seulement.

Comme ces exsudats présentent des différences assez notables dans leur consistance, leur position et leur volume, il est tout à fait impossible de donner les signes différentiels qui les font distinguer des hypertrophies du corps utérin qui nous occupent. On trouvera toujours dans les exsudats de ce genre, quelques cas pour lesquels les symptômes différentiels que nous avons donnés plus haut ne s'observent point, et il faudra que la sagacité du médecin en trouve d'autres pour poser le diagnostic. Cela ne nous empêche pas cependant de passer en revue les symptômes qu'on observe le plus fréquemment et qui sont les plus importants pour le diagnostic.

Dabord la manière dont se forme cette tumeur dans le bassin mérite la plus grande attention. Quand par exemple on a la certitude qu'elle a été précédée d'une péritonite parfaitement diagnostiquée, puerpérale ou non puerpérale, et que la tumeur s'est développée peu de temps après les symptômes de péritonite, c'est-à-dire dans l'espace de trois à quatre semaines; quand cette tumeur, de molle, élastique et douloureuse qu'elle était au début, devient dure, immobile et presque indolore à la fin, on pourra être certain de l'existence d'un exsudat consécutif à une péritonite. Ce diagnostic acquiert plus de certitude encore quand la forme de la tumeur qu'on sent par le vagin ne prend pas celle du corps utérin hypertrophié. Ce dernier, en effet, conserve même dans les plus fortes augmentations de volume qu'on puisse observer, sa forme ovale, en poire; tandis que les exsudats dont nous parlons paraissent plus franchement à un endroit de la paroi vaginale et sont moins sensibles aux autres points. Ils occupent une surface plus grande, tendent le fond du vagin, se trouvent souvent d'un seul côté, le droit ou le gauche, et, dans des cas nombreux, peuvent se découvrir, à la palpation des parois abdominales, dans la région inguinale de l'un ou de l'autre côté. — Ce qui est encore d'une grande importance pour le diagnostic, c'est l'immobilité du corps utérin qui se trouve fixé par les exsudats péri-utérins, lorsqu'ils atteignent un certain volume; de sorte que la pression, ou interne ou externe, ne parvient pas à le déplacer d'une manière sensible; l'utérus paraît englobé complétement dans la masse exsudée et son immobilité est surtout très-sensible à l'examen par la sonde.

Ce qu'il faut remarquer cependant, c'est que les exsudats dont nous parlons, s'accompagnent très-souvent d'hypertrophie de la matrice. Celle-ci est due soit au retour incomplet dans l'état puerpéral, soit à une métrite aiguë non puerpérale.

§ 66. — 7° Dans ces dernières années, les médecins se sont beaucoup occupés de l'hémorrhagie connue sous le nom d'*hématocèle péri- ou rétro-utérine*. Ce fut presque une question à la mode. Nous regrettons beaucoup de ne pas avoir eu nous-même à observer quelques cas de ce genre; mais malgré notre nombreuse pratique, il ne s'est pas, dans notre longue carrière, présenté *un seul cas*, où nous ayons été capable de diagnostiquer une hématocèle péri-utérine. De plus, les autopsies faites par centaines dans le courant des dix dernières années dans l'établissement anatomo-pathologique de Würzbourg, ne présentèrent pas un seul cas de ce genre. D'un autre côté, nous voyons, par le temps qui court, beaucoup de gynécologistes et, parmi eux, des professeurs de clinique distingués, ne pas se faire faute de diagnostiquer très-largement des hématocèles péri-utérines, sans que rien affirme d'une manière certaine l'exactitude de leur diagnostic. En songeant à tout cela, on comprendra facilement que nous doutions de la fréquence relativement grande de l'hématocèle, admise par beaucoup d'auteurs.

L'image que nous nous faisons, rien que d'après les écrits des autres, il est vrai, des symptômes de cette extravasation sanguine, doit présenter une grande ressemblance avec les exsudats péri-utérins. Nous croyons donc ne pas aller trop loin en soutenant que mainte affection qui, il y a peu d'années encore, aurait été prise pour un exsudat péri-utérin et l'était réellement, passe aujourd'hui pour une hématocèle, rien que parce que la chose est à la mode, et sans autre forme de procès. Voisin lui-même, et c'est lui qui a publié le travail le plus important sur ce sujet (*De l'hématocèle rétro-utérine*, *etc.*, Paris 1860), avoue (page 179) que la périmétrite et les abcès rétro-utérins peuvent être facilement confondus avec l'hématocèle.

Comme cela est évident et que les exsudats péri-utérins peuvent, comme nous l'avons vu plus haut, être confondus avec la métrite chronique et ses terminaisons, il ne sera que juste que nous donnions ici, en peu de mots et d'après les données de Voisin, le diagnostic différentiel de la périmétrite et de l'hématocèle péri-utérine.

D'après Voisin (*loc. cit.*, page 179), la périmétrite, les abcès rétro-utérins ainsi que l'hématocèle ont leur siége dans la profondeur du bassin. Ils donnent naissance à une tumeur située derrière l'utérus, et provoquent des douleurs très-vives dans le bassin. Dans les deux cas, il se forme des adhérences entre les anses intestinales et les organes du bassin. Mais les abcès rétro-utérins ne s'observent pas si souvent en même temps que la menstruation, ou avec une métrorrhagie, et n'atteignent pas au début une grande intensité. La tumeur n'est pas aussi volumineuse au commencement, la peau ne prend pas tout à coup un aspect anémique, la masse dure au début devient molle et fluctuante plus tard, tandis que le contraire arrive d'ordinaire pour l'hématocèle. Les symptômes généraux s'exaspèrent dans le courant de l'affection ce qui est le contraire de l'hématocèle. Les inflammations et les abcès péri-utérins sont souvent la conséquence de l'accouchement ou de l'avortement. Une inflammation antérieure dans un point de l'appareil génital milite en faveur d'un abcès; en tout cas, le diagnostic est toujours très-difficile.

Telles sont les opinions de Voisin. Pour nous, comme nos propres expériences nous font défaut, nous ne saurions décider si les signes différentiels qu'il donne sont réellement suffisants pour le diagnostic.

§ 67.—Nous croyons avoir terminé maintenant l'exposé des affections de l'utérus et des organes voisins qui pourraient être confondues avec une hypertrophie chronique de la matrice. Nous allons passer maintenant aux *changemens du col utérin dus à l'inflammation chronique et à l'hypertrophie*. Nous devons, avant tout, nous poser une question de la plus haute importance et qui a été souvent agitée par les gynécologistes : celle de savoir quels sont les signes qui différencient les gonflements du col utérin de bonne nature, des affections *cancéreuses*. Il est évident qu'il ne s'agit pas ici des affections carcinomateuses avancées, dans lesquelles la perte de substance est déjà assez grande et qui sont tellement caractéristiques qu'elles ne sauraient être méconnues au toucher vaginal même par le moins expérimenté; nous voulons attirer l'attention de nos lecteurs sur l'hypertrophie dans laquelle l'induration et le gonflement du tissu sont peu considérables et présentent des ulcérations superficielles légères, cas dans lesquels il est difficile de dire si le mal est de bonne ou de mauvaise nature.

La solution de cette question divise la plupart des auteurs qui s'en sont occupés, les uns prétendent que l'induration squirrheuse du col présente à son début déjà des signes diagnostiques assez certains; tandis que les autres pensent qu'il est impossible de trouver une différence entre l'hypertrophie simple et l'infiltration cancéreuse du col utérin. Que l'on compare ce qu'en disent dans leurs écrits Ch. Clarke (*Diseases of Females*, 3e édit., vol. I, ch. XIV, XV), Ashwell (*Guy's hospital Reports*, 1836, January), Montgomery (Dublin, *Med. Journal*, 1842, January), H. Bennet (*Traité pratique de l'inflammation de l'utérus, etc.*, trad. de M. Peter, p. 500), Becquerel (*Traité des maladies de l'utérus.* Paris, 1859, t. I, p. 320), etc., et l'on pourra se convaincre combien les opinions sont différentes et combien est grande l'obscurité qui plane encore sur cette question. Qu'il nous soit permis de citer le passage textuel de l'ouvrage de Becquerel, l'un des gynécologistes français les plus distingués.

Becquerel croit devoir admettre deux états inflammatoires du col utérin : *a* l'inflammation chronique avec induration, *b* l'inflammation chronique avec ramollissement (état fongueux).

a. *Inflammation chronique avec induration.* — Cette maladie peut être confondue avec un état squirrheux du col de l'utérus non ulcéré. Voici comment on peut arriver à établir le diagnostic.

État squirrheux.	*Inflammation chronique avec induration.*
1. Col très-dur, inégal, bosselé, non toujours entr'ouvert ; quelquefois à pourtour à plis froncés.	1. Col moins dur, développé irrégulièrement dans chacune de ses lèvres, toujours entr'ouvert.
2. Col squirrheux, envahissant souvent le vagin. — Immobilité et enclavement de l'utérus.	2. Col malade ne s'étendant jamais au vagin. — Conservation de la mobilité.
3. L'hérédité exerce souvent une influence.	3. Hérédité sans influence.
4. Douleurs très-vives, très-intenses, souvent lancinantes et non influencées par le mouvement, la marche.	4. Douleurs moins vives, plus sourdes et notablement influencées par la marche, le mouvement.
5. Toucher non douloureux.	5. Toucher douloureux.
6. Écoulement quelquefois absent, dans certains cas, très-abondant et constitué par une forte proportion de sérosité albumineuse.	6. Écoulement constant et caractérisé par du mucus transparent, du muco-pus ou du mucus purulent.
7. Menstruation augmentée, n'étant ni plus ni moins douloureuse et passant souvent à l'état de véritable hémorrhagie.	7. Menstruation peu douloureuse, souvent retardée, règles presque toujours moins abondantes.
8. Absence d'un état anémique spécial, quand le squirrhe a envahi le vagin et le corps de l'utérus. Cachexie cancéreuse.	8. État anémique spécial décrit plus haut.
9. Marche incessamment progressive.	9. État souvent et longtemps stationnaire.

b. *Inflammation chronique avec ramollissement (état fongueux)*. — Cette variété de l'inflammation chronique a pu être confondue avec le *cancer*, et en particulier avec le *cancer encéphaloïde, ulcéré ou non*. Je dis, a pu être confondue, je devrais plutôt dire a été prise pour un cancer encéphaloïde, car je n'admets pas que ce dernier puisse se montrer au col de l'utérus avec les caractères suivants que je vais résumer; son existence, de toute manière, peut même être contestée (?).

A l'état de non-ulcération, voici les caractères de l'inflammation avec ramollissement du tissu utérin : tuméfaction du col utérin. Cette tuméfaction, assez inégalement répartie, donne au col une forme irrégulière, lobée, et qui la fait paraître bosselée. La surface est tantôt blanche et pâle, d'autres fois rouge, violacée ou bien couverte partiellement de granulations. Le col est largement entr'ouvert, et il suinte un liquide mucoso-purulent, quelquefois sanguinolent, assez abondant. Le caractère essentiel de ce col enflammé, c'est de présenter une telle mollesse de tissu, un tel ramollissement, que le toucher peu ménagé, le simple frottement du spéculum, le moindre effort tenté avec la sonde utérine, déchirent le tissu malade. Ce tissu fournit d'assez fréquentes hémorrhagies, ou plutôt l'écoulement menstruel se prolonge tellement au delà de sa durée ordinaire, qu'il atteint quelquefois presque l'époque suivante. Si le cancer encéphaloïde du col existe, on ne peut l'étudier quand il n'est pas encore ulcéré. Voici les caractères qui permettraient d'en distinguer l'inflammation chronique avec ramollissement : mollesse très-grande du tissu, dilatation de l'orifice, mobilité du col et du corps de l'utérus, absence de douleurs lancinantes violentes, absence de grandes hémorrhagies et développement à un âge beaucoup moins avancé que le cancer.

Dans le cas où l'inflammation chronique avec ramollissement est accompagnée d'ulcérations et que ces ulcérations sont profondes, sanieuses, le diagnostic est plus difficile. Voici les caractères sur lesquels il faudra se baser :

Inflammation chronique avec ramollissement (état fongueux).	*Cancer ulcéré.*
1. Développement à un âge beaucoup moins avancé.	1. Développement spécialement à l'âge critique.
2. Non précédé d'hémorrhagies et de pertes.	2. Précédé d'hémorrhagies ou de pertes sanguines.
3. Douleurs sourdes, profondes.	3. Douleurs vives, lancinantes, aiguës.
4. A l'examen : développement régulier du col avec apparence lobée.	4. Développement essentiellement inégal et irrégulier, bosselures.
5. Absence complète d'adhérences, mobilité du col et du corps.	5. Adhérences dès que le cancer est ulcéré.
6. Tissu du col mollasse, facilement destructible.	6. Superficie seulement un peu ramollie et tissu cancéreux, dur, résistant.
7. Ulcérations quand elles existent peu profondes, quoique à bords tuméfiés et ramollis.	7. Ulcérations profondes, inégales, essentiellement irrégulières, à bords volumineux et indurés.
8. Granulations accompagnant souvent les autres lésions.	8. Jamais de granulations.
9. Écoulement peu abondant, constitué par du muco-pus seul ou accompagné d'un peu de sang, sans aucune odeur.	9. Écoulement extrêmement abondant, constitué par une sérosité purulente et souvent sanguinolente d'une odeur fade et nauséabonde, souvent fétide.

10. Jamais de grandes hémorrhagies, mais une prolongation souvent longue de l'écoulement menstruel.	10. Grandes hémorrhagies de temps en temps.
Ulcérations simples.	*Ulcérations cancéreuses.*
1. Ulcérations sur un tissu souvent sain ou présentant les traces d'une des deux variétés d'inflammation chronique signalées plus haut.	1. Ulcérations développées sur un col hypertrophié et atteint de transformation squirrheuse ou encéphaloïde s'étendant presque toujours assez loin.
2. Ulcérations plus superficielles moins profondes, à bords moins développés et plus réguliers au fond, ne saignant pas toujours facilement, et ne donnant alors que peu de sang.	2. Ulcérations plus profondes, plus vastes, à bords hypertrophiés, à fond inégal, grisâtre et très-facilement saignantes.
3. Rien de semblable dans l'inflammation chronique.	3. Surface ulcérée, dure, présentant de nombreux lobules, des tubercules, des bosselures disséminées inégalement et d'une dureté notable.
4. Ulcérations n'amenant jamais de pertes de substances.	4. Ulcérations amenant souvent d'énormes pertes de substances.
5. Col et corps de l'utérus mobiles.	5. Col et corps de l'utérus immobiles à cause des adhérences.
6. Écoulement de muco-pus ou de mucus purulent, toujours peu abondant.	6. Écoulement sanieux fétide, sanguinolent, d'une odeur insupportable et caractéristique.
7. Anémie spéciale.	7. Cachexie cancéreuse constante.

Tel est le passage textuel de l'ouvrage de Becquerel ; nous l'avons copié parce qu'il nous montre l'état le plus moderne de la gynécologie française, et en même temps parce qu'il entre plus profondément dans la question qui nous occupe que les autres auteurs.

§ 68. — En analysant les tableaux de Becquerel, sans aucune idée préconçue, tout gynécologiste quelque peu expérimenté se rangera certainement de notre avis, quand nous prétendons que, dans les symptômes qu'il met en opposition pour poser le diagnostic différentiel de l'hypertrophie simple et de l'induration squirrheuse du col utérin, il y a un grand nombre d'erreurs et de contradictions, et que leur application pratique serait très-difficile pour le médecin.

Pour prouver l'exactitude de ce que nous avançons, et pour montrer de combien de difficultés est hérissée la solution de ce problème, nous allons suivre Becquerel pas à pas, analyser chaque symptôme et discuter les points qui nous paraissent douteux et inexacts.

Il prétend d'abord que dans l'inflammation chronique le *col utérin* est toujours entr'ouvert, tandis que dans l'état squirrheux il ne l'est pas toujours; il est clair que Becquerel ne songe pas à parler de l'orifice du col des femmes qui n'ont pas eu d'enfants, et pourtant elles fournissent un contingent assez considérable pour chacune de ces deux affections. Nous dirons plus tard encore avec plus de détails, qu'il ne nous est jamais arrivé d'observer un seul cas d'induration squirrheuse du col où le diagnostic ait été douteux; nous ne saurions dire non plus comment se comportait l'orifice du col dans ces cas; mais nous avons pu constater un très-grand nombre de fois l'état de l'orifice du col chez des femmes qui n'avaient pas accouché et qui étaient atteintes d'inflammation chronique avec induration. Nous pouvons affirmer hardiment que, quelquefois, il est vrai, on observe un léger élargissement de l'orifice arrondi ou un peu allongé, mais que dans le plus grand nombre des cas, c'est justement le contraire que l'on voit; les lèvres sont parfaitement juxtaposées et fermées, et il n'est nullement question d'une ouverture du col, comme le prétend Becquerel.

Chez les femmes qui ont accouché déjà, les choses se passent tout à fait autrement; très-souvent l'orifice du col induré est largement béant. Mais ce signe n'a aucune valeur pour le diagnostic, d'abord parce que cet élargissement n'est pas constant, qu'à l'application du spéculum, les lèvres se renversent en dehors et augmentent ainsi l'ouverture; et enfin parce que la même chose s'observe quelquefois aussi dans les indurations squirrheuses, au dire même de Becquerel.

Nous serons tout aussi peu de son avis, quand il revendique comme symptôme de l'inflammation chronique de l'utérus la *mobilité* de son col. Journellement on observe des cas où le diagnostic de la métrite chronique ne fait pas l'ombre d'un doute et où néanmoins on constate l'immobilité, l'enclavement même de la matrice dont la position est normale ou anormale. De plus, nous laissons à Becquerel le soin de démontrer que l'induration squirrheuse du col provoque toujours et nécessairement l'immobilité de l'organe comme il le prétend. Au début de la maladie, lorsqu'il ne s'est encore formé aucune adhérence péritonéale, une telle fixité de l'organe est, en effet, plus qu'invraisemblable. Nous nous rappelons de plus un grand nombre de cas où le col utérin présentait déjà une suppuration cancéreuse assez avancée et où l'organe jouissait d'une mobilité normale.

Les *différences* que notre auteur admet pour les *douleurs* ne possèdent pas non plus une importance réelle pour le diagnostic. Combien, en effet, n'y a-t-il pas de femmes atteintes du cancer de l'utérus qui ne se plaignent d'aucune sensation douloureuse pendant toute la durée de leur mal? Combien n'y en a-t-il pas qui n'accusent que des sensations sourdes, profondes, plutôt incommodes que véritablement douloureuses, qui ne sont dues souvent qu'à la compression des organes voisins? Par contre aussi, combien n'y en a-t-il pas qui sont forcées de garder le lit pour une métrite chronique et sont prises des douleurs les plus violentes, de celles qu'on appelle lancinantes? Ce sont là des observations qui peuvent être constatées tous les jours, et il est incompréhensible pour nous qu'un médecin aussi expérimenté que Becquerel n'ait pas eu l'occasion d'arriver au même résultat que nous.

Pour ce qui est de la *douleur* plus ou moins violente provoquée par le toucher *dans le segment inférieur de la matrice*, nous croyons que les différences que l'on constate dans la sensibilité particulière à chaque femme, enlèvent à ce signe beaucoup de sa valeur; il sera moins important encore quand on se rappellera qu'il y a des cas de métrite chronique et surtout d'hypertrophie du col, où le toucher n'occasionne pas la moindre douleur aux malades.

Becquerel veut encore faire servir au diagnostic *la*

qualité et la quantité de l'écoulement qui se fait par les parties génitales; or nous avons vu dans ce qui précède, combien la sécrétion utérine et vaginale présente de particularités dans la métrite chronique; on arrivera donc nécessairement à croire que la masse et la composition de cette sécrétion ne prouveront jamais qu'on a affaire, dans un cas spécial, à une hypertrophie de bonne nature ou cancéreuse. D'ailleurs on voit déjà combien le diagnostic donné par Becquerel présente peu de certitude, rien que lorsqu'il dit : l'inflammation chronique du col utérin provoque toujours la leucorrhée.—Si cette hypothèse qu'il avance n'a pas été prise dans les nuages, il faudrait que les symptômes que présentent les femmes atteintes de métrite chronique soient autres en France qu'en Allemagne; car, chez nous, on a très-souvent l'occasion d'observer des gonflements considérables du col utérin, sans qu'il y ait en même temps hypersécrétion de la muqueuse génitale. Nous accordons facilement que ce n'est pas la règle; mais le nombre considérable des exceptions enlève à ce symptôme la valeur séméiotique que lui accorde Becquerel.

On se tromperait tout aussi fréquemment si l'on voulait accorder une créance absolue à notre confrère français, quand il prétend que l'induration squirrheuse du col s'accompagne d'une *menstruation* plus abondante, passant souvent à l'état de véritable hémorrhagie, sans provoquer aucune douleur; tandis que pour la métrite chronique, la menstruation est douloureuse, souvent retardée et les règles sont presque toujours moins abondantes. Nous regrettons sincèrement de ne pas pouvoir opposer des chiffres à ce qu'il avance. Dans la plupart des cas, la menstruation présente, pendant le cours de la métrite chronique avec induration, les symptômes donnés par Becquerel; mais nous ne croyons pas aller trop loin en soutenant que, chez le tiers des malades, c'est le contraire qu'on observe; que la menstruation arrive à des époques régulières; que souvent même les époques se sont rapprochées; que les malades ne se plaignent pendant la période d'aucune sensation, d'aucune douleur particulière et que dans des cas particuliers, plus rares, il est vrai, l'écoulement de sang est même assez abondant et peut quelquefois devenir une véritable ménorrhagie. En général, nos propres observations nous ont amené à conclure que la métrite chronique dans toutes ses formes et dans toutes ses terminaisons, n'a aucune influence *bien définie* sur l'écoulement menstruel, de sorte que ce dernier ne peut servir de rien pour poser un diagnostic exact.

Enfin Becquerel attache une grande importance aux *symptômes de l'anémie* pendant le cours de la métrite chronique, et à ceux de la *cachexie cancéreuse* dans l'induration squirrheuse. Les premiers sont dus ou bien à des hémorrhagies profuses, ou bien aux désordres provoqués secondairement par la maladie utérine sur les fonctions de la digestion et de l'hématose. Ce qui est frappant, c'est que Becquerel prétend que l'induration squirrheuse du col augmente l'écoulement menstruel et provoque même des métrorrhagies profuses, et plus loin il soutient que, chez ces malades, les symptômes de l'anémie manquent, mais que, par contre, on constate ceux de la cachexie cancéreuse. Ce dernier symptôme n'est certainement pas toujours vrai, car tout praticien sera de notre avis quand nous dirons qu'on observe souvent des cas où des femmes jeunes, fortes, d'un aspect encore florissant, sont pourtant atteintes d'affections cancéreuses très-avancées de la portion vaginale et ne présentent aucun signe de cette soi-disant cachexie cancéreuse. En dehors de ces cas, il est certain pour nous que le cancer utérin, dans ses premiers stades, quand il prédispose à une affection générale, s'accompagne, de même que l'inflammation chronique et l'hypertrophie de l'utérus, des symptômes de l'anémie. Celle-ci est alors la conséquence, ou bien des hémorrhagies abondantes, ou bien de l'influence fâcheuse qu'exercent, comme nous l'avons dit plus haut, les affections utérines chroniques sur la digestion, l'assimilation et l'hématose.

§ 69. — Nous croyons avoir prouvé que les symptômes donnés par Becquerel pour poser le diagnostic différentiel de la métrite chronique et de l'induration squirrheuse du col, sont tout à fait insuffisants. Nous allons voir maintenant s'il a été plus heureux dans ses recherches sur les caractères qui servent au diagnostic différentiel du *cancer ulcéré* et de l'inflammation chronique avec ramollissement.

Nous trouvons de suite un caractère qui, par la manière exclusive dont il est avancé, est souvent contredit dans la pratique. Becquerel prétend en effet que le *cancer se développe spécialement à l'âge critique*, tandis que la métrite chronique se développe à un âge beaucoup moins avancé. Il est un fait que le cancer utérin s'observe le plus fréquemment entre l'âge de quarante et cinquante ans, mais néanmoins dans un grand nombre de cas aussi il arrive qu'on le voit se développer beaucoup plus tôt. Pour prouver ce que nous avançons, nous nous permettons de citer les tableaux que donne West dans ses *Diseases of Women* (page 428) de 442 cas de cancer utérin. Ce sont les observations de Lebert, de Kiwisch, de Scanzoni, de Chiari qui en sont la base.

26	malades étaient âgées de	25 à 30 ans.
120	—	30 à 40
183	—	40 à 50
73	—	50 à 60
35	—	60 à 70
5	—	70 à 80
442		

On peut en conclure que sur 442 malades, il y en avait 146, soit 33 pour 100, ou un tiers, dont l'âge n'approchait pas encore la période critique. Mais quand on songe que la marche du cancer utérin est très-lente, et ne se déclare franchement qu'au bout de quelques années, on pourra en conclure que chez les 183 malades atteintes après l'âge de quarante ans, le mal existait certainement avant cette période déjà. On pourrait donc à la rigueur les placer dans les séries précédentes, ce qui augmenterait de beaucoup encore la proportion de cette catégorie. Mais en ne les comptant même pas, les chiffres que nous venons de citer prouvent déjà assez combien Becquerel se trompe pour l'âge où le cancer se développe.

Les *hémorrhagies* et les *écoulements sanguinolents* ont la même valeur séméiotique.

Nous avons insisté plus haut sur la diversité et l'inconstance de la sécrétion utérine dans le cours de la métrite chronique, nous croyons donc ne pas devoir insister sur ce point, pas plus que sur la différence admise par Becquerel pour les douleurs. Tout ce que nous avons eu l'occasion de dire à ce sujet en parlant de l'induration squirrheuse, trouve son application exacte pour le cancer ulcéré.

Quant aux *signes fournis par le toucher*, nous ne craignons pas d'être contredit en avançant que les caractères du carcinome du col sont tellement caractéristiques, qu'il n'est pas facile, même au moins expérimenté, de les confondre avec une autre affection. La perte de substance produite par l'ulcération du col est profonde, souvent en entonnoir; les parties ni ramollies, ni suppurées sont remarquables par leur dureté; le tissu tombe en abondants lambeaux amorphes; les excroissances sont fongueuses; la suppuration a une couleur grisâtre, très-irritante et fétide. Voilà certes des caractères qui ne s'oublieront pas facilement pour celui qui les aura observés une fois. Il sera donc tout à fait impossible de confondre le cancer du col avec un ramollissement inflammatoire et une érosion, ou une ulcération superficielle du col. Aussi ne suivrons-nous plus Becquerel dans l'exposé des caractères différentiels de ces affections; nous les croyons tout à ait inutiles et, de plus, souvent erronés. Nous allons essayer d'exposer notre propre opinion sur cet état si difficile, mais pourtant si important à reconnaître en pratique. Nous commençons par dire que nous n'entendons parler que de la période initiale du cancer de la portion vaginale, parce que, comme nous l'avons déjà fait remarquer à différentes reprises, dès qu'il y a ulcération et fonte purulente, il n'existe plus aucune difficulté ni pour le diagnostic, ni pour le pronostic.

§ 70.— La meilleure preuve de la *nature cancéreuse de l'hypertrophie du col utérin non ulcéré encore*, ne saurait être trouvée que dans l'examen anatomique, ou dans une observation clinique prolongée de la marche et surtout des métamorphoses des tumeurs cancéreuses. Mais il est très-rare de pouvoir faire de telles observations, cela se comprend bien d'ailleurs; car d'un côté le cancer utérin n'est jamais mortel dans ses premières périodes, et quand une femme qui en est atteinte meurt d'une maladie intercurrente, on n'accorde d'ordinaire à l'autopsie qu'une attention insuffisante à l'état des parties génitales; d'un autre côté, l'infiltration médullaire du col paraît provoquer si peu de malaise, que ce n'est que dans des cas très-rares qu'il arrive au médecin de l'observer à cette époque. En passant soigneusement en revue la littérature médicale touchant cette partie, nous avons trouvé que presque tous les gynécologistes modernes avouent qu'il ne leur est arrivé que très-rarement, souvent même pas du tout, d'observer un cancer utérin dans sa première période. Nous partageons, sous ce rapport, le sort de nos confrères et nous ne pouvons pas même citer un seul cas où nous ayons constaté l'hypertrophie du col utérin non ulcéré encore, qui se soit transformée plus tard en cancer. Nous avouons franchement que nous avons été très-souvent fortement tenté de prendre pour cancéreuses des congestions et des indurations de la portion vaginale; qu'il nous est même arrivé de prévenir les parents des malades de l'issue funeste plus ou moins prochaine de la maladie, sans que pour cela notre diagnostic se scit confirmé dans la suite. En comparant le grand nombre de malades atteintes d'hypertrophie de l'utérus que nous observons chaque année, avec le nombre relativement petit des cas d'affections cancéreuses du col, on sera forcé d'admettre que le cancer utérin n'est pas, aussi souvent qu'on le croit, consécutif à une infiltration cancéreuse diffuse de la portion vaginale, mais qu'il est plus fréquemment la suite d'autres états pathologiques. Nous voulons parler des dégénérescences papillaires et cancroïdes du col de la matrice; tous ceux qui ont suivi les progrès de l'anatomie pathologique pendant ces dix dernières années, ont pu s'en douter déjà. Les opinions de Hannover (*Das Epithelioma*, 1852, p. 119) et de Virchow (*Monatsschrift für Geburtskunde*, 1857, X Bd., S. 244), qui admettent que la plupart des cancers utérins doivent être considérés comme des cancroïdes ou des cancers épithéliaux, ont été pleinement confirmées par nos observations cliniques et nos recherches anatomiques.

Nous avons vu dans la symptomatologie de la métrite chronique combien les hypertrophies papillaires des lèvres du col sont fréquentes; en même temps, nous avons montré les métamorphoses successives que ces néoplasmes peuvent subir. Nous avons surtout insisté sur ce que beaucoup d'auteurs affirment avoir observé leur transformation en tumeur en chou-fleur; or, celle-ci peut, dans ses terminaisons, se présenter comme le cancer médullaire ulcéré.

Nous pourrions, si nous n'avions peur de fatiguer le lecteur, donner un nombre considérable d'observations où, avec le concours bienveillant de nos collègues Virchow et Foerster, il nous a été possible de diagnostiquer positivement le cancroïde du col utérin et où, plus ou moins longtemps après, la maladie prenait une marche analogue à celle du cancer médullaire qu'on reconnaissait parfaitement à l'autopsie.

Nous savons bien d'ailleurs que quelques anatomistes ne partagent pas notre opinion sur la fréquence du cancroïde ou du cancer épithélial. Ainsi, Foerster, par exemple, dit, dans son excellent *Précis d'anatomie pathologique*, p. 311 : « Le cancer épithélial, le cancroïde, s'observent très-rarement dans l'utérus. On peut ajouter que la tumeur en chou-fleur ne saurait que difficilement être considérée comme forme spécifique; tantôt elle forme une tumeur papillaire simple, tantôt une excroissance papillaire partant du fond d'un cancer épithélial perforé, tantôt un fongus médullaire en forme de chou-fleur, ou bien encore une tumeur papillaire partant du stroma d'un fongus médullaire perforé. D'après ces différentes formes, on peut déduire sa nature bénigne ou maligne et sa marche. » — Ern. Wagner, dans sa *Monographie du cancer utérin*, Leipzig, 1858, p. 30, se prononce dans le même sens : « Les opinions sur la fréquence du cancer épithélial de l'utérus diffèrent beaucoup. Quand on regarde seulement comme cancéreuses, comme le font Rokitansky, Foerster et d'autres, les tumeurs dont les cellules se présentent sous une forme aplatie et analogue à celle de l'épithélium de la bouche, du vagin, etc., il est évident que le nombre en est rare..... Mais quand on admet comme cancer épithélial la tumeur présentant les signes de la première variété de fongus médullaire que je décris (alvéoles avec position régulière des cellules périphériques, etc.), c'est alors, sans contredit, cette forme cancéreuse qui est la plus fréquente. C'est par la connaissance exacte des caractères différentiels du cancer épithélial et du cancroïde de Virchow qu'on arrivera à lever tous les doutes. »

A notre avis, rien ne saurait mieux élucider cette question que l'observation et l'étude microscopique des différents cas dans les premiers stades du cancer utérin. C'est d'ailleurs aussi à l'examen des cancroïdes de la portion vaginale extirpés par Mayer, que nous devons l'explication de Virchow sur l'origine, la nature et la marche de ces néoplasmes. Il est probable que l'étude du cancroïde ne serait pas arrivée au point où elle se trouve, si Virchow s'était contenté uniquement des recherches sur les pièces fournies par le cadavre; car, dans ces circonstances, le cancroïde subit des métamorphoses si nombreuses, qu'il devient très-difficile, souvent même impossible, de reconnaître sa structure antérieure. Ce n'est qu'avec le concours du clinicien que l'anatomiste arrivera à écarter les ténèbres qui planent sur la fréquence plus ou moins grande du cancroïde. Pour nous qui nous livrons à l'étude de cette question depuis un certain nombre d'années, nous avons la ferme conviction que c'est le cancer médullaire qui est la forme cancéreuse qu'on observe le plus fréquemment au col utérin. Il doit le plus souvent, pour ne pas dire toujours, son origine à une métamorphose du cancroïde, et la fréquence de ce dernier s'explique par la grande disposition qu'ont les papilles de la muqueuse de la portion vaginale à subir une hypertrophie plus ou moins étendue.

Il nous faut encore répéter que nous ne nions nullement que l'infiltration cancéreuse du col ne puisse s'observer comme symptôme primaire et tout à fait indépendant du cancroïde. Cette origine est si clairement démontrée que le moindre doute à cet égard paraîtrait ridicule. Nous nous sommes seulement élevé contre l'opinion presque générale qui admet ce dernier mode de transformation du cancer utérin comme le plus fréquent.

Si la liaison que nous admettons entre les affections cancroïdes et les véritables cancers de l'utérus, est positivement fondée, il est évident que pour trouver la véritable signification d'une hypertrophie du col au point de vue du diagnostic et du pronostic, il faut surtout porter une grande attention sur l'état des papilles muqueuses de la surface externe de la portion vaginale et de la cavité cervicale. Nous avons observé plusieurs fois déjà que des papilles petites, presque invisibles au début, se sont développées sur une surface muqueuse érodée dans l'espace de quelques mois et, malgré le traitement le plus approprié, elles se transformaient sous nos yeux en petites tumeurs papillaires bien visibles et très-étendues, dans un cas même qui fut mortel, en tumeur en chou-fleur. Depuis ce moment, nous avons pris pour règle de conduite de nous prononcer avec la plus grande prudence sur l'issue de la maladie. Nous ne voulons pas dire par là que toutes les fois que nous observons une érosion papillaire sur un col hypertrophié, induré ou ramolli, nous concluons, sans autre forme de procès, au développement d'un cancroïde. Nous savons bien que de pareilles érosions papillaires peuvent exister des années entières sans prendre une telle terminaison malheureuse; mais nous fixerons toute notre attention sur des cas pareils, nous aurons toujours en vue la possibilité de cette transformation et nous ne serons rassuré sur la nature bénigne de l'affection que lorsque la guérison de l'érosion papillaire ou de l'ulcération granuleuse et fongueuse sera parfaitement achevée. En résumé :

Nous attachons, pour le diagnostic différentiel des hypertrophies de bonne ou de mauvaise nature du col utérin, la plus grande importance à la nature de la surface de la muqueuse, selon qu'elle est intacte ou qu'elle est le siége d'une érosion ou d'une ulcération papillaire plus ou moins étendue. Quand ce dernier caractère manque, nous serons toujours enclin, même si les symptômes, décrits par Becquerel, se présentent en très-grand nombre et parlent en faveur de l'induration cancéreuse, à admettre une hypertrophie consécutive à une métrite chronique.

Peut-être nous reprochera-t-on une peur exagérée et nous accusera-t-on d'exagérer la valeur d'un symptôme de peu d'importance. A cela nous répondrons que nous ne croyons nullement que la présence de cette érosion papillaire soit nécessairement suivie du développement d'un cancer utérin ; mais nous ne faisons qu'y entrevoir la possibilité d'un processus morbide qui, dans beaucoup de cas, se termine favorablement par le retour à la santé, reste longtemps stationnaire dans beaucoup d'autres, et enfin contient, dans un grand nombre, le germe du cancer de la matrice.

Le volume et la forme du col hypertrophié, l'état uni ou raboteux de sa surface, la mobilité ou la fixité de l'utérus, la nature et le siége de la douleur, la nature muqueuse ou sanguinolente de la sécrétion utérine ou vaginale, en un mot tous les signes donnés par les auteurs anciens et modernes pour différencier les hypertrophies de bonne et de mauvaise nature, n'ont par eux-mêmes aucune grande valeur diagnostique. Ils peuvent, dans un cas spécial, lorsqu'on les trouve réunis en grand nombre, donner une plus ou moins grande vraisemblance au diagnostic ; mais on n'arrivera à une complète certitude que par l'observation prolongée des changements que l'examen objectif constatera sur le col.

§ 71. — Avant d'en finir avec les considérations que nous fournit le diagnostic différentiel des hypertrophies du col, il nous faut attirer l'attention sur la ressemblance qui existe entre les hypertrophies de la portion vaginale et *les déviations et les chutes* de la matrice. Très-souvent il nous est arrivé des femmes qui réclamèrent notre assistance en nous disant qu'elles étaient atteintes de déviation ou d'abaissement de la matrice, que tous les moyens employés pour y obvier n'avaient servi de rien, les bandages les plus divers et les pessaires étaient restés sans résultat; pourtant notre première exploration déjà ne nous montrait aucun changement bien appréciable dans la position de l'utérus; nous trouvions seulement un allongement considérable et l'hypertrophie de la portion vaginale. — Cette erreur de diagnostic qu'il nous est très-souvent arrivé de constater, provient tout simplement du manque de connaissances gynécologiques de la part de beaucoup de médecins qui, dès qu'ils trouvent l'extrémité du col un peu abaissée, ou si les malades leur apprennent qu'il se montre quelque chose entre les grandes lèvres, s'empressent de conclure, sans songer plus loin, au diagnostic d'une chute de matrice. On ne devrait pas croire que, de nos jours, il est très-rare de trouver un médecin à connaissances gynécologiques solides. Ils sont très-savants, la plupart, dans les autres branches, mais de parfaits ignorants dans notre partie. La cause n'en est pas difficile à trouver, elle réside tout simplement dans le dégoût qu'inspire, à la plupart des médecins, l'exploration interne des parties génitales de la femme. D'ordinaire, on prétexte dans ces cas que la malade n'a pas consenti à cet examen. C'est là, à notre avis, une excuse bien vaine. Quand le médecin sait parler sérieusement à la malade, quand il lui démontre la nécessité d'une telle exploration, et quand il ne laisse pas apercevoir, comme cela arrive si souvent, que la répulsion de la malade lui vient fort à propos, il ne lui arrivera pas souvent de se voir refuser cet examen par les malades. Très-souvent le médecin cherche à se tirer d'embarras en confiant l'examen à une sage-femme. C'est là le plus triste certificat de pauvreté scientifique que le médecin puisse se donner ! il avoue par là qu'il ignore complétement combien les transformations pathologiques des organes génitaux de la femme sont nombreuses; car, s'il en avait la moindre idée, il ne confierait certainement pas un diagnostic d'où dépend la santé, à une femme dont tout le bagage médical consiste à connaître la signification qu'ont, dans les cas heureux, la grossesse, l'accouchement et la puerpéralité dans la sphère sexuelle de la femme. Comment, je vous le demande, cette femme peut-elle avoir une opinion sur des états pathologiques tellement compliqués que leur explication embarrasse souvent le gynécologiste expérimenté ? Et cependant on ajoute foi à leur dire, on traite tant bien que mal, on médicamente à tort et à travers, jusqu'à ce qu'enfin des mois, même des années après avoir tâtonné, on en vienne à recourir aux conseils d'un collègue compétent dans la matière.

Nous n'exagérons nullement; nous ne montrons pas cet état de choses sous des couleurs trop sombres, nous le présentons tel qu'il est. D'ailleurs, tout gynécologiste de quelque réputation sera certainement de notre avis. Si nous nous sommes laissé entraîner à ces considérations justement à cet endroit de notre ouvrage, c'est parce que ce sont d'ordinaire les déviations et les descentes de matrice qui jouent le plus grand rôle dans le diagnostic de nos confrères, qui ne jettent qu'un coup d'œil de mépris sur la gynécologie, et des sages-femmes dont ils demandent les conseils.

Pour pouvoir différencier l'hypertrophie de la portion vaginale des déviations utérines dont nous nous occupons, il suffira d'examiner l'état de la voûte vaginale. Dans l'hypertrophie, le doigt explorateur, quoique trouvant souvent la portion vaginale à l'entrée du vagin, est forcé de monter assez haut pour arriver à l'insertion des parois vaginales au pourtour du col, cette insertion est à la hauteur normale; de plus, on peut facilement se convaincre de l'augmentation de volume du col en en circonscrivant la circonférence avec le doigt. Il suffirait d'ailleurs, pour poser ce diagnostic différentiel, de voir que, dans l'hypertrophie, on n'arrive jamais à faire remonter avec le doigt explorateur le corps de la matrice autant que dans les déviations et les descentes.

Dans l'allongement hypertrophique du col, on arrive pourtant à faire remonter légèrement la matrice; mais cette élévation ne dépasse presque jamais 2 à 3 centimètres. Jamais on n'observe cette grande mobilité de l'utérus vers le haut, qu'on trouve dans les déviations utérines dont nous parlons. Enfin, dans les cas douteux, l'introduction de la sonde pourrait être d'un certain secours, car, dans l'hypertrophie du col, elle peut faire constater l'allongement du diamètre longitudinal, en même temps qu'elle fait voir que le fond utérin est à sa hauteur normale, ou même un peu plus élevé.

CHAPITRE V.

MARCHE, TERMINAISONS, PRONOSTIC.

§ 72. — Une chose triste à dire, mais qui n'en est pas moins vraie, c'est que ce sont justement les maladies qu'on observe le plus fréquemment qui sont celles dont le traitement est le moins souvent suivi de résultats favorables. Dans cette catégorie se range, hélas! aussi la métrite chronique. En parcourant les différents ouvrages qui traitent ce sujet, et en comparant le résultat d'une telle étude à ce qu'a appris l'expérience personnelle, on est tout étonné de voir que la plupart des auteurs qui se sont occupés du traitement de cette affection avouent franchement l'insuffisance de la thérapeutique. Un pareil aveu paraît dur, il est vrai ; mais ce n'est pas une raison pour rougir devant un confrère peut-être moins expérimenté, et pour ne pas lui avouer franchement que, hormis quelques cas exceptionnels, il n'est pas au pouvoir du médecin de faire disparaître complétement les transformations des tissus consécutives à la métrite chronique de façon que *la matrice revienne parfaitement à son état normal*, et qu'il se fasse un retour intégral à la texture physiologique.

Nous n'exagérons pas en disant que nous avons observé cette maladie des milliers de fois dans ses formes et ses degrés les plus divers; aussi croyons-nous pouvoir dire avec quelque autorité que *jusqu'à présent nous ne pouvons pas encore citer un seul cas où nous ayons constaté la guérison complète de la métrite chronique et de ses terminaisons*. Nous pouvons de plus affirmer hardiment que ce n'est pas la patience nécessaire qui nous a manqué. Nous avons eu beaucoup de malades des mois, des années même sous les yeux; nous avons essayé tous les remèdes auxquels on pouvait songer, toutes les eaux minérales dont l'efficacité a été vantée dans ces cas. Mais, comme nous l'avons dit, les résultats n'ont pas été brillants et n'ont pas couronné nos efforts; car, même dans les cas les plus heureux, ceux qui avaient été modifiés le plus favorablement, on pouvait constater clairement encore quelqu'une des modifications de texture que nous avons décrites plus haut. C'est surtout sur la pratique privée que se fondent nos assertions; car, jusqu'à présent, les observations des métrites chroniques traitées dans les hôpitaux et les cliniques nous paraissent insuffisantes. En effet, la longue durée de la maladie ne permet pas de garder assez longtemps les malades en observation pour qu'on puisse porter un jugement sur l'issue et la terminaison de la maladie. Dans la pratique hospitalière, on se contente en général de soulager les malades, d'éloigner les symptômes les plus douloureux, et quand, après un traitement de quelques mois, on est arrivé à ce résultat, on abandonne la malade, ou bien elle demande elle-même à sortir, fatiguée de son long séjour à l'hôpital. Cette sortie figure alors d'ordinaire comme cas de guérison sur les registres, et ce n'est qu'un heureux hasard qui ramène, après un temps plus ou moins prolongé, la malade au même médecin. En considérant ce fait, qu'on ne saurait nier, on pensera comme nous que ce ne sont que les observations dues à une pratique privée un peu considérable qui peuvent donner une idée exacte de la nature des diverses terminaisons de la métrite chronique et de leur fréquence. Nous avons jugé nécessaire de rappeler cette circonstance, car c'est à elle que nous croyons devoir attribuer les résultats si différents auxquels sont arrivés la plupart des auteurs, surtout pour ce qui concerne la curabilité de la métrite chronique.

§ 73. — Du reste, la cause de l'opiniâtreté, nous pouvons même hardiment dire, de l'incurabilité de la métrite chronique, n'est pas difficile à trouver, quand on considère l'étiologie et les nombreux changements anatomiques produits par cette maladie.

Ce sont des *désordres de la circulation* d'une longue durée, s'accompagnant de congestion des organes du bassin, qui sont, dans la plupart des cas, la cause de cette maladie. Quand on considère attentivement ce que nous avons dit sur la manière dont se produisent les stases sanguines, on sera convaincu qu'il ne sera pas facile au médecin de faire disparaître complétement ces désordres de la circulation générale ; on pourra s'en rendre maître passagèrement, mais la moindre cause extérieure est capable de ramener de nouveau les conditions qui ont provoqué antérieurement la maladie utérine. Il ne faut pas perdre de vue non plus la nature des changements de tissus qu'on observe dans la métrite chronique. Ce sont les *changements du système vasculaire de la matrice*, dont nous avons parlé au commencement de cet ouvrage, qui méritent une grande considération. Est-on en droit d'espérer de ramener à l'état normal des vaisseaux souvent fortement dilatés et dont les parois sont privées de leur tonicité normale ? Nous ne pouvons partager cet espoir, et cela d'autant moins que, comme nous l'avons fait remarquer plus haut, il n'est pas au pouvoir du médecin de modifier l'état anormal dans lequel se trouvent les portions vasculaires avoisinant la matrice. Mais quand la maladie du tissu est plus profonde, quand il se forme un véritable travail hyperplastique dans l'épaisseur des parois de la matrice, quand surtout c'est le tissu cellulaire qui s'hypertrophie, nous savons, éclairé par l'observation de maladies analogues d'autres organes, que la science du médecin échoue contre l'impossibilité de transformer ces tissus nouveaux de manière à les fluidifier et, pour nous servir d'une expression qui ne rend peut-être pas d'une manière tout à fait juste l'idée moderne, à les faire résorber.

Nous voyons donc qu'il n'y a que peu ou même pas de chances de voir le parenchyme utérin revenir à la texture normale; il en est de même pour la *muqueuse*, quand elle a subi des transformations morbides. Le catarrhe chronique accompagne presque toujours la métrite parenchymateuse chronique; comment pourrait-il guérir tant que les désordres circulatoires persistent dans les parois de l'organe? comment l'hypérémie, le ramollissement, le gonflement et l'hypersécrétion de la muqueuse pourraient-ils disparaître, alors que la dilatation ou le rétrécissement des vaisseaux qui traversent le parenchyme et envoient des branches jusque dans la muqueuse, empêchent le cours régulier du sang et ne sont pas susceptibles d'une guérison durable? Quand on songe à ces considérations, on ne s'étonne plus de cette opiniâtreté du catarrhe utérin chronique aussi connue du vulgaire que du médecin.

Du reste, l'utérus se trouve pour une autre cause encore dans des conditions défavorables; en effet, n'est-il pas soumis à des influences fonctionnelles qui prédisposent à des congestions continues? Or, celles-ci entravent complétement les efforts du médecin et empêchent de régler la circulation dans les parois utérines.

Nous avons, dans l'étiologie, montré le rôle que la *menstruation* joue dans la production de la maladie qui nous occupe. Il n'est donc pas douteux que cette hypérémie périodique des parois utérines puisse être, dans certaines circonstances, la cause première des changements qu'on observe dans la métrite chronique. Il n'est pas douteux non plus que cette congestion menstruelle, une fois que la maladie existe, augmente non-seulement le mal, mais empêche encore le retour à l'état normal, à cause de cette hypérémie qui se renouvelle toujours.

§ 74. — C'est maintenant aussi le moment de chercher avec un peu de soin quelle est l'influence de la métrite chronique sur les *différentes phases de la vie génitale de la femme*, et réciproquement.

En nous occupant d'abord de l'*état de virginité de la femme*, nous dirons que cet état n'exclut nullement l'existence de la maladie qui nous occupe ; cela est hors de doute. Bennet d'abord, et Aran après lui, ont fixé leur attention sur ce sujet; malheureusement, ils furent un peu trop exclusifs, car Bennet principalement n'avait en vue que l'inflammation chronique du col. Pour nous, nous croyons pouvoir nous fonder sur notre propre expérience, et admettre qu'on observe aussi assez fréquemment l'inflammation du corps de la matrice chez les jeunes filles; cette forme est tout aussi importante et mérite de fixer l'attention du médecin.

Parmi les causes étiologiques de la métrite chronique des jeunes filles, il faut évidemment placer en première ligne les troubles circulatoires consécutifs à la chlorose. Chez neuf malades dont l'hymen était parfaitement intact, il y en avait sept qui étaient atteintes de chlorose longtemps avant de venir se faire traiter par nous; quelques-unes prétendaient même que les symptômes de la chlorose et ceux de la maladie utérine s'étaient montrés à peu près en même temps. Nous croyons ne pas devoir nous occuper davantage de cette liaison; car nous avons eu plusieurs fois dans le cours de ce livre l'occasion de montrer l'intimité causale entre l'anémie et les stases sanguines des organes du bassin provoquant l'hypertrophie utérine; nous renvoyons donc le lecteur à ces divers passages.

Une autre cause de cette maladie qu'il arrive très-souvent de constater chez les jeunes filles, réside dans les désordres et les suppressions subites du flux menstruel qu'on observe si fréquemment à cet âge. L'insouciance et l'ignorance des jeunes filles, quelquefois une fausse honte, les empêchent de s'en plaindre, et sont une cause de désordres de la menstruation plus fréquente que chez les femmes plus âgées, qui connaissent mieux le danger qu'elles courent pendant les époques. Combien de fois n'a-t-on pas l'occasion d'observer à cet âge des métrites aiguës dues à un refroidissement pendant la menstruation, à l'humidité des pieds, à des lotions froides des parties génitales, à la fréquentation des bals, etc.? Mais, dans ces circonstances, l'inflammation utérine ne se présente pas toujours sous la forme aiguë; d'ordinaire, son cours est plus insidieux, et lorsqu'on recherche avec un peu de soin les symptômes qui ont accompagné le début du mal, on arrive à reconnaître que le germe de la maladie utérine qui éclate tardivement, réside dans la non-observation des préceptes hygiéniques pendant la période menstruelle.

Nous dirons enfin, sans croire pourtant en avoir fini par là avec l'étiologie de la métrite chronique des jeunes filles, que nous avons observé plusieurs cas qui nous ont fait admettre d'une façon positive que la masturbation habituelle depuis l'enfance était la cause de ces douleurs utérines.

Avant d'en finir avec cette courte esquisse étiologique, il nous faut encore mentionner que Bennet (*loc. cit.*, p. 144) admet surtout comme cause prédisposante importante le tempérament sanguin des jeunes filles et une susceptibilité physiologique particulière de l'utérus, à la suite de laquelle la menstruation devient irrégulière, douloureuse, quelquefois trop abondante, d'autres fois trop rare. Nous laissons à Bennet la responsabilité de toutes ces assertions; quant à nous, nous croyons que les symptômes qu'il veut expliquer par une irritabilité particulière de l'utérus, ne reconnaissent pas d'autre cause que la chlorose.

La marche de la métrite chronique dans ces circonstances ne présente pas des différences bien sensibles avec la même affection chez les femmes mariées. Ce qui nous paraît digne de remarque, c'est que les malades, ainsi que leurs parents, ont pour habitude de diminuer la valeur des symptômes. Ils attribuent une signification toute différente à ce groupe de maux, et le médecin, lorsque enfin il parvient à obtenir la permission de recourir à l'exploration interne, est tout étonné de trouver un gonflement volumineux de la matrice, sa déviation, des érosions et des ulcérations aux lèvres du col; en un mot, tous les signes caractéristiques de la métrite chronique.

Comme l'expérience apprend que l'opiniâtreté du mal, la violence de ses symptômes et le degré de son influence sur l'état général augmentent avec sa durée, il est du devoir du médecin, dès que la présomption de la présence d'une maladie organique de la matrice se trouve assez fondée, de chercher à temps à se faire, par l'exploration interne, une idée aussi exacte que possible de l'état des choses. On nous objectera peut-être que ni les jeunes filles, ni leurs parents, ne se décideront à permettre cette exploration. — D'après notre expérience, ce sont les médecins eux-mêmes qui se créent ces difficultés. Quand, en effet, on a exposé aux malades et à leurs parents la nécessité absolue de cet examen, avec tout le sérieux que cela comporte, on n'essuiera certainement que rarement un refus pour pratiquer le toucher rectal ; et si alors le toucher vaginal est nécessaire, on obtiendra la permission de le pratiquer aussi. Le toucher rectal fournit très-souvent à lui seul les résultats nécessaires sur le volume, la position, la plus ou moins grande sensibilité de l'utérus. Quand on s'est convaincu de cette façon de l'existence d'une maladie utérine et qu'on en fait part aux malades, elles ne feront plus certainement de grandes difficultés pour l'introduction du doigt dans le vagin.

Quand on procède de cette façon, et qu'on obtient la permission de pratiquer le toucher vaginal, on peut se convaincre combien, en général, on exagère les difficultés inhérentes à la présence de l'hymen. Dans beaucoup de cas, l'élasticité de cette membrane est tellement grande, que le doigt pénètre dans le vagin avec la plus grande facilité sans provoquer de notables douleurs. Dans les cas où cette membrane est plus résistante, cette manœuvre est un peu plus douloureuse et s'accompagne facilement d'une légère déchirure de son bord; mais elle réussit toujours assez lorsqu'on y met un soin et une dextérité convenables, et il reste une assez grande portion de cette membrane pour prouver la virginité. Du reste, il ne faut pas oublier non plus que souvent, chez les jeunes filles chez lesquelles on croyait trouver l'hymen parfaitement intact, ce dernier est fréquemment déchiré, de sorte que l'exploration peut se faire sans grande difficulté. Ces ruptures sont dues le plus souvent aux manœuvres de l'onanisme; les jeunes filles reconnaissent quelquefois cette conséquence de leur mauvaise habitude, et c'est là très-souvent une des causes qui leur font refuser avec le plus d'opiniâtreté l'exploration interne. Dans notre pratique, nous avons été souvent en état d'observer la vérité de ce que nous avançons.

Nous cherchons autant que possible à éviter l'emploi

du spéculum chez les jeunes filles, et nous ne le recommandons à nos lecteurs que dans les cas où l'exploration digitale fait constater aux lèvres du col des rugosités ou d'autres changements qui peuvent faire conclure à la présence d'une perte de substance plus ou moins profonde. Nous n'avons pas besoin de prévenir que, même dans ces cas, ce ne sont que des instruments de petit calibre qu'il faut employer.

Très-souvent le médecin se voit forcé de répondre à cette question : *Une jeune fille atteinte de métrite chronique peut-elle se marier?* Il nous faut, avant tout, parler d'une croyance très-répandue : c'est celle qui prétend que le coït, la conception et l'accouchement exercent une influence favorable sur l'état général et local de la jeune fille.

Notre propre expérience ne nous permet pas d'adhérer à cette manière de voir; car nous n'avons eu que trop souvent l'occasion de constater combien les excitations sexuelles, inhérentes au coït, augmentent à vue d'œil les symptômes tant locaux que généraux. Il arrivait souvent que ce qui n'était qu'un simple malaise de peu d'importance pour la jeune femme, se transformait en une maladie assez sérieuse. D'après ce que nous avons vu sous ce rapport, nous croyons que les cas où le mariage exerce une influence favorable sur l'état des jeunes filles atteintes de métrite chronique sont des exceptions, et que le contraire peut être admis comme règle générale.

C'est pourquoi, dans cette occurrence, il est embarrassant pour le médecin de donner son avis; en tout cas, il fera bien de prévenir les parents de la possibilité d'une exacerbation du mal après le mariage. Car, d'un côté, on ne saurait prévoir à coup sûr ce qui arrivera et vouloir détruire les vœux les plus doux de la jeune fille, à cause d'un danger *probable, mais non certain;* d'un autre côté, il faut dire que l'opposition formelle au mariage resterait le plus souvent assez inutile. On se contentera donc d'exposer fidèlement les craintes qu'on a, et l'on se gardera bien de formuler un veto absolu qui pourrait être plus tard considéré comme un mensonge.

§ 75. — On admet généralement que la *conception*, de même que le coït, exerce une influence favorable sur les modifications de texture de l'utérus et de ses annexes.

Mais d'abord on peut se demander si la conception est en général possible quand la métrite chronique persiste. Nous ne croyons pas qu'un médecin qui n'a même que peu d'expérience, puisse douter de la possibilité d'une grossesse dans les conditions indiquées; mais il ne saurait non plus nier que la maladie utérine qui nous occupe ne soit une des causes les plus fréquentes de la stérilité; on n'a pas besoin d'aller bien loin pour trouver la preuve de cette assertion.

Nous avons montré, dans la partie anatomique et symptomatologique de cet ouvrage, combien les congestions chroniques de la matrice se compliquent souvent de la déviation de cet organe. C'est évidemment l'antéversion qui est la plus fréquente de ces déviations ; le fond de l'utérus se porte en avant, le col en arrière, et son orifice se dirige vers la concavité du sacrum ; de sorte que l'entrée du sperme dans le canal cervical, et par suite la conception, est rendue beaucoup plus difficile. Sur 59 femmes stériles atteintes de métrite chronique, nous avons trouvé chez 34 une antéversion plus ou moins prononcée. Nous croyons pouvoir soutenir que cette complication de la métrite chronique joue, par sa fréquence, un grand rôle dans l'étiologie de la stérilité.

Les rétroversions et les rétroflexions de la matrice hypertrophiée entraînent en général des conséquences moins fâcheuses. Il nous semble même que, dans ces cas, la position profonde et dirigée en avant de l'orifice du col favorise la conception ; nous pouvons au moins citer plusieurs cas où des femmes atteintes de ces déviations de la matrice conçurent facilement et plusieurs fois de suite.

Une deuxième cause de stérilité, c'est l'hypersécrétion de la muqueuse utérine et tubaire. Nous voulons parler de la mucosité épaisse, gluante, fortement adhérente, qui, lorsqu'elle remplit la cavité du col utérin, empêche l'introduction de la liqueur séminale dans l'intérieur du corps utérin. Nous croyons devoir attirer l'attention sur une observation qui nous paraît avoir quelque importance dans l'étiologie de la stérilité. Nous avons, en effet, vu souvent des femmes atteintes de congestion chronique et de blennorrhée utérine considérable, redevenir facilement enceintes lorsqu'elles avaient accouché antérieurement une ou plusieurs fois déjà ; tandis que celles qui n'avaient pas encore été enceintes restèrent presque toutes stériles, quand on ne parvenait pas à arrêter cette hypersécrétion ou à la faire écouler librement au dehors. L'explication de ce fait est facile. En effet, chez les femmes qui ont eu plusieurs accouchements, l'écoulement de la mucosité cervicale s'opère plus facilement, à cause de l'élargissement du canal cervical et de son orifice externe, de sorte qu'il ne peut y avoir accumulation de la mucosité. Il ne nous paraît pas invraisemblable non plus d'admettre que, dans les cas nombreux où, pour obvier à la stérilité, on essaye d'élargir le col pour faciliter l'entrée du sperme dans la cavité cervicale, on n'arrive, dans beaucoup de cas de ce genre, à obtenir un résultat favorable que parce que la dilatation de l'orifice empêche l'accumulation prolongée du mucus dans le col.

Il est évident, et nous n'avons pas à nous en occuper davantage, que le catarrhe chronique des trompes, qui accompagne si souvent la métrite chronique, est aussi une cause de stérilité. En effet, le gonflement de la muqueuse et l'accumulation plus ou moins considérable de la mucosité augmentent la difficulté de la descente de l'œuf dans l'utérus, et empêchent son contact avec les spermatozoïdes.

Il nous reste à parler encore d'une autre anomalie de la muqueuse qu'on observe fréquemment à la suite de la métrite chronique, et qui peut devenir un obstacle à la conception. C'est la chute et l'expulsion de la muqueuse à la suite de la menstruation. Nous avons montré plus haut que cette anomalie est plus fréquente qu'on ne le croit généralement; à cela nous ajouterons que, pour ce qui est de notre pratique, nous n'avons pas trouvé une seule femme qui n'ait pu être fécondée, lorsqu'à l'époque menstruelle elle expulsait des lambeaux de la muqueuse. Cette formation périodique de la caduque nous paraît être une des causes les plus importantes de la stérilité, et nous croyons qu'on ne l'apprécie pas assez. Ce fait pratique s'accorde parfaitement avec la théorie : en effet, la conception ne suit-elle pas, en général, la menstruation? ne faut-il pas, pour que l'œuf fécondé puisse se développer ultérieurement, que la muqueuse soit épaissie, ramollie, et présente des anfractuosités dans lesquelles l'œuf se couche et prend racine? Quand la muqueuse se détache entièrement, ou en partie, et est expulsée à la suite de la congestion menstruelle, les conditions ne sont évidemment pas favorables. On pourrait objecter à ce que nous venons de dire, qu'il y a quelques observations qui parlent contre la règle générale qui dit que la femme conçoit dans les premiers jours qui suivent la menstruation, et que, par suite, on ne saurait, dans ces cas, invoquer la cause dont nous parlons; mais, outre que ces cas ne se présentent que très-rarement, on peut même, en admettant que la conception ait lieu à une époque tout à fait indépendante de la menstruation, supposer que cette congestion menstruelle périodique, qui existe peut-être depuis des années déjà, puisse facilement décoller la muqueuse, ainsi que l'œuf qui s'y trouve couché, et produire ainsi, par son expulsion, l'avortement dans le cours des premières semaines de la grossesse.

Nous ne saurions dire avec quelque certitude quelle est l'influence de ces différentes modifications du parenchyme utérin sur la conception. En tout cas, nous sommes disposé à admettre qu'elle est le plus souvent, sinon toujours, fâcheuse, tant à cause des nombreuses anomalies du système circulatoire que des désordres de l'innervation provoqués nécessairement par la transformation des tissus. Cependant il serait difficile, comme nous l'avons dit, de se prononcer catégoriquement, d'autant moins qu'on observe quelquefois des cas où il y a conception malgré l'hypertrophie, l'épaississement et une induration sensible des parois utérines.

Mais il y a d'autres circonstances encore qui peuvent, dans le cours de la métrite chronique, empêcher la grossesse.

Les ovaires prennent certainement très-souvent part aux transformations dont l'utérus est le siége; l'affection que l'on connaît sous le nom d'*ovarite chronique* est un compagnon assez fréquent de la métrite chronique. Il en résulte que l'ovulation est troublée de différentes manières ; la sortie de l'œuf de la vésicule de Graaf est difficile, même impossible : dans ces cas, l'albuginée est visiblement épaissie et ne se rompt pas. Ce sont là des causes qui empêchent la fécondation de l'œuf; tous ceux qui ont vu les modifications de la texture de l'ovaire à la suite de l'ovarite chronique seront certainement de notre avis. Qu'on ajoute à cela les adhérences que les ovaires et les trompes contractent très-fréquemment, à la suite d'un travail exsudatif, avec les parois du bassin, les anses intestinales, etc., et l'on verra combien est difficile, impossible même, la descente de l'œuf par les trompes ; de plus, il est très-vraisemblable que les ovules fournis par un ovaire malade ne présentent pas toutes les conditions nécessaires pour leur fructification. Ce n'est là qu'une hypothèse, il est vrai, mais elle n'est pas absurde.

Enfin, pour terminer les considérations que nous fournit la question de savoir pourquoi les femmes atteintes de métrite chronique sont si fréquemment stériles, il nous reste à parler des modifications qu'on observe dans l'acte même du coït : ce sont, d'un côté, l'absence plus ou moins complète de la jouissance normale, et, d'un autre côté, les douleurs plus ou moins vives qui accompagnent cet acte.

Pour ce qui est de la première anomalie, il est évident que la sensation voluptueuse qui accompagne le coït n'est pas nécessaire pour qu'il y ait conception ; mais, par contre, on ne saurait nier que beaucoup de femmes stériles se plaignent de l'absence de cette jouissance sexuelle. Nous ne saurions dire de quoi dépend ce trouble de l'innervation du système génital ; ce qui nous paraît certain, c'est qu'il ne provient pas toujours d'une maladie utérine, mais qu'il accompagne très-fréquemment l'anémie. Il nous est arrivé, du moins à plusieurs reprises, de pouvoir le guérir par un traitement dirigé contre l'anémie, sans que pour cela la maladie utérine concomitante présentât une sensible amélioration.

La douleur que provoque le coït peut dépendre de différentes causes ; elle est due, soit au frottement trop vif, à l'ébranlement de la matrice même, dont l'irritabilité est exagérée ; soit à une sensibilité anormale des parois vaginales, et surtout de l'entrée du vagin; soit enfin aux contractions spasmodiques, crampoïdes, provoquées par le coït dans les parois du vagin et les muscles pelviens avoisinants. On peut encore rappeler les états que nous avons déjà décrits plus haut sous le nom de vagino- et de coccygodynie.

Nous ne croyons pas donner une importance exagérée à ces douleurs que provoque le coït, en admettant qu'elles empêchent la conception en enlevant la jouissance sexuelle. En effet, il nous est arrivé assez souvent de voir des malades de ce genre se plaindre de ce que le coït n'excitait aucune sensation voluptueuse en elles, parce que toute la jouissance se trouvait immédiatement surpassée par la vive douleur qu'occasionne l'introduction du membre viril.

Ce sont donc là les causes essentielles auxquelles on doit surtout attribuer la stérilité dans le cours de la métrite chronique. Cependant nous ferons remarquer encore une fois que, d'après notre propre observation, les cas les moins favorables pour la conception sont ceux où l'hypertrophie utérine s'accompagne d'une antéversion sensible, où la muqueuse de la cavité cervicale est le siége d'une forte hypersécrétion, où l'écoulement de la sécrétion est rendu plus difficile par l'étroitesse du canal, et enfin quand on observe le décollement et l'expulsion périodique de la muqueuse du corps utérin.

§ 76. — Après cette exposition, on se demandera nécessairement quelle influence la métrite chronique exerce sur une *grossesse intercurrente*, et, réciproquement, ce qu'on peut attendre de cette dernière pour la marche ultérieure de la maladie utérine.

Boys de Loury et Costilhes furent les premiers qui attirèrent l'attention du monde médical sur les influences réciproques de la grossesse et de l'inflammation chronique de la matrice (*Thèses de Paris*, 1843, et *Gaz. méd. de Paris*, 1845, des nos 24 à 35). Plus tard, Bennet, dans son ouvrage que nous avons eu l'occasion de citer plusieurs fois déjà, a consacré un chapitre entier à cet état (*Inflammation et ulcération du col de l'utérus pendant la grossesse*, loc. cit., p. 167). Néanmoins tous ces travaux, quel que soit leur mérite d'ailleurs, présentent une grande lacune, c'est de ne parler que de l'affection du col sans songer à celle du corps utérin ; de plus, ils nous paraissent exagérer l'influence nuisible de ces maladies sur le cours de la grossesse. Plus tard, Aran et Becquerel ont repris la question, sans pourtant augmenter de beaucoup les connaissances déjà acquises.

Avant d'exposer le résultat de notre propre expérience, qu'il nous soit permis de considérer d'un peu plus près les données de Bennet, qui sont toujours celles qui décrivent le plus exactement cet état.

Il nous faut dire avant tout que Bennet ne parle que de l'influence de l'inflammation et de l'ulcération du col de l'utérus sur la marche de la grossesse. Il part du principe que la plupart des désordres que l'on observe pendant la grossesse, surtout les vomissements incoercibles, l'avortement, la production de môles et les différentes hémorrhagies, sont en connexion intime avec ces maladies du col. Nous avons observé des cas pareils pendant une longue série d'années, et nous sommes convaincu que les conclusions de l'auteur anglais ne sont pas exactes; car il lui faudrait prouver encore que, dans les cas où il croit avoir observé des désordres de la grossesse comme conséquences de l'inflammation et de l'ulcération du col, il n'a eu réellement affaire qu'à ces dernières affections.

Quand on veut bien se donner la peine d'examiner au spéculum un certain nombre de femmes enceintes, on sera convaincu que, du moins dans la deuxième moitié de la grossesse, on observe généralement des pertes de substance superficielles aux lèvres du col, c'est-à-dire des érosions épithéliales, avec un plus ou moins grand développement des papilles. Nous avons, dans ce but, examiné nous-même et fait examiner par notre chef de clinique, le docteur Lieven, 100 femmes enceintes, et nous avons trouvé chez 27 seulement la portion vaginale parfaitement normale, non couverte d'érosions. Le spéculum nous montrait cette portion hypérémiée, d'une coloration bleuâtre, d'ordinaire très-ramollie, empâtée, fongueuse, dans quelques cas exceptionnels, indurée dans toute sa circonférence, ou sur la lèvre antérieure seulement. L'induration de la lèvre antérieure n'est pas, comme le croit Bennet, caractéristique de l'état inflammatoire du col; car il nous est souvent arrivé de le trouver chez des femmes grosses qui n'ont présenté ni avant, ni pendant la grossesse, aucun symptôme d'inflammation des parties génitales. La dureté d'une ou des deux lèvres du col est plutôt le signe de nombreux accouchements antérieurs; on l'observe encore lorsque les bords de l'orifice ont été soumis à une compression violente ou de longue durée, à des déchirures profondes et nombreuses, ou à d'autres influences traumatiques, lors d'un accouchement antérieur. Dans ces cas, nous avons trouvé très-souvent, à l'examen au spéculum, des lignes très-reconnaissables par leur coloration jaunâtre, rayonnant autour de l'orifice du col, qu'on ne pouvait prendre que pour des cicatrices. Pour être franc, nous avouerons que nous ne nous croyons pas assez fort pour reconnaître par l'exploration digitale et l'examen au spéculum, et affirmer positivement si une femme enceinte est atteinte d'inflammation du col utérin, ou bien si les transformations qu'on y observe sont simplement la suite d'une hypérémie utérine longtemps entretenue par la grossesse.

Si c'est ainsi que les choses se passent, on comprendra combien il est facile d'arriver à des conclusions erronées. — Quand une femme enceinte a des vomissements incoercibles, quand elle accouche d'une môle, quand elle avorte ou qu'elle a des hémorrhagies par les parties génitales, etc., et quand alors on l'examine au spéculum, on trouve le col hypérémié et couvert d'érosions. Se fiant alors sur les données de Bennet, on se croira autorisé de considérer comme inflammatoires les changements qu'on observe à la portion vaginale, et de les accuser des désordres observés dans la marche de la grossesse! Celui-là seulement sait ce qu'il y a d'erroné dans une telle conclusion, qui a eu l'occasion d'observer et d'examiner au spéculum un grand nombre de femmes dont la grossesse a été parfaitement normale. Il ne peut pas ne pas avoir vu un nombre considérable d'érosions du col, et il se rangera certainement de notre opinion, en demandant à Bennet de fournir la preuve de la connexion intime qu'il admet entre les désordres de la grossesse cités plus haut et les changements pathologiques du col. Nous affirmons posséder un grand nombre d'observations cliniques où nous avons trouvé, pendant les dernières semaines de la grossesse, des érosions des lèvres du col papillaires et folliculaires, larges et profondes, sans que pour cela le cours de la grossesse ait le moins du monde dévié de sa marche normale; d'un autre côté, nous pourrions encore citer une série de faits où des malades avortaient à différentes reprises pour des causes connues ou inconnues, sans que, dans ces cas, on ait pu constater une anomalie appréciable du col. En un mot, nous prétendons que l'influence fâcheuse que les affections inflammatoires du col utérin doivent avoir sur la marche de la grossesse, a été beaucoup exagérée; mais que, par contre, on n'a pas accordé à l'inflammation chronique du corps de la matrice toute l'attention qu'elle mérite.

Tout le monde reconnaît que cette dernière affection est très-fréquente. Il ne paraîtra donc pas étonnant qu'il ne nous arrive pas très-rarement, dans notre pratique, de voir des femmes atteintes de métrite chronique, et en traitement, devenir enceintes. Ces femmes nous ont fourni l'occasion d'étudier l'influence de cette maladie sur le cours de la grossesse, et voici le résultat de nos observations sous ce rapport.

Avant tout, nous croyons pouvoir soutenir que, dans ces circonstances, les malaises qui accompagnent d'ordinaire la grossesse sont généralement augmentés. Ce sont surtout une céphalalgie violente, des malaises généraux, des vomissements, une constipation opiniâtre, une douleur lombaire constante, une faiblesse et un affaissement général, des accès de syncope, etc., qui viennent troubler la marche de la grossesse d'une façon très-pénible pour les malades. Les femmes enceintes n'ont pas une seule heure de repos, elles deviennent hypochondriaques, et réclament avec impatience l'heure de la délivrance. Quand on se demande quelle est la liaison entre la maladie utérine et les symptômes qu'on observe dans les différentes parties de l'organisme, nous ne croyons pas pouvoir soutenir que cette liaison soit immédiate, nous ne croyons pas qu'il faille en accuser directement l'irritation du système nerveux local. Nous sommes plutôt d'avis que l'état anémique qui accompagne si fréquemment la métrite chronique doit être considéré comme le véritable fauteur des maux dont nous parlons. Nous savons parfaitement bien que, de différents côtés, des voix très-autorisées se sont élevées contre l'opinion que nous partageons avec Kiwisch et Cazeaux, que la grossesse amène un état du sang analogue à la chlorose. Une observation continuée pendant une année entière n'a pu nous faire changer d'opinion, d'autant moins que les raisons qu'on lui oppose manquent de fondement pratique; nous sommes même forcé, au risque de nous voir vigoureusement contredire, d'affirmer que ceux qui nient la ressemblance des symptômes de l'anémie avec ceux qui accompagnent d'ordinaire la grossesse, ne le font que parce qu'ils n'ont pas assez bien observé.

Quand on envisage les choses à ce point de vue, il devient facile d'expliquer pourquoi des femmes qui ont présenté avant la grossesse les signes de l'anémie, — et de ce nombre sont celles atteintes de métrite chronique, — pourquoi, disons-nous, ce sont justement ces femmes qui ont le plus à souffrir pendant la grossesse des douleurs qu'on peut considérer comme dues à l'appauvrissement du sang. A la suite de la conception, en effet, l'anémie augmente, et avec elle ses symptômes s'exaspèrent nécessairement aussi.

A ce sujet, nous devons parler particulièrement d'un symptôme de l'anémie, du désordre circulatoire généralement admis et de la distribution inégale de la masse du sang. Nous avons plusieurs fois déjà eu l'occasion de montrer que ce sont ces anomalies de la circulation qui sont une cause importante de la stase du sang dans les organes du bassin, et par suite aussi de la métrite chronique. Est-il vraisemblable que, pendant la grossesse, ces hypérémies chroniques diminuent? Nous ne le croyons pas; nous sommes plutôt convaincu que les épanchements de sang dans la cavité utérine et entre les diverses membranes de l'œuf, que l'on observe si fréquemment chez les femmes chlorotiques et chez celles atteintes de métrite chronique, les apoplexies de l'œuf et l'avortement qui leur est consécutif, reconnaissent très-souvent pour cause les désordres de la circulation dont nous venons de parler. Nous regrettons vivement que les limites de notre travail ne nous permettent pas de citer quelques exemples comme preuve de ce que nous avançons; nous devons nous contenter d'attirer l'attention de nos lecteurs sur ce fait qui est indubitable pour nous, et nous avons l'espoir de voir admettre notre opinion par les médecins impartiaux.

Nous ne voulons pourtant pas dire que ce soit là la cause unique de l'avortement et de l'accouchement prématuré. Il est aussi bien souvent assez vraisemblable d'admettre que l'épaississement et le manque d'élasticité des parois utérines indurées jouent sous ce rapport un certain rôle, en empêchant la dilatation de la matrice pendant le cours de la grossesse, et en provoquant, à la suite de l'augmentation de l'irritation réflexe des nerfs utérins, les contractions de l'organe; le tout se termine par l'expulsion prématurée de l'œuf. Les femmes qui sont le plus exposées à cette terminaison fatale sont celles chez lesquelles des déviations et des flexions de la matrice se joignent aux changements provoqués dans le tissu par la métrite chronique. Dans ces cas, il est souvent impossible de dire laquelle de ces diverses anomalies doit être considérée comme la vraie cause de l'avortement.

§ 77. — Quand la grossesse arrive à son terme sans provoquer un accouchement prématuré, et que *la naissance se fait à l'époque normale*, l'influence fâcheuse de la métrite chronique sur les organes générateurs de la femme se manifeste encore par des indurations du col qui opposent de grands obstacles à l'accouchement. Cette cause qui empêche la dilatation de l'orifice du col était déjà connue des anciens accoucheurs, qui la désignaient d'ordinaire sous le nom de rigidité de l'orifice. Des cas nombreux nous ont donné la conviction que cette anomalie reconnaît pour cause l'induration et l'hypertrophie du col à la suite de la métrite chronique. En effet, pendant la grossesse déjà, nous avons souvent constaté l'état maladif de la portion vaginale; dans d'autres cas encore, au moment de l'accouchement et lors de la dilatation du col, les symptômes anamnestiques parlaient d'une façon concluante en faveur d'une maladie utérine de longtemps antérieure à la grossesse, de sorte qu'il ne nous était pas permis de douter de la liaison intime qui existe entre cette maladie utérine et la difficulté de l'accouchement.

Nous sommes obligé de convenir toutefois que, dans quelques cas où, en raison de l'induration du col, nous avions dû pronostiquer un accouchement difficile, nous avons vu, dans les dernières semaines de la grossesse, disparaître cette induration et la dilatation se faire normalement. Nous pensons donc qu'il est prudent, dans des cas pareils, de ne se prononcer qu'au moment où, après les premières douleurs, l'état du segment utérin inférieur permet de poser un pronostic sûr. On pourra prédire certainement, avec assez de présomption, un retard dans la dilatation de l'orifice, quand, au début de l'acte de la parturition, la portion vaginale est encore très-volumineuse et tellement indurée, qu'elle est le siége d'une infiltration et d'un ramollissement séreux du col.

Ce sont surtout les changements qu'on observe dans le tissu même du corps de la matrice à la suite de la métrite chronique, qui paraissent avoir une influence fâcheuse sur l'acte de l'accouchement. Quoique nous ne possédions pas d'observations bien exactes qui nous indiquent la différence dans la structure d'une matrice gravide qui avait été auparavant le siége d'une inflammation chronique, de celle d'une matrice normale, nous savons au moins, par notre expérience et par celle des autres, que la délivrance des femmes atteintes de métrite chronique avant la grossesse diffère de la normale en ce que la rétraction de la matrice n'est plus aussi parfaite que dans l'état de santé; ou bien qu'elle est caractérisée par des douleurs tout à fait insolites, se bornant à une portion de l'organe, ou par l'absence plus ou moins complète des douleurs utérines régulières. Nous avons si souvent observé ces anomalies des contractions de l'utérus, telles que la faiblesse des douleurs et les différentes formes de crampes cloniques et toniques de l'utérus chez des femmes que nous avions traitées auparavant de métrite chronique, qu'il nous paraît tout à fait rationnel d'admettre une connexion causale entre le mal utérin antérieur et les anomalies des douleurs.

Mais cette mauvaise influence se porte encore sur la période qui suit l'accouchement; la faiblesse et l'irrégularité des contractions s'oppose à l'expulsion rapide de l'arrière-faix et à l'occlusion des vaisseaux utéro-placentaires déchirés; elle provoque ainsi les hémorrhagies qui accompagnent si souvent l'expulsion du placenta. Nous ne saurions dire, à cause du manque d'observations suffisantes, comment et jusqu'à quel point la métrite chronique précédant une grossesse peut donner lieu à des changements de circulation dans les parois utérines, ainsi qu'à des exsudations sur la surface interne de l'organe et des adhérences parfaites du placenta. Ce qui nous paraît remarquable, c'est que dans le courant de l'année dernière, nous fûmes forcé de procéder à l'extraction du placenta chez trois femmes dont deux étaient en traitement avant leur conception pour une induration utérine assez considérable; chez la troisième aussi, les anamnestiques rendaient probable l'existence d'une métrite chronique avant la grossesse : aussi, chez cette dernière, le retour de l'utérus fut-il incomplet, et, quatre mois après, on pouvait encore constater une sensible augmentation du volume de l'organe avec congestion et ramollissement du col, et une érosion papillaire assez profonde. En tout cas, nous croyons qu'il vaudrait la peine d'étudier avec plus d'attention cet état, jusqu'à présent mal observé, pour voir, par une série de faits analogues, si les adhérences du placenta à la surface interne de l'utérus ne proviennent pas d'ordinaire de l'inflammation chronique des parois de cet organe.

§ 78. — Quant à l'influence que la métrite chronique exerce sur les *suites de couches*, nous possédons 9 observations de ce genre. La naissance fut normale dans 2 cas; dans 6 cas, il y eut faiblesse des douleurs, et dans un des crampes cloniques partielles de la matrice; pour ces 7 dernières, 2 nécessitèrent l'emploi du forceps. Nous eûmes dans 6 cas de fortes métrorrhagies après l'accouchement; dans 3, il fallut procéder au décollement du placenta. Dans tous les 9 cas, le retour puerpéral fut d'une remarquable lenteur, 2 fois peut-être à cause d'une endométrite et d'une périmétrite concomitantes. Les lochies sanguinolentes duraient exceptionnellement longtemps; dans le cas où elles furent le moins longues, elles durèrent 7 jours; dans le plus long, 15 jours; dans ces cas, les malades, qui étaient multipares, se plaignaient de tranchées très-douloureuses. Toutes les malades nous sont restées en observation des mois entiers; nous pouvons affirmer que, quoique nous pensions que le retour puerpéral serait long, nous fûmes néanmoins surpris de la lenteur de ce retour. Nous ne devons pas oublier de dire que ces 9 accouchées, examinées au spéculum assez longtemps après leur accouchement, étaient atteintes d'érosions des lèvres du col. Dans 6 cas, ces érosions étaient constituées par une simple exfoliation de la couche épithéliale; dans les 3 autres, au contraire, c'étaient des érosions papillaires et folliculeuses plus profondes. Sur les 9 malades dont nous parlons, une seule put nourrir son enfant, et, malgré l'allaitement, elle fut de nouveau réglée cinq semaines après l'accouchement. Dans les 8 autres cas, la menstruation revint : dans 2 cas, la quatrième semaine ; dans 3, la cinquième ; dans 2, la sixième, et dans le dernier, la vingt-troisième. Elle était chez toutes très-abondante, et s'accompagnait de l'expulsion de caillots plus ou moins grands. Enfin, nous dirons que nous avons traité 8 de ces malades, avant leur grossesse, de métrite chronique, soit simple, soit compliquée de déviation ou de flexion de l'organe, et pour le neuvième cas, les symptômes observés avant la grossesse ne pouvaient laisser de doute sur l'existence du mal.

Il résulte donc de ce que nous venons de dire, que la métrite chronique existant avant la conception peut provoquer divers désordres après les couches. Les causes résident en ce que, à la suite des contractions insuffisantes des fibres musculaires, les vaisseaux qui parcourent l'intérieur du parenchyme ne se rétractent pas assez pour ramener à l'état physiologique les divers éléments du tissu utérin. Mais cette richesse sanguine anormale de l'organe produit encore des changements textiles ultérieurs que nous n'avons pas besoin de mentionner ici, vu que, dans la partie étiologique, nous croyons avoir montré suffisamment combien souvent les changements de structure de l'utérus à la suite de la métrite chronique proviennent d'un retour puerpéral prolongé et incomplet.

Quand on songe à ce que nous venons de dire, on voit ce qu'il faut penser de l'opinion de quelques médecins qui croient que la conception est une chose désirable chez une femme atteinte de métrite chronique. Ils pensent que par le travail de retour qui s'effectue après l'accouchement, les éléments pathologiques disparaissent, et que, par suite, l'utérus est ramené à son état normal. Nous ne voulons pas nier absolument la possibilité d'un tel travail, mais c'est là certainement une rareté. Quant à nous, nous ne l'avons encore jamais observé, et un nombre considérable de cas nous a convaincu que l'augmentation de volume, les déviations, les hypersécrétions, ainsi que les autres complications de la métrite chronique, se retrouvent généralement après l'accouchement. Quelquefois les divers symptômes se modifient en ce sens que ceux qui, avant l'accouchement, occupaient le premier rang, se mettent sur le second pour faire place à d'autres moins sensibles auparavant; mais nous répétons que jamais, dans aucun cas, nous n'avons observé un retour complet à l'état normal.

La conception n'est donc pas pour nous un événement désirable dans les conditions dont nous parlons; car nous sommes convaincu que l'état général, déjà affaibli, en est encore plus abattu; l'anémie surtout se prononce davantage, et il en résulte une grossesse dont le cours est très-pénible. Nous avons aussi fixé l'attention sur les désordres que l'accouchement et ses suites amènent facilement ; et nous croyons enfin avoir démontré que le travail puerpéral que beaucoup de médecins croient favorable, n'exerce jamais une influence réellement heureuse sur la maladie utérine, et, si cela arrive, ce n'est qu'une rare exception.

§ 79. — Il existe encore une phase dans la vie de la femme que nous ne devons pas passer sous silence : c'est la *période critique*. Les médecins croient généralement que cet âge prédispose particulièrement aux maladies des organes génitaux de la femme, qu'elle hâte le développement des néoplasmes, des corps fibreux dans l'utérus et dans l'ovaire, du cancer de la matrice et des seins, et des diverses tumeurs ovariques. Nous ne voulons pas révoquer en doute la réalité de ce fait; mais pour ce qui concerne l'inflammation chronique de la matrice, notre propre expérience ne plaide pas en faveur de cette opinion. Nous ne connaissons pas un seul cas où les symptômes de cette maladie se soient seulement montrés à l'époque ou après la ménopause. Le nombre considérable de malades que nous avons observées pendant la période critique nous a démontré la rareté de cette affection à cet âge. Toutefois il arrive souvent d'observer les symptômes de la métrite chronique chez des femmes entre quarante-cinq et cinquante ans. Mais quand on examine ces cas un peu de près, on reste certainement convaincu que les malades présentaient déjà avant l'époque critique les symptômes de la métrite chronique.

Bennet cite dans son ouvrage (page 204), quelques particularités que doit présenter l'inflammation du col de l'utérus pendant la période critique. Il prétend, entre autres, que les symptômes inflammatoires sont moins prononcés, les douleurs moins vives, la position profonde du col moins fréquente et les excroissances fongueuses plus rares. Le col utérin doit être plus petit, plus dur, les granulations nombreuses, les ulcérations rares, l'élargissement de l'orifice du col et de la cavité cervicale moins grand, et, enfin, le mal résiste plus opiniâtrément au traitement médical que dans un âge moins avancé.

Ces assertions de Bennet ne sont pas confirmées par notre pratique ; car, malgré une attention soutenue, nous n'avons trouvé aucune différence sensible dans les symptômes de la métrite chronique chez les femmes jeunes que chez celles arrivées à la période critique. Tout au plus si nous pouvons partager l'opinion de Bennet quand il dit (p. 206) : « J'ai trouvé cette forme de métrite beaucoup plus rebelle et plus difficile à guérir que celle des jeunes femmes. » C'est là une assertion que Bennet, après une observation prolongée, ne voudra certainement plus soutenir aujourd'hui dans son sens absolu. Mais, de ce qu'il la prétende générale, cela doit nous étonner d'autant plus, que Bennet savait parfaitement que l'atrophie de l'utérus que l'on observe dans le retour sénile des organes génitaux de la femme, était une circonstance d'un grand secours pour le traitement. C'est ce que dit d'ailleurs Bennet lui-même, dans le passage suivant (p. 204) : « L'atrophie de l'appareil utérin qui suit physiologiquement la ménopause, exerce sur toute affection utérine alors existante une influence aussi incontestable que salutaire. Aussi, par le fait de cette influence et sans traitement, beaucoup de femmes guérissent-elles peu à peu d'une inflammation utérine méconnue, et qui, pendant de longues années, avait empoisonné leur existence. De là vient, je crois, l'opinion vulgaire que, si une femme qui s'était jusque-là mal portée, traverse heureusement cette période critique de la vie, elle peut se rétablir définitivement et jouir d'une excellente santé..... L'utérus n'étant plus le siége de ces congestions périodiques qui rendent la métrite si difficile et si lente à guérir, la maladie s'use peu à peu d'elle-même, et la guérison est ainsi naturellement obtenue. »

Ce passage de Bennet s'accorde parfaitement avec nos propres observations. Nous aussi, nous avons vu des cas qui avaient résisté des mois, des années même au traitement médical, être modifiés tellement favorablement après la cessation de l'écoulement menstruel, que tous les symptômes locaux et généraux disparurent, et que des femmes qui n'avaient pas eu un instant de repos pendant des années entières purent jouir de la vie dans leur vieillesse, et se livrer de nouveau aux plaisirs dont elles étaient privées depuis si longtemps.

La cause de ce fait paraîtra peut-être singulière aux médecins moins expérimentés ; mais elle réside, comme Bennet le fait parfaitement bien remarquer, dans l'arrêt de la congestion menstruelle. Celle-ci, comme nous avons eu l'occasion de le montrer dans différents passages de notre ouvrage, est non-seulement une des causes les plus importantes de l'affection connue sous le nom de *métrite chronique*, mais encore un empêchement de guérison qu'il est impossible d'écarter.

Du reste, on se tromperait fort si l'on admettait que cette influence favorable due au retour sénile des organes sexuels de la femme se fait sentir tout de suite après la cessation de l'écoulement menstruel. Tout observateur consciencieux peut se convaincre que les changements qui ont eu lieu dans les ovaires et les organes voisins, à la période critique, ne coïncident pas toujours avec l'arrêt de l'écoulement cataménial. On ne saurait douter que l'ovulation ne continue pendant quelque temps encore après la disparition de son symptôme le plus visible. Ce qui plaide en faveur de cette opinion, c'est que, quoique l'écoulement sanguin ne s'observe plus, tous les symptômes, ou du moins la plupart de ceux qui accompagnent d'ordinaire la menstruation, se montrent à des intervalles plus ou moins réguliers; de sorte qu'il n'est pas rare d'entendre dire à des femmes dans cette position, qu'elles savent très-exactement quand l'époque menstruelle est de nouveau venue. On ne saurait dire exactement combien de temps ces symptômes se renouvellent après la cessation des règles; ce qui est hors de doute, c'est que souvent ce temps est assez long, dure même quelquefois des années entières. Comme preuve, nous citerons le cas d'une femme qui, à l'âge de quarante-neuf ans, vit ses règles cesser; mais depuis cette époque jusqu'à sa cinquante-quatrième année, elle se plaignait d'une sensation désagréable de chaleur et de plénitude dans le bassin; quelquefois il s'y joignait des tiraillements dans les lombes et l'hypogastre, et une surexcitation générale; après deux jours de durée, ces symptômes se terminaient par un écoulement muqueux assez abondant qui durait entre quatre et cinq jours et disparaissait complétement après.

Si les choses se passent réellement comme nous venons de le dire, c'est-à-dire si les congestions menstruelles persistent encore quelque temps, quoique en moindre intensité, après la cessation de l'écoulement menstruel, il ne sera donc pas étonnant de voir non-seulement la métrite chronique ne pas cesser à l'époque de la ménopause, mais quelquefois même augmenter d'intensité. La congestion se fait après comme avant, mais n'atteint pas un degré assez fort pour opérer la déchirure des vaisseaux, et il arrive ainsi que, l'écoulement de sang ne se faisant pas, la congestion devient plus forte et plus durable.

Cette circonstance explique aussi pourquoi des femmes qui, avant leur époque critique, se portaient relativement bien et ne se plaignaient le plus souvent que de douleurs légères qui passaient inaperçues et pour elles et pour le médecin, sont assaillies, lorsque la ménopause arrive, par les douleurs les plus diverses qui leur étaient inconnues auparavant. C'est ce qui leur fait penser alors que leur maladie est la conséquence de l'époque critique, tandis qu'un examen attentif des anamnestiques prouve surabondamment l'existence antérieure du mal.

Ces congestions périodiques qui persistent après la période critique sans laisser écouler le surplus de sang, sont encore importantes en ce qu'elles modifient le traitement dont elles augmentent considérablement la difficulté. Mais après un certain temps, quand l'ovulation ne se fait plus et qu'elle ne provoque plus ces hypérémies, le retour véritable des parties génitales s'opère, ainsi que la fonte sénile de l'utérus et de ses annexes, Ainsi se termine aussi l'époque à laquelle la nature opère des changements dans l'organe malade, changements que l'on n'aurait pas obtenus pendant des années entières, peut-être.

§ 80. — Pour terminer, nous aurons encore à répondre à la question de savoir si l'hypertrophie utérine due à l'hypérémie et à l'inflammation chronique est susceptible de favoriser la transformation de l'organe en dégénérescence cancéreuse.

Nous croyons n'avoir pas grand'chose à ajouter à ce que nous avons déjà eu l'occasion de dire en parlant du diagnostic différentiel de la métrite chronique (voy. § 69 et suiv.). Nous ne ferons que rappeler brièvement que cette transformation nous paraît probable en ce sens que la métrite chronique et ses diverses terminaisons s'accompagnent très-souvent de l'ulcération des papilles muqueuses de la portion vaginale (érosion papillaire); or, cette dernière jouit de la propriété de se transformer en cancroïde, en tumeur en choux-fleurs, et enfin en véritable cancer médullaire. Mais on ne saurait dire jusqu'à présent en quelles circonstances on peut prévoir et prédire sûrement une telle transformation, ni quand cette dégénérescence ne s'opère pas. C'est là une question qui occupe depuis un grand nombre d'années les anatomo-pathologistes ; jusqu'à présent ils ne sont pas encore parvenus à la résoudre.

CHAPITRE VI.

TRAITEMENT.

§ 81. — Le lecteur pourrait croire, d'après tout ce que nous venons de dire sur la marche et les terminaisons de la métrite chronique, que l'action du médecin dans le traitement de cette affection est très-limitée ; de plus, comme nous avons nous-même admis son incurabilité, il peut être facilement porté à supposer qu'il vaudrait mieux laisser agir la nature que de tourmenter les malades par des médications prolongées et en fin de compte inutiles.

Mais, dans la réalité, les choses se passent tout autrement. Loin de croire que les soins médicaux parviennent à faire disparaître complétement les nombreuses modifications de tissu survenues dans l'utérus à la suite de l'inflammation chronique, et à ramener l'organe à son état normal, nous pouvons cependant, en nous appuyant sur notre longue pratique, prétendre que le médecin peut, malgré ces conditions désavantageuses, arriver à d'excellents résultats, et obtenir une amélioration sensible de la maladie locale, de même que de l'état général des malades, lorsqu'il sait employer avec persévérance un traitement rationnel pour chaque cas particulier.

Nous n'exagérons pas en disant que plus des trois quarts des malades que nous avons soignées pour des affections de matrice étaient atteintes, ou de métrite chronique, ou d'une de ses terminaisons; or, si nous jetons un coup d'œil sur les résultats que nous avons obtenus, nous croyons avoir lieu de nous en féliciter, car peu de malades nous ont quitté sans avoir reconnu avec reconnaissance une amélioration sensible dans leur état à la suite du traitement. Cette amélioration peut aller quelquefois jusqu'à faire disparaître tous les symptômes subjectifs de la maladie; il n'est pas rare de voir des femmes se croire parfaitement guéries, lorsque l'examen permet de constater des lésions encore assez considérables.

Cet amendement des symptômes dure souvent longtemps; il persiste quelquefois des années entières, jusqu'au moment où, sous l'influence d'une cause extérieure, d'une imprudence, d'un écart de régime, etc., tout le cortége des symptômes antérieurs reparaît avec plus ou moins d'intensité. Nous avons observé cette marche chez des malades qui étaient encore en traitement, et, lorsqu'elles nous consultaient à temps, nous parvenions presque toujours facilement à arrêter les progrès du mal et à en prévenir les conséquences. Mais il en arrive tout autrement, quand les malades ne songent pas à consulter le médecin au moment où le mal reparaît, soit que les symptômes aient trop peu d'intensité pour fixer leur attention, soit que leur signification leur échappe, et qu'alors elles laissent écouler des semaines et des mois avant de se faire soigner de nouveau. C'est par des cas pareils que le médecin qui a déjà soigné ces malades arrive à conclure que la maladie dont nous parlons n'est pas susceptible d'une guérison complète; il voit que souvent la moindre cause suffit pour réveiller le mal. Aussi doit-il d'autant mieux comprendre la nécessité et l'importance du traitement prophylactique. C'est ce dont nous allons nous occuper dans le chapitre suivant.

1. — PROPHYLAXIE.

§ 82. — Si le lecteur veut bien se rappeler les différentes considérations que nous avons émises au commencement de cet ouvrage, concernant l'étiologie de la métrite chronique, il peut en conclure que ce sont principalement les désordres circulatoires d'une longue durée qui amènent, dans la grande majorité des cas, les différents changements dans le parenchyme utérin. Nous croyons, en effet, que les choses se passent ainsi, car nous sommes convaincu que la métrite chronique n'est que rarement la terminaison de la métrite aiguë.

Il en résulte que le problème posé au médecin, c'est de faire éviter le mieux possible les différentes causes qui amènent à leur suite cette maladie, et les exacerbations qui viennent si souvent compliquer sa marche.

Ce sont, avant tout et de l'avis de tout le monde, les congestions menstruelles qui amènent le plus fréquemment ces désordres. Leur fréquence s'explique par la disposition de l'appareil vasculaire des organes génitaux de la femme, disposition dont nous avons parlé plus haut. Aussi ne doit-on pas trouver étonnant que nous les placions en première ligne au point de vue prophylactique.

Nous avons montré, dans divers passages de notre travail, combien il est fréquent de voir les irrégularités menstruelles, qui accompagnent si souvent la *période de puberté*, être la cause principale et première de cette maladie, qui s'accuse d'ordinaire par des symptômes peu apparents au début.

Sur 52 femmes que nous avons interrogées pour savoir comment la menstruation s'était établie, il n'y en eut que 17 chez lesquelles l'écoulement menstruel s'était opéré d'une façon régulière dès son début, sans avoir éprouvé d'interruption ou au moins de transformation dans son cours. Chez toutes les autres, il y avait eu des irrégularités : ou bien, et c'était le cas le plus fréquent, l'écoulement se montrait d'abord une ou deux fois pour disparaître pendant plusieurs mois; ou bien il arrivait à des époques irrégulières, tantôt trop éloignées, tantôt trop rapprochées; d'autres fois il était très-abondant primitivement, puis rare plus tard; ou bien enfin il était escorté de symptômes qui d'ordinaire ne s'observent pas pendant la marche normale de cette fonction. En un mot, il fallait un temps plus ou moins long pour accoutumer l'organisme à cette fonction qui lui était étrangère jusqu'alors. Il n'est pas difficile de donner des preuves de ce que nous avançons; on n'a qu'à examiner les symptômes dont s'accompagne la première menstruation pour se convaincre de la congestion des organes du bassin à cette époque. Il est donc évident que cette période de la vie de la jeune fille doit être l'objet d'une attention continue. L'hygiène doit chercher à écarter toutes les causes qui pourraient troubler l'écoulement menstruel et empêcher le retrait consécutif des organes du bassin.

Un reproche que l'on peut fréquemment adresser aux mères de famille et aux maîtresses de pension, c'est de laisser les filles arriver à l'âge de puberté sans songer à leur parler de la menstruation et à leur faire comprendre sa signification. Quand la jeune fille ignorante est surprise par cet écoulement qui lui est complétement inconnu, elle en ressent une grande frayeur qui, à elle seule, peut avoir une action défavorable sur la marche ultérieure de la fonction.

Une femme mariée, âgée de vingt-trois ans, vint, il n'y a pas longtemps, nous consulter; elle nous dit qu'elle avait eu ses règles à l'âge de douze ans, mais qu'elle en avait été tellement effrayée, que l'écoulement ne dura qu'un quart d'heure, et que depuis ce moment elle ne l'avait plus vu reparaître ; tous les quatre mois elle est sujette à des coliques utérines très-violentes. A l'examen, nous constatâmes de l'hypertrophie utérine avec antéversion. Il n'est pas rare d'observer des exemples pareils où, à la suite de la frayeur provoquée par la vue du premier écoulement, la menstruation ne se fait plus régulièrement. Il en résulte donc pour le médecin le devoir de prévenir la mère de famille sur le danger d'une telle surprise, et d'insister pour que la jeune fille soit prévenue à temps sur les changements qui se préparent dans son organisme.

Une autre source de causes qui peuvent occasionner des désordres dans la menstruation à l'époque de la puberté, c'est la non-observation des principes de l'hygiène que les jeunes filles négligent, soit par pudeur, soit par ignorance de l'importance de cette fonction, soit enfin par légèreté. Parmi les causes de ce genre les plus nombreuses et les plus importantes, nous placerons l'exposition à l'humidité d'une partie du corps, surtout des pieds, les lotions des parties génitales faites avec de l'eau froide, le porter d'un linge froid et quelquefois encore humide, enfin encore la danse. Chaque médecin peut, dans sa pratique, avoir remarqué que les causes que nous venons de citer sont très-souvent le point de départ d'affections, soit locales, soit générales. Il est donc de son devoir de faire son possible pour les faire éviter.

Il est reconnu, d'ailleurs, que c'est principalement à cet âge que les jeunes filles commencent à s'adonner aux pratiques de l'onanisme et à s'en faire une habitude. Or, on ne saurait nier que ce vice provoque et entretient les hypérémies chroniques de la sphère génitale; le médecin devra donc, au premier soupçon, faire perdre ces habitudes si dangereuses pour le corps et l'esprit, soit en instruisant la jeune fille des dangers qu'elle court, soit en la faisant surveiller rigoureusement.

Enfin, nous devons toute notre attention aux symptômes chlorotiques qui accompagnent si fréquemment la période de puberté. Quand on se donne la peine d'examiner avec un peu d'attention un certain nombre de jeunes filles qui commencent à devenir nubiles, on est convaincu que c'est principalement à cet âge que l'on observe un grand nombre de symptômes appartenant à la chlorose. En général, le degré auquel est arrivée la maladie est très-varié; mais autant il est facile de reconnaître la chlorose bien développée, autant il devient souvent difficile, autant il faut un coup d'œil médical exercé, pour pouvoir reconnaître d'une manière exacte cette maladie à son début. Un certain trouble de l'esprit se liant à une faiblesse générale de tout le corps, permanente ou passagère; un ennui insurmontable de tout mouvement corporel, de toute occupation intellectuelle; des battements de cœur légers, se répétant souvent; de l'angoisse précordiale, un changement subit de coloration de la figure; les extrémités supérieures, et surtout les inférieures, constamment froides : voilà souvent les seuls symptômes qui puissent mettre le médecin sur la voie de l'existence de la chlorose. Très-souvent les parents ne font aucune attention à ces différents symptômes, les jeunes filles elles-mêmes nient d'ordinaire les éprouver ; il faut donc que le médecin arrive de lui-même à reconnaître le mal et à le combattre à son début, époque où sa guérison s'obtient d'ordinaire facilement par un régime convenable et des médicaments appropriés ; tandis que la chlorose invétérée, existant depuis des années, doit être considérée comme une des maladies les plus rebelles et les plus opiniâtres.

Nous avons précédemment, à différentes reprises, eu l'occasion de voir le lien intime qui existe entre la chlorose et les changements qui s'opèrent dans le tissu utérin, qu'on s'accorde à désigner sous le nom de métrite chronique ; aussi paraît-il superflu de revenir encore une fois sur ce sujet. Ce que nous avons dit suffira pour convaincre le lecteur de la nécessité de combattre à temps la chlorose, que nous regardons comme une des causes les plus fréquentes, quoique souvent indirecte, de la production de la congestion utérine chronique.

§ 83. — Nous voyons donc que la période de puberté est pleine de dangers pour la femme. Si maintenant nous passons aux *fonctions de génération*, nous trouverons une foule de causes qui peuvent amener la métrite chronique. Une des principales et celle qui mérite la plus grande attention de notre part, c'est le retour incomplet de l'utérus après l'accouchement. Nous serions en dehors de notre sujet, si nous voulions donner une description complète du régime pendant la période puerpérale, cependant nous croyons devoir parler de certaines conditions qui nous paraissent les plus utiles à remplir.

Nous mentionnerons en première ligne la connexion intime qui existe entre les organes génitaux renfermés dans le bassin et les seins. L'expérience nous montre journellement que rien n'a une influence plus favorable sur la rétraction régulière et complète de l'utérus, et son retour à l'état normal, que l'excitation provoquée par la sécrétion laiteuse. Nous sommes intimement convaincu que l'on observerait beaucoup moins de métrites chroniques et même d'autres maladies des organes génitaux, si les femmes, surtout celles des classes élevées, voulaient remplir plus souvent leurs devoirs maternels. Si les femmes savaient combien elles se nuisent à elles-mêmes en ne nourrissant pas leurs enfants, si elles savaient qu'elles payent cet abandon par un état maladif qui peut durer des années entières, elles y réfléchiraient à deux fois avant de s'abandonner à cette pratique égoïste que des milliers d'enfants payent certainement de leur vie.

Il est donc du devoir du médecin qui aime à conserver la santé de ses clientes, de faire tout ce qui est en son pouvoir pour s'élever contre cette pratique qui de jour en jour s'étend et fait de rapides progrès. Il ne permettra l'usage d'une nourrice, ou l'allaitement artificiel, que lorsque des motifs sérieux s'opposeront à ce que la mère elle-même nourrisse son enfant. Nous ne croyons pas exagérer en soutenant qu'il n'existe aucun prophylactique plus puissant contre l'invasion de plus en plus fréquente de la métrite chronique que celui de forcer les femmes à ne pas méconnaître les droits de la nature, en leur faisant nourrir elles-mêmes leurs enfants.

Les accouchées commettent souvent une autre faute encore, c'est celle de quitter trop tôt le lit. On admet généralement que le dixième jour après la naissance. elles peuvent se lever sans danger. Mais malheureusement cette règle ne saurait être absolue, car l'expérience apprend que le retour de la matrice ne se fait pas avec la même rapidité chez toutes les femmes : chez les unes, ce travail s'opère vite ; chez d'autres, au contraire, il ne se fait que très-lentement. On nous accordera donc facilement que cette règle est trop absolue, et qu'on ne saurait sûrement fixer d'avance le jour où l'accouchée pourra se lever et vaquer à ses occupations domestiques.

En tout cas, ce qu'il faut remarquer encore, c'est que le retour de la matrice est en raison directe de la facilité et de la rapidité de l'accouchement. Il ne se fera que lentement lorsque les douleurs étaient faibles ou crampoïdes, lorsque pendant la grossesse il y avait hydramnios, ou bien quand l'utérus était fortement dilaté par une grossesse gémellaire, ou bien enfin quand l'accouchement a nécessité l'intervention de l'art. Dans ces cas, il ne sera pas rare de trouver le fond de l'utérus encore presque au niveau de l'ombilic vers le sixième ou le huitième jour, les parois relâchées et les lochies encore fortement colorées, preuves d'un retour incomplet.

Quand alors la jeune femme qui se trouve dans cet état se lève, et qu'elle se croit assez bien portante pour s'occuper des soins du ménage, la matrice, qui est volumineuse et lourde, n'est pas encore assez solidement fixée par les ligaments; elle subit de plus la pression du poids des intestins et des parois abdominales; aussi la verra-t-on bientôt éprouver, ou une descente, ou une anté- ou une rétroversion. Il est évident qu'une telle déviation ne permettra pas à l'organe de revenir complétement sur lui-même; aussi l'hypertrophie deviendra-t-elle chronique.

On ne saurait donc jamais trop insister, auprès des accouchées qui se trouvent dans de telles conditions, sur la nécessité de garder le lit plus longtemps. Selon l'état dans lequel se trouvent leurs organes générateurs, on les empêchera de se lever avant deux, voire même trois semaines après l'accouchement. On devra surtout être très-sévère pour les accouchées qui, avant leur dernière grossesse, avaient déjà une déviation, une flexion ou une hypertrophie de l'utérus, car ce serait les exposer à voir augmenter leur mal antérieur.

Avant de terminer, nous ferons remarquer que ce que nous venons de dire s'applique également et surtout aux avortements, aux accouchements prématurés et aux cas où pendant la grossesse il y a eu une inflammation puerpérale. Car, dans ces cas, le retour de la matrice à son état normal s'opère plus difficilement que lorsque la grossesse est arrivée à terme. Il faudra donc prévenir toute femme qui se trouve dans ces conditions des dangers qu'elle court; il faut qu'elle sache que l'avortement n'est pas aussi inoffensif qu'on le croit généralement. Il faudra insister surtout à ce qu'elle garde le lit aussi longtemps, plus longtemps même que si elle avait accouché à terme.

§ 84. — Jusqu'à présent nous nous sommes principalement occupé des différentes causes qui peuvent amener des troubles circulatoires d'une longue durée dans les organes du bassin et, à leur suite, la congestion chronique de l'utérus. C'est là évidemment le mode d'origine le plus fréquent de la métrite chronique. Il nous reste maintenant à mentionner les influences morbides qui, à la suite d'une *inflammation aiguë* de la matrice, amènent indirectement la métrite chronique.

Il est de toute évidence que, dans la majorité des cas, la métrite aiguë se montre pendant la période menstruelle et dans les premiers jours de cette fonction. Elle peut provenir de refroidissements, d'émotions morales vives, de rapprochements sexuels trop fréquents et trop excitants, etc. Nous avons déjà attiré l'attention du lecteur sur ces cas, en parlant des mesures hygiéniques à observer à l'époque de la puberté; nous ajouterons que pendant la période menstruelle la femme est le plus sensible aux influences nuisibles extérieures. En dehors des autres maladies qu'elle est capable de contracter, ce sont surtout ses organes génitaux qui jouissent d'une susceptibilité morbide exagérée ; aussi doivent-ils être l'objet d'une attention particulière. Il est d'ailleurs évident que les influences nuisibles dont nous avons parlé plus haut peuvent aussi, en dehors de la menstruation, occasionner des inflammations aiguës de l'utérus et de ses annexes.

Il nous faut enfin avouer que ces affections sont souvent les conséquences d'un traitement mal entendu. Nous avons vu de nombreux cas de métrite aiguë dus à l'emploi de certains emménagogues, de la sonde utérine, de l'usage prolongé de pessaires durs et mal construits, ou d'autres traitements trop irritants pour la matrice. Celui qui aura observé tout cela, se fera une loi, dans sa pratique, de ne pas considérer l'organe utérin comme doué de peu de sensibilité et d'une grande indolence, ce que l'on croit malheureusement trop généralement de nos jours. On fera bien, au contraire, de ne jamais s'écarter, dans le traitement des nombreuses affections de cet organe, de la plus grande prudence et des plus grands ménagements.

Il arrivera évidemment à chaque médecin d'avoir à soigner des cas de métrite aiguë. Ce dont il se préoccupera surtout, ce sera de se rendre maître le plus vite possible de l'affection aiguë, afin d'empêcher le passage de la maladie à l'état chronique.

La métrite aiguë est rarement assez violente pour forcer le médecin à avoir recours à la saignée, du moins nous ne nous rappelons aucun cas où nous ayons été obligé d'en venir jusque-là.

En général, les évacuations sanguines locales suffisent pour calmer les vives douleurs qui accompagnent la maladie, et, pour cela, nous préférons, partout où cela est possible, appliquer quatre ou cinq sangsues à la partie vaginale de l'utérus. En effet, la déplétion immédiate de l'organe qui est le siége de l'inflammation a une action beaucoup plus prompte que l'application à l'hypogastre, ou à la région inguinale, d'un nombre de sangsues beaucoup plus considérable. Cette dernière méthode n'est préférable que lorsqu'on a à combattre une affection concomitante du péritoine, ou que des raisons particulières, telles que l'état virginal, une trop grande sensibilité du vagin, etc., empêchent l'introduction du spéculum.

Le nombre de ces saignées locales variera suivant la violence et l'opiniâtreté plus ou moins grande de la maladie, mais on sera rarement forcé d'y recourir plus de trois ou quatre fois. Les scarifications de la portion vaginale, que beaucoup d'auteurs recommandent, remplaceront difficilement les sangsues dans une maladie où, comme ici, l'hémorrhagie quelque peu prolongée, telle qu'on l'obtient par les sangsues, est nécessaire pour favoriser la déplétion de l'organe.

Si la sensibilité excessive de l'abdomen n'a pas cédé en peu de temps aux émissions sanguines, on ordonnera un bain tiède de dix à quinze minutes, puis on couvrira la partie inférieure de l'abdomen de cataplasmes émollients. Des injections de lait tiède ou d'un mélange d'huile et d'eau, répétées deux ou trois fois par jour, sont les meilleurs moyens de combattre la sensation de chaleur et de sécheresse que les malades éprouvent quelquefois dans le vagin et les organes génitaux externes.

Nous recommanderons encore comme un palliatif momentané un lavement avec quelques gouttes de teinture d'opium.

La médication interne se borne à l'emploi de légers purgatifs, comme, par exemple, les sels neutres, l'huile de ricin, etc., et de quelques sédatifs, comme l'opium, la morphine, etc.

Lors même qu'une suppression subite des règles a été la cause de la maladie, il faut se garder d'employer les emménagogues énergiques, recommandés par plusieurs auteurs, car ils augmentent la congestion de l'utérus, et par là l'inflammation elle-même. Dans ces cas, comme dans les autres, la meilleure médication est encore celle que nous avons indiquée, à savoir, les émissions sanguines locales, les bains chauds, et les injections de liquides tièdes dans le vagin. (Scanzoni, *Traité pratique des maladies des organes sexuels de la femme*, page 137.)

§ 85. — Il nous reste enfin à examiner quelle est l'influence qu'exercent sur le parenchyme utérin les maladies d'organes éloignés, comme le cœur, les poumons et le foie. Il est évident que les diverses transformations qu'on observe dans le tissu de la matrice et de ses annexes peuvent en être quelquefois la conséquence; malheureusement les indications prophylactiques sont, sous ce rapport, très-limitées pour le médecin. En effet, comment peut-on remédier aux troubles de la circulation utérine, quand il se développe dans l'épaisseur des parois de cet organe un néoplasme comme un fibroïde, un sarcôme, un polype, etc., ou qu'une tumeur ovarique rétrécit le volume du bassin et de la cavité abdominale? Il en est de même dans les cas d'insuffisance des valvules du cœur, dans la dilatation incomplète des vésicules pulmonaires, dans l'hypertrophie du foie, etc. Tout ce qu'on peut faire dans ces différents cas, c'est de chercher à se rendre maître, par une médication appropriée, de ces différentes affections et à les empêcher d'augmenter d'intensité. Malheureusement, ces indications ne sauraient être remplies la plupart du temps; tout le monde le comprend.

2. — TRAITEMENT DE LA MÉTRITE CHRONIQUE.

a. Les antiphlogistiques.

§ 86. — D'après le mode d'origine et les lésions anatomiques qui caractérisent la métrite chronique, il est évident qu'on ne peut en espérer la guérison complète que lorsqu'on parviendra à arrêter dans l'épaisseur des parois utérines et dans son voisinage les troubles de la circulation, et à ramener celle-ci à son état normal. De plus, il faut arriver à opérer la résorption des exsudats, soit liquides, soit plus ou moins organisés, qui ont leur siége dans l'épaisseur des parois de l'organe.

Voilà donc les indications que le médecin ne doit

jamais perdre de vue dans le traitement de ces affections. Malheureusement elles ne sont pas toujours faciles à remplir, comme nous avons eu déjà plusieurs fois l'occasion de le dire. Les cas où l'on arrive à une guérison radicale sont d'une excessive rareté, et ce ne sont aussi que ceux où l'on peut employer une thérapeutique rationnelle et énergique.

Dans la métrite chronique, la modification anatomique la plus inportante, c'est, indépendamment de l'induration du tissu amenant l'anémie ou partielle ou générale de l'organe, la congestion des vaisseaux dilatés par le sang qui les gorge. Cette congestion est due en partie aux désordres qu'on observe dans la circulation des organes voisins, en partie à la diminution de la tonicité des parois des vaisseaux, qui ne présentent plus assez de résistance pour pouvoir régler la circulation. Le relâchement des vaisseaux, l'augmentation de leur diamètre intérieur, et par suite la diminution de la rapidité de la circulation du sang, voilà évidemment en quoi consiste la cause première de toutes les modifications que l'on constate ultérieurement dans le tissu utérin. Il est clair dès lors que le médecin doit en premier lieu essayer d'enlever, ou au moins de modérer ces désordres de la circulation, causes de la métrite chronique, l'accompagnant pendant toute sa durée, dans la plupart des cas, et se manifestant par une hypérémie plus ou moins considérable.

Quel moyen, je vous le demande, peut provoquer une action plus prompte et plus active qu'une évacuation sanguine faite sur l'organe hypérémié. Nous savons fort bien que les opinions sur l'utilité de ce moyen sont fort partagées; aussi reviendrons-nous tantôt aux différentes objections qu'on a faites aux évacuations sanguines locales. Nous voulons d'abord parler d'un premier reproche qu'on adresse à ce mode de traitement : il consiste à dire que les saignées locales faites, soit par *une application de sangsues*, ou par *la scarification de la portion vaginale*, n'ont qu'une action palliative de courte durée; que les vaisseaux ne se resserrent que momentanément, et reprennent rapidement leur volume antérieur, et qu'avec l'arrêt de l'écoulement, les anomalies antérieures de la circulation se reproduisent de nouveau.

Pour répondre théoriquement à ce reproche, nous ne saurions mieux faire que de citer un passage de la *Pathologie spéciale* de Virchow (vol. I, p. 84). Voici comment s'exprime notre honorable collègue : « Par les évacuations sanguines directes par les sangsues, les ventouses scarifiées, les scarifications, etc., on cherche à obtenir une déplétion, un écoulement de sang, directement dans la partie enflammée ou bien dans les tissus les plus rapprochés. Le plus souvent ce sont ces derniers qui sont intéressés, et, dans la grande majorité des cas, on trouve, lorsqu'ils sont placés superficiellement, des réseaux veineux plus ou moins volumineux. Aussi choisit-on, pour faire les évacuations sanguines, les endroits les plus rapprochés des vaisseaux que l'on voudrait vider. Le résultat que l'on obtient ainsi consiste d'abord faciliter l'écoulement du sang à travers le foyer inflammatoire, à diminuer l'engorgement, à prévenir la stase et la désagrégation moléculaire... Plus la quantité de sang évacuée du foyer est considérable, moins il y a de tension dans les vaisseaux ; ceux-ci peuvent d'autant plus facilement reprendre un plus petit volume. Quelquefois on cherche à endormir le mieux possible les vaisseaux superficiels pour obtenir un écoulement de sang consécutif abondant, et dans ce but on emploie la chaleur humide; d'un autre côté, il est souvent nécessaire d'augmenter l'effet déplétoire de la saignée sur le foyer inflammatoire par des moyens qui opèrent le rétrécissement des vaisseaux qui amènent le sang. *En général, on ne devra considérer la saignée locale comme un moyen antiphlogistique direct et suffisant, mais plutôt comme un moyen préparatoire. Son action n'est que transitoire; mais lorsqu'on s'en sert convenablement, elle prépare d'une façon très-efficace le moment d'action d'autres remèdes.* Ce que nous venons de dire se rapporte particulièrement à l'emploi des sangsues et des ventouses scarifiées, qu'on ne peut d'ordinaire appliquer que dans le voisinage des parties enflammées. Pour l'incision, les scarifications, etc., les choses se passent un peu différemment. Par ces dernières, on pénètre dans l'intérieur du foyer inflammatoire et l'on coupe directement les vaisseaux. On obtient par là non pas seulement une déplétion directe des tissus intérieurs et l'évacuation des exsudats qui commencent à se former, mais on porte sur les parois des vaisseaux l'irritation la plus énergique (traumatique); on provoque ainsi leur rétrécissement le plus considérable, et l'on arrête en même temps pour longtemps la circulation du sang. » (Virchow.)

C'est à ce point de vue si bien développé par Virchow, qu'on doit examiner et juger les évacuations sanguines qu'on peut faire à la matrice. Nous nous trouvons là dans des conditions exceptionnellement favorables, soit pour l'application de sangsues, soit pour les scarifications de la portion vaginale; car on agit doublement : on provoque non-seulement la déplétion directe des vaisseaux du col hypérémié, mais encore indirectement celle des portions du corps qui sont plus élevées. Or, s'il y a un organe sur lequel les évaluations sanguines directes faites dans le but de régler sa circulation intérieure doivent agir favorablement, c'est certainement l'utérus, qui est facilement abordable. Aussi sommes-nous intimement convaincu que tout médecin qui essayera ce moyen sans idées préconçues et avec toute la prudence voulue, arrivera à conclure que notre raisonnement théorique, reposant sur la physiologie, est pleinement confirmé par la pratique.

§ 87. — Nous pouvons, comme nous l'avons dit plus haut, enlever du sang à la portion vaginale de deux manières différentes : par une application de sangsues à cette partie, et par la scarification.

L'*application des sangsues à la portion vaginale du col* n'est pas une pratique aussi nouvelle qu'on le croit généralement. D'après ce qu'en dit Becquerel dans son *Traité clinique des maladies de l'utérus* (page 13), c'est

Zacutus Lusitanus (*Praxis historiarum*, Amst., 1642) qui employa ce moyen le premier ; mais il est certain, en tout cas, que Jérôme Nigrisolo, de Ferrare, s'en est servi dans le but de rappeler les lochies supprimées. Il fit paraître en 1665 un ouvrage qui a pour titre : *Progymnasmata in quibus novum præsidium medicum, appositio videlicet hirudinum internæ parti uteri, in puerperii et mensium suppressione, exponitur, rationibus et experimentis confirmatur*. — Mais ces deux auteurs, qui n'avaient pas encore le spéculum à leur disposition pour appliquer leurs sangsues directement sur le col utérin, les attachaient à un fil (*filo appensas hirudines*), et après les avoir introduites dans la vulve, se confiaient assez à l'instinct de ces animaux pour croire qu'ils allaient se fixer plutôt sur le museau de tanche que sur la paroi vaginale.

C'est évidemment à Guilbert que revient le mérite d'avoir remis en honneur cette pratique, qui était depuis longtemps retombée dans l'oubli. Il en parla dans un mémoire qu'il lut, le 9 juin 1824, à l'Académie de médecine, mémoire qu'il fit paraître plus tard sous ce titre : *Considérations pratiques sur certaines affections de l'utérus ; en particulier sur la phlegmasie chronique avec engorgement du col de cet organe, et sur les avantages de l'application immédiate des sangsues méthodiquement employées dans cette maladie* (Paris, 1826). Après Guilbert, ce fut principalement Duparcque qui, dans un ouvrage qui fit sensation à cette époque, intitulé : *Traité théorique et pratique sur les affections simples et cancéreuses de la matrice* (Paris, 1831), préconisa les évacuations sanguines dans les affections de la matrice, et les recommanda particulièrement dans les cas de métrite chronique. Les travaux de cet auteur propagèrent en France cette pratique. En Allemagne, elle resta presque inconnue jusqu'au moment où Kiwisch, vers l'année 1840, fit jouer un rôle important à l'application des sangsues sur la portion vaginale du col. Bientôt on reconnut la haute valeur de ce moyen, et à notre époque il n'y a pas un seul gynécologiste qui ne compte de beaux succès, par les saignées locales, dans un certain nombre d'affections aiguës et chroniques des organes sexuels de la femme, et qui ne puisse affirmer que ce moyen ne saurait être remplacé par aucun autre.

§ 88. — Du reste, il faut avouer qu'on a beaucoup abusé de ces moyens, et que, par suite, on a eu maint malheur à déplorer. On a tellement saigné, pour le malheur des malades, il faut le dire, qu'à la fin la pratique en est tombée dans le discrédit.

Mais ces abus ne sauraient nullement expliquer ni justifier le jugement qu'en a porté un gynécologiste bien connu, M. le professeur Seyfert, de Prague. Dans ses *Réflexions cliniques sur l'inflammation utérine chronique*, recueillies par le docteur F... (*Spitals Zeit.*, 1862, n° 38), on trouve le passage suivant :

« L'emploi des sangsues sur la partie vaginale du col est incompréhensible, tant au point de vue théorique qu'au point de vue pratique : au point de vue théorique, parce qu'avec les sangsues, on n'arrive jamais à modifier la quantité de sang qui se trouve dans un organe, au contraire la succion des sangsues sur la portion vaginale augmente la congestion utérine ; au point de vue pratique, parce que la saignée locale augmente encore l'anémie générale qui existe déjà, aggrave l'état général d'une façon considérable, et n'empêche nullement l'utérus de devenir et de rester moins douloureux. »

Nous ignorons si Seyfert a concouru à la rédaction de ce passage (car il ne s'agit que d'un compte rendu des leçons cliniques de Seyfert fait par son chef de clinique, aussi ne voulons-nous pas le rendre complétement responsable) ; nous n'en croyons pas moins, comme il s'agit de l'opinion d'un professeur de clinique distingué, qu'il est de notre devoir de la discuter et de la réfuter.

Admettons d'abord, ce qu'il est loin d'avoir prouvé, que Seyfert a raison quand il prétend que « par l'application de sangsues, on n'arrive jamais à obtenir une diminution de la congestion d'un organe » ; mais qu'il nous permette de lui demander s'il n'est pas prouvé par l'expérience qu'une pareille évacuation sanguine change considérablement les conditions de la circulation dans l'organe intéressé ; la marche du sang ne devient-elle pas plus énergique et plus rapide ? Seyfert l'avoue lui-même quand il dit que « la succion des sangsues sur la portion vaginale augmente la congestion utérine ». Mais si l'application de sangsues accélère la circulation dans l'utérus dont les vaisseaux sont dilatés et engorgés, c'est là une circonstance importante pour provoquer une assimilation plus réglée; la sortie du sang, comme dit Virchow, se fera plus facilement du foyer inflammatoire, les obstacles en seront diminués, on évitera la stase et la formation de néoplasmes. Mais Seyfert dit lui-même (*loc. cit.*, p. 445) que « le traitement le plus rationnel de l'inflammation chronique de l'utérus doit tout simplement tendre vers un seul but, celui d'*arrêter et d'empêcher le mieux possible la transformation du tissu* ». Nous ne comprenons pas qu'après une profession de foi aussi nette, il se croie forcé de renoncer au moyen le plus simple, le plus sûr et le plus usuel pour arriver au but qu'il se propose, moyen qui consiste à ramener à l'état normal la circulation de la matrice et des organes voisins par une évacuation sanguine topique; nous le comprenons d'autant moins, que tous les reproches que Seyfert adresse à ce moyen sont complétement dénués de fondement, car la peur qu'il a d'augmenter l'anémie générale par l'écoulement sanguin local n'est rien moins que raisonnable. Nous ne pouvons ni ne voulons nier qu'il soit tout à fait possible au médecin de limiter exactement la quantité de sang à enlever; il faut même que nous avouions qu'il nous est arrivé plusieurs fois d'observer des hémorrhagies assez profuses à la suite d'applications de sangsues à la portion vaginale. Cependant il faut remarquer que ce ne sont là que des exceptions, et que, dans de véritables états anémiques, il n'arrivera à l'idée de personne de faire des évacuations sanguines; qu'il est toujours au pouvoir du médecin, quand il surveille lui-même attentivement cette petite opération, d'arrêter le sang très-rapidement, et qu'enfin les symptômes anémiques consécutifs à une perte de cette nature disparaissent très-rapidement et ne présentent plus aucune trace en quelques jours. Pour ce qui nous regarde du moins, nous pouvons affirmer n'avoir eu à observer que des accidents d'une courte durée et de peu d'intensité à la suite d'un traitement antiphlogistique local.

Quand enfin Seyfert soutient que « l'utérus *anémique* ne devient pas plus indolore après l'évacuation sanguine », c'est là une de ces négations comme Seyfert aime à en faire par pur esprit de contradiction. Il ne peut pas admettre sérieusement que l'utérus soit *toujours* anémique dans le cours de la métrite chronique; il ne saurait le croire, sa grande expérience clinique et anatomique doit s'y refuser, et nous croyons plutôt que le terme « *anémique* », appliqué de cette façon générale, est une expression malheureuse glissée de la plume inattentive de son chef de clinique. Mais comme nous n'avons vu nulle part qu'il se défende d'avoir dit les paroles qu'on lui prête, il faut qu'il admette que la sensibilité utérine ne diminue pas à la suite d'une saignée locale. Il serait risible de vouloir soutenir qu'on obtienne de l'amélioration dans tous les cas; mais nous posons en fait qu'un très-grand nombre de malades affirment positivement éprouver du soulagement : chaque gynécologiste a certainement pu le constater, et même l'autorité de Seyfert ne suffit pas pour renverser ce fait.

Pour nous, l'anathème lancé par notre honorable collègue contre les applications de sangsues sur la portion vaginale a complétement manqué son effet. Nous les considérons toujours comme un des moyens les plus sûrs et les plus simples dans le traitement de la métrite chronique, et nous croyons que ceux qui ne partagent pas cette opinion n'ont pas une expérience suffisante sous ce rapport, pour pouvoir juger en connaissance de cause.

§ 89. — Quant à la manière de faire l'application des sangsues, nous voyons presque chaque médecin avoir sa méthode spéciale. Pour nous, nous croyons que la plus simple est la meilleure ; aussi repoussons-nous tout appareil instrumental compliqué, et ne nous servons-nous que d'un simple spéculum cylindrique, celui de Fergusson, par exemple, et d'un pinceau de charpie assez gros pour pouvoir boucher complétement l'ouverture du spéculum. Nous ne croyons pas inutile de recommander à nos lecteurs de ne pas abandonner cette petite opération aux mains inhabiles de la sage-femme, s'ils veulent épargner à la malade des douleurs inutiles à l'introduction du spéculum, et s'ils ne veulent pas qu'au lieu de voir les sangsues appliquées à la portion utérine, elles ne soient posées à une partie du canal vaginal. Cette dernière faute peut devenir dangereuse, car les sangsues peuvent ouvrir une des grosses veines situées dans les parois du vagin, et déterminer ainsi une hémorrhagie abondante. C'est pour cette raison que nous avons adopté comme règle de conduite de toujours nous convaincre par nous-même que l'orifice du spéculum embrasse en effet la portion vaginale et que les sangsues sont forcées ainsi de mordre dans le tissu utérin. Il faut, à cette occasion, que nous fassions remarquer encore que chez les femmes qui ont un vagin très-large, soit qu'elles aient eu de nombreux accouchements, soit à cause d'une mollesse particulière des parties génitales, il arrive quelquefois, lorsqu'on se sert d'un spéculum relativement trop petit, que les sangsues glissent le long de la portion vaginale et pénètrent entre les parois du vagin et du spéculum pour mordre à l'endroit qui leur plaît, quelquefois même à des parties très-rapprochées de la vulve. Aussi pour éviter cet inconvénient très-désagréable, croyons-nous utile de procéder d'abord à l'examen des parties génitales pour nous rendre compte de leur plus ou moins grand état de dilatation et de l'élasticité des parois, pour pouvoir choisir en connaissance de cause le calibre du spéculum.

Nous faisons toujours cette petite opération la malade étant couchée sur le dos et le bassin un peu élevé. Pour obtenir cette position, l'on n'a qu'à exhausser le bassin au moyen d'un coussin un peu dur. Il faut éviter le plus possible les longs préparatifs qui ne servent qu'à effrayer les malades; et l'on peut même, quand les circonstances l'exigent, faire cette opération aussi bien à l'aide de l'éclairage artificiel qu'avec la lumière du jour.

Lorsque le spéculum est appliqué et que l'on s'est assuré que son ouverture embrasse la portion vaginale, on peut voir, ce que l'exploration digitale aura déjà montré en partie, si le col est fermé, ou bien s'il est entr'ouvert, comme cela se voit chez les femmes qui ont déjà accouché. Quand le col est fermé, on peut faire en sorte que son orifice vienne s'appliquer exactement au milieu de la lumière du spéculum et embrasser toute la circonférence du col. Dans ces cas, on n'a pas à craindre l'introduction d'une sangsue dans le canal cervical, ce qui provoque très-fréquemment des coliques utérines. Quand au contraire l'orifice est béant, on dirigera le spéculum de façon à ce que son bord libre vienne s'appliquer entièrement sur la partie antérieure du col. On bouche ainsi l'ouverture du canal vaginal et l'on évite l'entrée des sangsues.

Dans ces derniers temps, le professeur F. Weber de Lemberg (Wiener medic. Wochenschrift, 1861, n° 43) a décrit un procédé avec lequel il prétend diriger la marche de la sangsue dans le canal vaginal. Il fait traverser la portion inférieure de la sangsue avec trois ou quatre aiguilles garnies d'un fil épais ou de soie; il en noue les deux bouts et place chaque sangsue dans un verre rempli d'eau froide afin d'éviter l'entrelacement des fils. Il applique chaque sangsue séparément, en ayant soin de la diriger au moyen du fil à l'endroit qu'il choisit et en ne la perdant pas de vue. Quand la première sangsue tire, il enroule le fil autour du manche du spéculum; il opère de même avec la deuxième et la troisième. Quand l'une ou l'autre tombe, il la retire au moyen de son fil.

Ce procédé a pour but, d'après Weber, d'empêcher

les sangsues de pénétrer dans le canal cervical. Nous ne voulons pas nier qu'on ne puisse y arriver par ce moyen; mais néanmoins nous ne nous permettrons pas de conseiller son application, et cela pour différentes raisons. D'abord, malgré l'affirmation contraire de Weber, nous nous sommes convaincu par nous-même que les sangsues transpercées et gênées dans leurs mouvements par le fil, mettent beaucoup plus de temps à mordre; de plus, nous croyons que Weber se fait illusion lorsqu'il croit pouvoir diriger la sangsue à son gré, nous ne saurions pas du tout partager cette confiance. Aussi croyons-nous qu'il est beaucoup plus pratique de mettre simplement les trois ou quatre sangsues dans le spéculum, de les pousser jusqu'au niveau du col à l'aide d'un pinceau de charpie que l'on maintient à cette profondeur jusqu'au moment où l'on est convaincu qu'elles ont mordu. Quand elles sont appliquées, on sort le pinceau, et l'on attend tranquillement qu'il leur plaise de tomber; elles sortent alors d'elles-mêmes, ou bien une légère inclinaison du spéculum vers le bas les fait glisser dehors. Quand on procède de cette façon, on n'a pas facilement à constater des accidents désagréables; cependant, comme il peut en survenir, nous ne pouvons pas nous dispenser d'en parler.

§ 90. — Avant tout, il faut avoir en vue la possibilité d'une hémorrhagie plus ou moins abondante. Pour y obvier, qu'on prenne pour principe de ne jamais appliquer plus de quatre ou cinq sangsues; il ne faut pas les choisir trop grandes et prendre toutes les précautions pour les empêcher de mordre dans les parois du vagin. De plus, il ne faut pas employer ce moyen dans les cas où il y a mollesse et ramollissement du segment inférieur de la matrice et en même temps coloration violacée de la portion vaginale et élargissement sensible du tissu veineux du vagin. C'est surtout dans ce cas qu'on observe des hémorrhagies profuses à la suite d'une application de sangsues ; nous leur préférons, quand il y a indication d'employer les antiphlogistiques, des scarifications de la portion vaginale au moyen du bistouri. Enfin nous mentionnerons encore la disposition hémophylique que présentent certaines personnes chez lesquelles la moindre blessure provoque des hémorrhagies difficiles à arrêter ; dans ces cas, on fera bien d'éviter toute application de sangsues.

Mais si, même après ces précautions, il survient une hémorrhagie, il faudra s'en rendre maître aussi vite que possible. Pour arriver à ce but, et en laissant de côté tous les remèdes qui ne pourraient que faire perdre du temps, qu'on tamponne le vagin avec une éponge trempée dans un mélange de vinaigre et d'eau, ou bien dans une solution d'alun ou de perchlorure de fer.

Les douleurs qu'on réunit sous le nom de colique utérine sont très-pénibles pour les malades ; elles consistent en douleurs vives, crampoïdes, ayant leur siége dans l'hypogastre, les reins et le haut des cuisses et semblables à celles qui accompagnent quelquefois la menstruation. Nous avons déjà dit que cet état pouvait être provoqué par l'introduction d'une sangsue dans la cavité cervicale de la matrice; mais on se tromperait fort si l'on croyait que cette seule cause pouvait les produire. Car de nombreuses observations nous ont appris que l'utérus possède quelquefois une irritabilité réflexe très-exagérée, de sorte que souvent on voit ces douleurs crampoïdes à la suite d'une application de sangsues très-bien faite. Elles s'accompagnent d'ordinaire d'un appareil fébrile intense, quelquefois même de convulsions généralisées, de hoquet, de vomissements, de spasmes, plus rarement de délire; ces symptômes peuvent même devenir tellement effrayants que l'entourage de la malade en éprouve des craintes sérieuses. — Toutes les fois qu'il nous est arrivé d'observer ces crampes utérines à la suite d'une application de sangsues, nous avons remarqué que l'écoulement de sang consécutif était très-faible, dans quelques cas même, il cessait complétement, au moins pendant la durée de la crampe. Cela s'explique d'ailleurs facilement par le rétrécissement du calibre des vaisseaux utérins à la suite de la rétraction des fibres musculaires. Ce qui nous paraît digne de remarque encore, c'est qu'il y a des femmes qui sont prises de crampes d'une façon constante après chaque application de sangsues.

Autant ces accès sont pénibles et orageux, autant ils cèdent facilement à une médication convenable. Nous les combattons toujours avec succès par une dose de morphine, par des lavements additionnés de 20 à 30 gouttes de teinture d'opium, par des bains entiers, ou des bains de siége tièdes, par des injections vaginales tièdes et par des fomentations chaudes sur le bas-ventre. Dans deux cas seulement nous nous sommes vu forcé d'avoir recours à des injections sous-cutanées d'une solution de biméconiate de morphine.

Mais un symptôme que nous avons observé à différentes reprises à la suite de l'opération dont nous parlons, c'est l'apparition d'un érythème ou d'un urticaire couvrant toute la surface, ou seulement une partie du corps. Déjà en 1860, nous avons attiré l'attention sur ce groupe symptomatique (Würzburger mediz. Zeitschrift, Band I, page 92) et dans la suite, nous eûmes à différentes reprises l'occasion de faire de semblables observations, sans que, jusqu'à présent, la pratique de nos confrères gynécologistes leur ait permis d'en vérifier l'exactitude. Cela nous étonne d'autant plus, que ce phénomène s'observe beaucoup plus fréquemment qu'on ne pourrait le croire de prime abord; car nous l'avons, dans le courant des quatre dernières années, observé au moins une dizaine de fois.

Voici comment les symptômes se présentent d'ordinaire : La malade éprouve, quelques minutes après l'application des sangsues, une sensation de froid plus ou moins vive, assez passagère, qui parcourt le corps, qui arrive quelquefois jusqu'au frisson et est suivie d'une chaleur brûlante et insupportable; la tête devient lourde, il y a des bourdonnements dans les oreilles, des étincelles devant les yeux, abolition complète de l'ouïe et enfin un léger délire. Bientôt après, plusieurs parties du corps, souvent sa plus grande surface, se couvrent d'une vive rougeur écarlate sur laquelle se développent d'ordinaire en peu de temps de nombreuses papules d'urticaire plus pâles. Dans quelques cas, cette éruption ne se fait pas et le travail inflammatoire se limite à un érythème intense.

Dans la plupart des cas que nous avons observés, tout cet appareil symptomatique conserve son intensité pendant à peu près toute une heure, puis le tout se calme peu à peu. La fréquence du pouls diminue, ainsi que la chaleur de la peau; les surfaces rouges pâlissent, les plaques de l'urticaire disparaissent, de sorte que généralement, après trois ou quatre heures, il ne reste plus d'autre trace de tout ce travail si terrible qu'un peu de faiblesse et d'embarras dans la tête.

Lorsque nous avons publié les premières observations de ce genre, nous avons essayé de les expliquer en disant que l'irritation produite par la piqûre des sangsues sur les nerfs utérins, provoque une irritation exceptionnelle et inexplicable du système vasculaire et celle-ci, à son tour, amène à sa suite, et sans que nous puissions savoir comment, cette affection cutanée aiguë et passagère. En ce moment nous ne saurions en donner une explication plus satisfaisante. Plusieurs de nos collègues ont prétendu que l'on avait affaire à une intoxication du sang due à la piqûre de la sangsue; mais cela n'est pas. Ce qui le prouve, c'est que, à notre connaissance du moins, on n'a pas observé de symptômes pareils à la suite de l'application des sangsues à d'autres parties du corps. De plus, n'observe-t-on pas des éruptions pareilles, d'une moindre intensité, il est vrai, à la suite d'irritations locales des nerfs génitaux. Nous ne voulons mentionner ici que ces éruptions de la figure, de la nuque, de la poitrine, etc., que l'on voit apparaître quelquefois à la suite d'une exploration ; nous rappellerons encore un fait connu de tout le monde, c'est que les affections cutanées chroniques accompagnent fréquemment les maladies des organes sexuels de la femme et qu'enfin ces dernières ont une influence tellement grande sur le système nerveux général qu'il ne doit pas paraître étonnant qu'elle s'étende sur le sang et l'appareil vasculaire. On peut d'ailleurs voir, d'après ce que nous venons de dire, que tout cet appareil symptomatique si terrible pour les malades et leur entourage ne présente aucune espèce de danger ; nous l'avons toujours vu disparaître dans l'espace de quelques heures sans laisser de traces ni de conséquence fâcheuse et en ne lui opposant que l'expectation.

§ 91. — Il nous resté à mieux spécifier les cas où une application de sangsues à la portion vaginale nous paraît utile et indiquée.

1° En première ligne se trouvent certainement les cas pour lesquels la maladie est indubitablement la suite d'une inflammation aiguë du parenchyme utérin, ou bien se présente sous la forme d'une inflammation subaiguë. On observe alors principalement des mouvements fébriles passagers, une sensibilité utérine exagérée à la pression interne et externe, une légère augmentation de volume et de consistance de l'organe, une vive rougeur de la muqueuse génitale et enfin un endolorissement anormal de la vessie et de l'urèthre.

2° Cette pratique convient parfaitement encore dans les cas où, pendant le cours d'une métrite chronique, il se montre de temps en temps des symptômes qui indiquent une hypérémie intercurrente aiguë de l'utérus et de ses annexes. C'est surtout dans les cas où la congestion menstruelle s'accompagne d'un vif brûlement ou de douleurs lancinantes dans l'hypogastre et les deux régions inguinales, d'une sensation de pesanteur très-gênante dans la région lombaire et dans l'intérieur du bassin, et d'une sensation particulière comme si un corps lourd allait sortir du vagin.

3° Les antiphlogistiques locaux serviront aussi à beaucoup diminuer les souffrances des malades quand l'écoulement menstruel est relativement peu abondant, de peu de durée, ou s'accompagne des symptômes que l'on réunit sous le nom de dysménorrhée.

Par contre, la saignée locale sera contre-indiquée :

1° Lorsque l'état des malades sera fortement anémique et que les anamnestiques auront démontré une tendance aux hémorrhagies profuses (hémophylie).

2° Lorsque l'épaississement du parenchyme utérin sera considérable et que le système veineux y est fortement développé; car dans ces cas, on a à craindre le plus souvent des hémorrhagies profuses et affaiblissantes.

3° L'application des sangsues est contre-indiquée, elle serait même dangereuse, dans les cas où par suite d'une longue durée du mal, la portion inférieure de l'utérus s'est indurée et que la muqueuse présente un aspect blanchâtre, ce qui démontre un état fortement anémique de l'organe.

4° On évitera cette médication, lorsqu'on aura quelques raisons de croire qu'on a affaire à une induration squirrheuse du segment utérin inférieur et enfin quand 5° le pourtour du col utérin est le siége d'excroissances papillaires nombreuses, volumineuses et facilement saignantes; ou bien si on y constate l'existence de végétations fongueuses. Mais par contre, nous n'y voyons aucune contre-indication lorsque la portion vaginale est le siége de simples érosions catarrhales ou folliculeuses superficielles, ou même papillaires.

§ 92. — Nous possédons encore une seconde méthode pour faire des évacuations sanguines à l'utérus, ce sont les *scarifications* à l'aide d'instruments tranchants. Les scarifications ne remplacent qu'imparfaitement les sangsues et dans des cas pressants, car l'écoulement sanguin qu'elles provoquent n'est en général que peu abondant et de courte durée. D'un autre côté, elles présentent au médecin l'avantage inappréciable de pouvoir régler la quantité de sang qu'il veut enlever. Pour cela, il n'a qu'à faire les scarifications plus ou moins profondes et plus ou moins nombreuses. C'est pour cette raison qu'il y aura toujours des cas où l'on devra donner la préférence à ce genre de saignée.

Pour nous, en général, nous faisons les scarifications

dans le cas où, une saignée locale étant indiquée, l'état anémique des malades ou leur disposition à des hémorrhagies profuses défendent l'emploi des sangsues. Elles sont indiquées encore dans les cas où l'évacuation sanguine ne doit porter que sur la portion vaginale, quand l'examen aura démontré que l'hypérémie a principalement son siége dans le col utérin et que le corps de l'organe n'y participe que faiblement. Ces scarifications se montrent surtout très-utiles dans les traitements des diverses ulcérations se développant dans les lèvres du col, des érosions catarrhales papillaires et folliculeuses. La précision avec laquelle on peut fixer le point à inciser et la possibilité de diminuer l'hypérémie de la muqueuse sans enlever à l'organisme une grande quantité de sang, sont certainement des causes qui plaident en faveur des scarifications.

La pratique en est très-simple et presque indolore : Après avoir découvert le col au moyen d'un spéculum un peu large, on l'incise avec un bistouri à long manche convexe et à large pointe; on le fait pénétrer six ou huit fois dans le col, à près d'une ligne de profondeur et de plusieurs lignes de largeur, selon la plus ou moins grande quantité de sang qu'on veut enlever. Lorsqu'on veut entretenir l'écoulement pendant quelque temps, on place après l'opération les malades dans un bain et on leur introduit dans le vagin une canule pour faciliter le contact de l'eau chaude avec les plaies saignantes. Les injections vaginales tièdes ne remplacent qu'imparfaitement le bain dans cette circonstance.

§ 93. — Telles sont les deux méthodes dont nous disposons lorsqu'il s'agit de faire une évacuation sanguine à l'organe malade lui-même. Il nous reste à dire quelques mots sur l'action des déplétions sanguines faites à une plus ou moins grande distance de l'utérus, soit une application de sangsues ou de ventouses scarifiées.

Il est généralement reconnu que ces déplétions sont d'une importance très-secondaire dans le traitement de la métrite chronique. Jamais elles ne peuvent remplacer les déplétions sanguines faites sur l'utérus même. Nous avons vu, à différentes reprises, que le mal était enlevé plus rapidement par trois ou quatre sangsues appliquées à la portion vaginale que par un nombre dix fois plus considérable de ventouses ou de sangsues appliquées à la région inférieure du ventre, ou à la face interne des cuisses. Il faut encore remarquer que, dans ce cas, l'évacuation sanguine doit être beaucoup plus abondante et que, par suite, elle est beaucoup moins bien supportée par les femmes anémiques ou ayant au moins des dispositions à le devenir. Nous n'usons de ces moyens que dans les cas où la malade est encore vierge, ou lorsque l'étroitesse et la sensibilité du vagin rendent l'introduction du spéculum impossible et qu'en même temps la sensibilité de la région hypogastrique et inguinale font supposer une irritation inflammatoire des parties avoisinantes du péritoine. Dans ces cas, une application de huit ou dix sangsues sur la portion douloureuse du ventre rendent quelquefois d'excellents services. Nous réservons la scarification de la face interne des cuisses pour les cas où, une application de sangsues à l'utérus même étant impossible pour les motifs donnés plus haut, l'aménorrhée ou un écoulement menstruel rare et douloureux, compagnons si fréquents de la métrite chronique, indiquent une énergie plus grande dans la circulation des organes du bassin. Les vieux médecins déjà recommandaient les évacuations sanguines dans de pareilles circonstances, et notre propre expérience confirme pleinement cette pratique; mais nous faisons cette restriction que, ce qu'on devra toujours préférer, ce sera d'agir directement sur l'utérus, quand la chose est possible.

§ 94. — Tout médecin qui aura eu à soigner un nombre un peu considérable de femmes atteintes de métrite chronique, sera certainement de notre avis quand nous disons que, dans le traitement de cette affection, rien ne saurait moins lui venir à l'esprit que de faire une *saignée générale*. Pourtant cette pratique a pour elle une autorité respectable qui l'a vigoureusement défendue : nous voulons parler de Lisfranc. Il est parti de l'idée que la congestion menstruelle, se reproduisant tous les mois, augmente l'hypérémie et l'état d'inflammation de l'utérus; pour éviter ce désagrément, on pratique des saignées répétées. Dans ses leçons, il enseignait que, chez les femmes fortes et pléthoriques, il fallait opérer une *saignée générale déplétive ;* chez celles qui sont faibles et anémiques, plusieurs petites saignées, des *saignées révulsives*. Par la première, il prétendait *prévenir* l'hypérémie des organes du bassin ; par les secondes, il prétendait la *combattre directement*.

Cette méthode de Lisfranc ne fit que peu de prosélytes de son vivant, et elle allait être bientôt complétement abandonnée, grâce aux progrès de la physiologie et de la pathologie, lorsque, il y a une dizaine d'années, un estimable gynécologiste de Paris, A. Nonat, chercha à la remettre en vigueur.

Il est vrai que Nonat trouve lui-même la pratique de Lisfranc trop absolue dans mainte circonstance. Il n'en dit pas moins, dans son *Traité pratique des maladies de l'utérus* (Paris, 1860, page 123), que, à l'exception de quelques cas particuliers, il commence toujours le traitement de la métrite chronique par une saignée générale, quand la malade jouit d'une bonne constitution ; et lorsqu'il a affaire à des femmes plus faibles, il a recours aux déplétions sanguines locales. Quand la saignée a diminué les douleurs du bas-ventre et qu'elle a procuré un notable soulagement, on peut, on doit même la renouveler; quand au contraire il y a aggravation, il faut l'abandonner et la remplacer par les antiphlogistiques locaux. Nonat va même si loin que, chez des femmes fortes et pléthoriques, il pratique la saignée deux et trois fois par mois; chez les femmes délicates, il ne la pratique que lorsque les douleurs deviennent assez violentes. Il ne saigne qu'après la période menstruelle et n'enlève que 60 à 90 grammes de sang. Nonat prétend qu'après ces petites saignées révulsives, on voit souvent apparaître des symptômes qui indiquent une congestion sanguine passagère vers la moitié supérieure du corps : une rougeur plus vive de la figure, de la céphalalgie, des accès légers d'étouffement, des battements de cœur, etc. Deux ou trois heures après, ces symptômes disparaissent et la malade éprouve l'influence bienfaisante complète de la saignée. Chez quelques personnes, ces symptômes peuvent devenir assez violents et tenaces; dans ces cas, la répétition de la saignée est contre-indiquée. Ce sera surtout chez les femmes qui ont eu des hémoptysies, des congestions cérébrales, etc. Par contre, les saignées sont tout spécialement indiquées dans les cas où l'utérus est à chaque époque menstruelle le siége d'une congestion assez vive; quand l'hémorrhagie est très-abondante. Dans ces cas, Nonat croit les antiphlogistiques locaux insuffisants et inutiles. D'un autre côté, il recommande la section de la veine quand l'écoulement menstruel se fait difficilement et est trop peu abondant à cause d'une congestion trop forte ou d'une véritable inflammation, ce qui doit toujours se reconnaître facilement. Dans ces cas, Nonat fait la saignée quelques jours avant la menstruation et il n'emploie aucun autre remède pour faciliter l'écoulement du sang. Il ne craint pas non plus de saigner les femmes qui paraissent anémiques; mais il est vrai qu'il ne leur enlève que 30 ou 60 grammes de sang.

On comprend facilement que la pratique de Nonat n'ait rencontré en France que peu de sympathie et lui ait soulevé de nombreux contradicteurs (voy. *Gaz. hebd.*, 1861, pages 220 et 252). Quant à l'Allemagne, il faut le dire en l'honneur de nos confrères, cette pratique n'y est jamais parvenue et nous espérons bien qu'elle n'y arrivera jamais.

Nous ne voulons pas nier qu'une saignée générale ne puisse calmer plus ou moins les douleurs des malades, mais ce bien-être passager peut-il compenser les suites fatales qu'amènent nécessairement les saignées même peu abondantes lorsqu'elles sont répétées fréquemment? L'affaiblissement de l'état général, la diminution de la masse du sang et son influence pernicieuse sur le système nerveux sont des conséquences d'autant plus fréquentes et moins inévitables que, sans cela déjà, la majeure partie des femmes atteintes de métrite chronique peut être rangée dans la catégorie des anémiques et des hystériques. On nous objectera peut-être que nous ne sommes pas conséquents avec nous-même lorsque, d'un côté, nous ne voulons pas entendre parler de la saignée révulsive de Nonat et que, de l'autre, nous recommandons si fortement les saignées locales. Nous ne croyons pas l'objection sérieuse; car, d'un côté, on ne peut nullement douter qu'il n'y ait une grande différence d'action physiologique entre une saignée générale et une saignée locale; d'un autre côté, il est clair que les saignées locales ont sur l'organe malade une influence que les saignées générales de Nonat ne possèdent nullement. Il est possible que Nonat nous dise, comme il l'a fait pour répondre aux objections que lui faisait Rouyer, qu'il ne nous est pas permis de juger sa méthode de traitement parce que nous n'en avons aucune expérience personnelle. A cela nous répondrons, qu'il serait bien triste pour la pratique médicale, de ne pouvoir critiquer tout moyen reconnu irrationnel d'emblée, avant de l'avoir essayé au lit du malade. Nous sommes convaincu que la méthode de Nonat appartient à cette catégorie; nous en appelons au jugement de tous les médecins appartenant à la nouvelle école.

b. Dérivatifs.

§ 95. — Comme nous avons eu l'occasion de le dire au début de ces considérations thérapeutiques, il faut, pour guérir l'affection utérine qui nous occupe, chercher, avant tout, à ramener à l'état normal la circulation dans les organes du bassin, empêcher la stase chronique du sang dans l'utérus et ses annexes, et provoquer la résorption des exsudats qui se sont formés dans l'épaisseur des parois de la matrice; en un mot, il faut ramener à l'état normal les fonctions de nutrition de cet organe. Personne ne s'étonnera que pour obtenir ce résultat on ne soit forcé d'employer la médication dérivative. Aussi les vésicatoires, les irritants locaux, les ventouses sèches et les purgatifs jouent-ils un grand rôle dans la thérapeutique de la métrite chronique. Ce sont ces différents moyens que nous allons passer en revue.

Nous ne saurions recommander les irritants épidermiques qu'on applique à une distance plus ou moins éloignée de l'organe malade, que ce soient les *sinapismes*, le *badigeonnage avec des liquides irritants*, les *vésicatoires*, etc. Notre pratique, en effet, où nous les avons employés quelques milliers de fois, ne nous rappelle pas un seul cas où nous ayons obtenu un résultat sensiblement favorable. Nous ne voulons d'ailleurs nullement méconnaître que les moyens dont nous parlons n'aient rendu de signalés services dans le traitement de maint symptôme ennuyeux. Mais jamais nous n'avons observé, par exemple à la suite de l'application d'un vésicatoire sur l'hypogastre, sur la région inguinale ou sacrée, etc., une modification durable dans la marche de la maladie utérine. Quand on prétend avoir obtenu un résultat favorable, nous croyons qu'on se trompe et qu'on met sur le compte des irritants ce qui est dû aux remèdes internes employés concurremment ou antérieurement. Du reste, cela se comprend facilement quand on songe que la surface externe du corps sur laquelle on applique les irritants reçoit des artères n'ayant aucune connexion intime avec les artères utérine et spermatique interne qui se distribuent dans le parenchyme utérin. Ce serait certainement leur reconnaître une action trop étendue que de les croire capables de provoquer une réaction favorable sur le système vasculaire de la matrice.

Cependant, malgré tout ce que nous venons de dire, les dérivatifs, surtout les vésicatoires, sont d'un grand secours dans le cours de la métrite chronique parce que, dans un grand nombre de cas, les organes voisins de l'utérus, surtout le feuillet pariétal du péritoine, prennent part à l'hypérémie de la matrice. Autant leur action est faible ou nulle sur ce dernier organe, autant on en obtient de bons effets lorsque les douleurs s'irradient et s'éloignent plus ou moins de la région utérine, surtout lorsque la région inguinale accuse une sensibilité inusitée à la pression, ou qu'il existe d'uatres symptômes encore qui indiquent une irritation inflammatoire du péritoine. Dans ces cas, les applications répétées de vésicatoires et de pointes de feu sont plus que palliatives; car on fait complétement disparaître ainsi ces symptômes. C'est dans ce but, mais seulement dans celui-là, et non pour obtenir un effet dérivatif sur l'utérus, que nous recommanderons l'emploi de ces exutoires.

Dans ces derniers temps, on a essayé de faire sur l'utérus même des applications de vésicatoires. Aran en France et Rob. Johns en Angleterre ont préconisé cette méthode.

Voici la manière de procéder d'Aran : On met à découvert le col utérin au moyen du spéculum et on le nettoie soigneusement avec un pinceau de charpie, puis on découpe une rondelle de vésicatoire d'Albespeyres de la grandeur du col ; on l'applique contre ce dernier et on la maintient au moyen d'une grosse boulette de charpie sèche. Le vésicatoire ainsi disposé est laissé en place pendant vingt-quatre ou quarante-huit heures, suivant les circonstances. On enlève le vésicatoire en se servant, comme pour le placer, du spéculum, en saisissant le tampon de charpie et la rondelle emplastique avec des pinces. D'ordinaire il ne s'est pas formé une grosse ampoule sur le col, comme sur les autres parties du corps; à peine observe-t-on quelquefois de petites vésicules remplies d'un liquide séreux. L'épithélium qui se détache ne se reforme en général que dans six ou sept jours et il faut attendre jusqu'à ce moment pour faire une seconde application vésicante. Le vésicatoire a pour effet de calmer les douleurs; il a, en outre, une action résolutive très-puissante sur les engorgements, une action modificatrice incontestable sur les inflammations chroniques et les ulcérations superficielles. Jamais il ne donne lieu à des accidents dans les organes voisins (Aran).

D'après Rob. Johns (*Pract. observations on blistering the cervix uteri*, etc.; Dubl. quart. Journ., 1857 mai, n° 46) le meilleur vésicant consiste en une solution de cantharides dans de l'éther sulfurique, mêlée à une solution de gutta-percha dans du chloroforme, dans la proportion de deux parties de la première sur une partie de la seconde. Il porte ce mélange deux ou trois fois sur le col au moyen d'un pinceau de charpie. Les douleurs que provoque cette application sont légères et ne durent jamais plus d'une minute; on voit bientôt apparaître de petites phlyctènes et, au bout d'une demi-heure, un écoulement séreux qui dure ordinairement trois jours et est remplacé par une sécrétion purulente. On peut renouveler la vésication six jours après. Johns ne vit jamais à la suite de cette petite opération survenir d'accidents dans les organes voisins, même dans les cas de cystite concomitante. Il considère comme avantageux d'entretenir la vésication. Dans ce but, il fait des badigeonnages avec une solution de cantharides et de gutta-percha dans le chloroforme, dont l'application est complétement indolore.

Nous avouons franchement que nous n'avons aucune expérience personnelle à cet égard. Quoique cette pratique soit connue depuis un certain nombre d'années déjà, aucun gynécologiste distingué n'en a fait l'éloge jusqu'à présent à notre connaissance et, autant qu'il est permis de porter un jugement à priori, nous partageons complétement l'avis de Nonat, quand il dit (*loc. cit.*, page 178) : Nous n'y avons jamais eu recours, il nous a toujours semblé que les vésicatoires placés sur les lèvres du col utérin devaient produire trop ou trop peu. Dans les cas où l'emploi d'un agent dérivatif, ou d'un modificateur des tissus est nettement indiqué, nous pensons qu'il est préférable de recourir à la cautérisation par la potasse caustique ou par le fer rouge, dont la puissance et l'efficacité sont garanties par de nombreux succès et universellement reconnues aujourd'hui. » Qu'on nous permette donc de passer à l'étude de l'action des caustiques potentiels et du fer rouge; car ils appartiennent aussi à la classe des dérivatifs.

§ 96. — L'effet qu'on cherche à obtenir par la cautérisation du col utérin avec les *pâtes caustiques* et le *fer rouge*, est complexe. D'abord on croyait : 1° provoquer une modification profonde dans les conditions de nutrition de l'organe; 2° arrêter l'hyperplasie par la suppuration de la surface ulcérée; 3° provoquer une réaction locale favorisant la résorption des exsudats déjà formés et enfin 4° la suppuration plus ou moins prolongée devait agir à la façon des cautères, d'une manière dérivative.

Ces moyens ont été employés surtout dans le traitement de l'hypertrophie et du gonflement inflammatoire du col utérin. Cependant on en fit fréquemment usage dans le traitement de l'inflammation chronique du col utérin ; ce furent principalement les médecins anglais et français qui usèrent largement de cette pratique.

Autant que nous savons, Dupuytren et Gendrin furent les premiers qui employèrent la potasse caustique pour cet usage ; puis vint Bennet, élève de Gendrin. Plus tard on préféra le caustique de Vienne, et, en ce moment, c'est presque exclusivement le caustique de Filhos qui est employé. Ce dernier est préparé avec deux parties de potasse et une partie de chaux fondues dans un creuset et coulées en petits cylindres qu'on recouvre d'une feuille d'étain, de plomb, d'une couche de gutta-percha ou de cire à cacheter.

On a reproché avec raison à la potasse caustique et à la pâte de Vienne d'être trop diffluentes et de cautériser des parties qu'on devrait ménager, de provoquer ainsi des inflammations aiguës du vagin et du péritoine avoisinant, de donner lieu à des cicatrices considérables amenant le rétrécissement consécutif du canal vaginal. De plus, l'expérience a appris que ce caustique a encore d'autres inconvénients ; on ne peut pas toujours prévoir l'étendue de son action ; il agit quelquefois trop profondément et produit des pertes de substance irrémédiables ; la chute de l'eschare est souvent accompagnée d'hémorrhagies profuses, difficiles à arrêter. Enfin on ne saurait nier que l'emploi de ce caustique, quand il est continué pendant quelque temps, anéantit les forces et épuise tellement le système nerveux que son action nuisible sur la constitution des malades ne saurait être méconnue.

Pour nous, nous n'avons encore employé ni la potasse caustique, ni la pâte de Vienne. Nous avons pourtant vu un assez grand nombre de malades qui avaient été traitées de cette façon par d'autres médecins; plusieurs d'entre elles, il est vrai, accusaient ces cautérisations d'avoir aggravé leur état. On est heureusement assez d'accord en ce moment et l'on accepte presque unanimement que ces sortes de caustiques devraient être bannis de l'arsenal gynécologique à cause des dangers qui leur sont inhérents. C'est presque exclusivement, comme nous l'avons dit plus haut, le caustique de Filhos qui est employé dans la pratique. Néanmoins notre expérience ne plaide pas non plus en faveur de ce moyen; nous ne l'avons, il est vrai, employé que dans 4 cas, mais ils ont suffi pour nous décourager de faire des essais ultérieurs. Une de nos malades fut atteinte d'une périmétrite intense qui nous fit craindre pour ses jours; chez les trois autres, il s'est formé des ulcérations profondes de la portion vaginale dont la cicatrisation fut très-longue et qui n'eurent aucune influence favorable sur la marche de la maladie utérine, quoique dans un cas nous ayons répété la cautérisation 5 fois et 6 fois dans un autre. Du reste, nous ne sommes pas le seul à nous plaindre du mauvais effet de ces cautérisations : car Dubreuil (Nonat, *l. c.*,

p. 156), dit que sur 28 cas traités de cette manière, dans le service de Richet, on eut à observer 6 fois des suites graves. Deux malades furent atteintes de métrite aiguë, une troisième eut une hémorrhagie qui dura six heures, et les trois autres une inflammation du tissu cellulaire péri-utérin.

Que d'autres recommandent donc le caustique de Filhos, tant qu'il leur plaira; pour nous, nous croyons que son emploi n'est pas sans danger. Nous préférons nous en passer dans la suite que de recommencer nos expériences, et nous nous en passerons d'autant plus facilement que nous ne sommes pas du tout convaincu de ses bons effets. Tous les ans, nous avons à soigner des femmes dont des médecins anglais et français avaient traité depuis des années la métrite chronique au moyen de la pâte de Filhos, sans qu'ils aient obtenu la moindre amélioration de leur état général et de leur mal local. Chez bon nombre d'entre elles, nous avons constaté sur le col utérin des cicatrices dures et épaisses; quelques-unes portaient encore à l'orifice utérin des ulcérations étendues, profondes et à bords épais, et presque toutes se plaignaient de l'influence débilitante, de l'épuisement des systèmes sanguin et nerveux par cette méthode de traitement qui, soit dit en passant, n'a guère fait de prosélytes en Allemagne.

Il faut que nous disions aussi, qu'on ne s'est pas contenté d'appliquer la pâte de Filhos à la surface de la portion vaginale, mais qu'on est allé jusqu'à introduire le caustique dans le canal cervical dans le but de traiter une soi-disant métrite interne, et qu'on le laissa de une à deux minutes en contact avec la muqueuse. Nous ne saurions dire, par expérience personnelle, si cette manière de cautériser présente de plus grands dangers que l'application du caustique sur la surface externe de la partie vaginale. Tout ce que nous savons, et les défenseurs de ce moyen sont eux-mêmes d'accord avec nous sur ce point, c'est que, à la suite de cette cautérisation interne, il résulte quelquefois un rétrécissement assez grand de la cavité cervicale. On comprend cela facilement, lorsqu'on songe à la grande perte de substance et aux cicatrices épaisses qu'on observe déjà à la suite des cautérisations de la surface externe de la portion vaginale. Pour éviter ce rétrécissement, Nonat recommande (*l. c.*, p. 157) de placer dans la cavité cervicale une sonde à demeure jusqu'à la cicatrisation complète de la plaie; mais il oublie, en donnant ce conseil, que l'irritation provoquée par la sonde qui séjourne des journées entières ne saurait avoir une influence favorable sur l'endométrite qu'il s'agit de combattre et, qu'en fin de compte, le rétrécissement se produit le plus souvent à la suite de la rétraction cicatricielle qui, dans la plupart des cas, n'arrive que longtemps après la guérison superficielle de la plaie. Le conseil de Nonat ne saurait donc être utile et empêcher le rétrécissement, que dans les cas où ce rétrécissement serait dû aux adhésions qui pourraient se faire entre les surfaces dénudées du canal cervical, après la chute de l'eschare; c'est là une hypothèse qui ne saurait être tout à fait juste.

Pour terminer, nous allons décrire la manière de se

servir de ce caustique. Quand on veut simplement cautériser la surface externe de la portion vaginale, on introduit, après l'application du spéculum et le nettoiement de la muqueuse, un peu de linge, ou bien un tampon de charpie, dans l'orifice externe pour protéger les bords et l'ouverture du canal cervical. On introduit le caustique soit à l'aide d'une pince à long manche, soit avec le porte-caustique, et on le met en contact pendant une ou deux minutes avec la surface de la portion vaginale. Puis on injecte une ou plusieurs seringues d'eau froide, ou, suivant le conseil de Filhos, de vinaigre qui neutralise les portions de caustique qui pourraient rester attachées aux parties. Enfin on sort le tampon qui bouche l'orifice du col, on nettoie la surface cautérisée avec un pinceau de charpie et on retire le spéculum. L'eschare que produit le caustique de Filhos est noirâtre, mollasse et assez épaisse. Quelques heures après la cautérisation, il s'écoule du vagin un liquide grisâtre, purulent et d'une mauvaise odeur. L'eschare tombe en général du huitième au neuvième jour et l'on aperçoit une surface d'un rouge vif, granuleuse, fournissant du pus, et facilement saignante. Peu à peu les granulations disparaissent; la surface purulente se change en surface fibrineuse qui plus tard devient séreuse et enfin, quand on se trouve dans de bonnes conditions, la cicatrice est formée au bout de cinq à six semaines.

Quand on veut cautériser l'intérieur du col, on taille le caustique et on le fait pénétrer à 1/2 ou 1 pouce de profondeur dans l'orifice; on l'y laisse pendant une minute en contact avec la muqueuse, en ayant soin de lui faire subir un léger mouvement de rotation et enfin on injecte, à travers une sonde fine, de l'eau ou du vinaigre dans le canal cervical.

§ 97. — Quoique Percy et Larrey aient déjà recommandé l'emploi du *fer rouge* dans le traitement des maladies chroniques de la matrice, ce n'en est pas moins à Jobert (de Lamballe) que revient l'honneur d'en avoir vulgarisé l'usage dans la pratique gynécologique française. On n'en fit usage d'abord que contre les cancroïdes et les affections cancéreuses du col; puis, contre les différentes ulcérations non cancéreuses de la portion vaginale, et enfin on en recommanda la pratique pour la guérison de l'hypertrophie et de l'induration du col et du corps utérin.

Nous avons déjà eu l'occasion (voyez notre *Traité pratique des maladies des organes sexuels de la femme*) de nous prononcer sur l'influence favorable que possède le fer rouge sur les ulcérations carcinomateuses et d'autres qui résistent opiniâtrément à toutes les autres méthodes de traitement. Aussi nous proposons-nous d'y revenir plus tard lorsque nous parlerons du traitement des différentes ulcérations de l'orifice. Mais, en ce moment, nous ne voulons parler que de l'influence dérivative de ce moyen héroïque sur le tissu malade de la matrice.

En lisant les magnifiques résultats que les médecins français et anglais se vantent d'avoir obtenus au moyen du fer rouge, dans le traitement de l'inflammation chronique du col, on est en droit de se demander comment il se fait que, malgré des succès si brillants, les médecins allemands n'emploient pas plus souvent ce moyen dans leur pratique. On n'en sera plus étonné quand on saura que des essais nombreux ont été faits en Allemagne, mais que le résultat obtenu a toujours été moins que satisfaisant; jamais on n'a pu prouver que la résorption s'opérait et que la cautérisation favorisait la transformation des tissus. Dans notre pratique particulière, nous avons employé le fer rouge dans le traitement des formes les plus diverses de la métrite chronique avec ou sans ulcérations de l'orifice du col, nous avons reconnu de nombreuses fois son influence favorable sur les pertes de substance qui avaient souvent résisté à tous les autres moyens; mais nous mentirions si nous soutenions avoir vu, dans un seul cas, une diminution de volume notable du col ou du corps utérin hypertrophiés. Sous ce rapport, notre expérience est tellement riche que nous pouvons nous appuyer hardiment sur elle et soutenir, sans crainte d'un démenti, que l'opinion contraire est fausse et incompréhensible pour nous.

C'est pour cette raison que la cautérisation au fer rouge trouve une application plus limitée chez nous que chez nos voisins. Becquerel conseille le cautère actuel dans les cas suivants (*l. c.*, t. I, p. 366) : 1° Inflammation chronique du col de l'utérus avec hypertrophie notable et induration très-caractérisée, qu'il y ait ou non catarrhe utérin, granulations et ulcérations; 2° Inflammation chronique du col de l'utérus avec hypertrophie notable soit que cette inflammation existe seule, soit qu'elle soit accompagnée de ramollissement, de granulations ou d'ulcérations de la membrane muqueuse; 3° Lorsque le nitrate d'argent est impuissant à guérir des granulations très-développées ou des ulcérations profondes et rebelles. M. de Laurès, élève de Jobert, dans sa thèse inaugurale, recommande la cautérisation dans les cas suivants : 1° Les ulcérations exubérantes, fongueuses, compliquées d'hémorrhagies et d'hypertrophie soit simple, soit avec induration, soit avec ramollissement; 2° l'hypertrophie considérable avec catarrhe utérin, sans ulcération; 3° les ulcérations autour de l'orifice du col ayant détruit une partie de ce pourtour, et enfin 4° les ulcérations à fond induré.

Si l'on voulait se conformer au dire de ces deux médecins français, on se verrait forcé de se demander quels sont réellement, en pratique, les cas d'inflammation chronique du col où l'emploi du fer rouge n'est *pas* indiqué. Car, d'après eux, il peut s'employer dans l'hypertrophie simple, dans l'hypertrophie avec ramollissement et induration, avec ou sans ulcérations, en un mot, dans tous les cas! Nous nous estimons heureux de pouvoir dire que notre pratique, en Allemagne, cherche à préciser les cas mieux que cela ne se fait en France et en Angleterre.

Pour nous, nous admettons l'action astringente et caustique du fer rouge sur les tissus du col utérin avec lesquels on le met en contact; aussi ne l'employons-nous que dans les cas suivants :

1° Dans le traitement des ulcérations facilement saignantes, recouvertes de nombreuses excroissances papillaires ou fongueuses, ou de celles qui ont résisté à tous les autres modes de traitement. Dans ce cas, le fer rouge rend souvent les services les plus signalés ; après la chute de l'eschare, la surface ulcérée prend un tout autre aspect ; en général, elle prend une coloration fraîche et saine. Il arrive souvent que des ulcérations de l'orifice qui résistent des mois entiers aux caustiques potentiels les plus énergiques et ne présentent aucune tendance à guérir, perdent déjà après la première cautérisation au fer rouge leur aspect livide, la facilité avec laquelle elles saignent, ne se recouvrent plus d'excroissances papillaires et se cicatrisent au bout de quelques semaines.

2° Nous utilisons encore l'action astringente du cautère actuel dans les cas où le ramollissement et l'infiltration du tissu du corps ou du col utérin provoquent des méno- ou des métrorrhagies profuses qui résistent aux autres hémostatiques. Mais il nous faut faire remarquer que ces cas sont d'une grande rareté ; cependant il s'en trouve, et alors une cautérisation légère et superficielle rend sans contredit d'excellents services; dans ces cas, nous cautérisons, que le col présente ou non des ulcérations. Cette opération semble rétrécir les vaisseaux dans une grande portion de la paroi utérine ; ce rétrécissement, qui dure plus ou moins longtemps, provoque la stase dans les vaisseaux et diminue la pression sur leurs parois. C'est ainsi qu'elle arrête la déchirure de ces vaisseaux qui s'était opérée sur une plus ou moins grande étendue et avait amené l'hémorrhagie profuse.

Ce sont là, à notre avis, les seules indications pour

l'emploi rationnel du cautère actuel dans le traitement de la métrite chronique. Mais il faut que nous fassions encore mention d'un autre effet dont nous parlerons plus tard : c'est son influence sédative dans quelques névralgies qui accompagnent la métrite chronique. Ce serait là une troisième indication que nous négligerons pour le moment, parce que nous ne voulons parler maintenant que du traitement de la maladie en général et non pas de quelques-uns de ses symptômes.

Autant nous partageons peu l'opinion de beaucoup de nos confrères concernant les indications qu'ils donnent pour l'emploi du fer rouge, autant nous sommes d'accord avec eux lorsqu'ils prétendent que cette opération faite avec les précautions et la dextérité convenables est tout à fait inoffensive et indolore. Nous n'avons jamais observé le moindre accident, jamais d'hémorrhagie inquiétante ou de symptômes inflammatoires; aucune de nos malades ne s'est plainte de la douleur de l'opération; aussi la croyons-nous beaucoup moins pénible qu'une foule d'autres moyens considérés comme moins héroïques.

Pour faire l'opération, nous préférons un spéculum à manche aussi large que possible et en corne, parce que ce corps est mauvais conducteur du calorique, et empêche par suite la chaleur de se propager aux parois du vagin et de donner lieu à cette sensation de chaleur, désagréable pour les malades, que l'on observe souvent dans le cas où le spéculum est métallique. Le manche du spéculum doit être un peu long, pour protéger la main de l'aide qui fixe l'instrument.

Le spéculum introduit, il faut avoir soin qúe son bord libre n'embrasse que la portion vaginale du col; si la paroi vaginale venait encore faire saillie dans la lumière de l'instrument, il faudrait la refouler par des mouvements appropriés, ou bien avec un pinceau de charpie. Cela est d'autant plus important que la cautérisation des parois vaginales entraîne à sa suite d'abord le catarrhe du vagin, puis un rétrécissement cicatriciel; on l'a même vu donner lieu à une péritonite mortelle.

Nous avons adopté pour règle de ne jamais porter le fer rouge que sur la surface externe de la portion vaginale et de ne jamais l'introduire dans la cavité du col; aussi ne nous servons-nous que du cautère aplati ayant une surface de 6 à 9 lignes de diamètre. Nous ne faisons jamais la cautérisation profonde, particulièrement recommandée par Jobert, nous nous contentons de porter le fer rouge trois ou quatre fois légèrement et superficiellement sur la surface à cautériser. Nous croyons qu'il n'est pas nécessaire non plus, qu'il est même inutile de chauffer le fer jusqu'au blanc; car, dans ce cas, il détruit trop rapidement les tissus et produit facilement des pertes de substance plus profondes qu'on ne le voudrait. On prétend, il est vrai, que le fer chauffé seulement au rouge, ne calcine pas suffisamment les tissus qui lui adhèrent alors et dont l'arrachement est douloureux. Pour nous, nous pouvons affirmer n'avoir jamais rien observé de semblable dans nos cautérisations superficielles avec le fer chauffé au rouge sombre.

L'eschare produite commence d'ordinaire à se détacher du troisième au quatrième jour; au bout d'une semaine elle est toujours complétement tombée, mais on n'observe en général la cicatrisation complète de la plaie que trois ou quatre semaines après. L'opération est suivie d'une augmentation notable de l'écoulement qui devient séro-muqueux, quelquefois légèrement sanguinolent.

§ 98. — On a, de différents côtés, essayé de remplacer le fer rouge par la *galvano-caustique*. Nous l'avons employée à plusieurs reprises pour cautériser, soit des ulcérations, soit des cancers et des cancroïdes de la portion vaginale; mais la difficulté avec laquelle on transporte les appareils nécessaires et, d'un autre côté, la lenteur de leur marche et les longs préparatifs qu'ils demandent, nous ont empêché de les employer plus fréquemment. L'expérience personnelle nous fait donc défaut pour que nous puissions porter un jugement sur cette méthode opératoire; néanmoins, nous accorderons volontiers que, si l'on parvient à construire des appareils plus simples, plus faciles à transporter et à faire fonctionner, ils présenteront maint avantage sur le fer rouge.

Becquerel, qui a eu l'occasion de se servir fréquemment d'un appareil simplifié composé par Charrière, prétend que son action sur l'utérus est tout à fait analogue à celle du fer rouge; mais voici les avantages qu'il présente d'après lui :

1° Il évite à l'opérateur de faire dans une maison particulière les préparatifs du chauffage des fers, souvent effrayants pour la malade ou ceux qui l'entourent.

2° On n'a pas à se presser pour faire l'opération, car on ne court aucun risque de voir le fer se refroidir avant qu'il ne soit porté sur l'endroit à cautériser.

3° Avec le fer rouge, il arrive très-souvent que la fumée empêche l'opérateur de rien voir à ce qu'il fait; il est obligé de cesser momentanément l'opération pour attendre que la fumée soit dissipée et pour recommencer. Pendant ce temps, le fer rougi au feu est refroidi; avec le cautère électrique, si la fumée vient masquer les parties malades, on suspend la cautérisation; le cautère garde absolument sa même température et l'on peut reprendre ensuite.

4° La cautérisation électrique sera plus facilement acceptée par les malades que celle au fer rouge qui leur inspire toujours une grande terreur.

Ces considérations de Becquerel sur les avantages de ce nouveau moyen méritent toute créance; nous les acceptons volontiers, mais nous ne saurions prédire jusqu'à quel point elles se réaliseront en pratique.

§ 99. — Quant aux *purgatifs*, qu'il nous reste à envisager en dernier comme dérivatifs, nous ne croyons pas devoir leur accorder une place bien importante dans la thérapeutique de la métrite chronique.

Nous ne nous attendons pas à être contredit quand nous posons en fait que sur 10 femmes atteintes de métrite chronique, il y en a 8, au moins, qui souffrent de constipation plus ou moins opiniâtre. La plupart du temps, cette constipation reconnaît pour cause la diminution de l'énergie des muscles de l'intestin, diminution qui est le compagnon presque constant de l'anémie dont sont atteintes la plupart de ces femmes. La constipation reconnaît plus rarement pour cause un obstacle mécanique à la marche des fèces dans l'intestin ; cependant cette cause doit être prise en considération, surtout dans les cas de rétroversion de la matrice hypertrophiée ; il y a même un assez grand nombre de malades qui peuvent montrer avec une grande exactitude l'endroit où se fait cette compression de l'intestin. En général, ces constipations opiniâtres sont un des symptômes les plus pénibles de cette maladie, surtout lorsque, ce qui arrive souvent, il se fait encore une accumulation gazeuse un peu considérable et qu'alors il faille recourir forcément à l'emploi des évacuants.

La maladie elle-même les réclame, et leur emploi paraît rationnel au point de vue théorique, lorsqu'on songe que la distension considérable et de longue durée des intestins par les matières fécales, provoque une gêne dans la circulation des organes du bas-ventre, gêne qui sera d'autant plus grande que le système circulatoire, surtout celui de la veine cave ascendante, aura déjà subi des influences pernicieuses. Nous n'avons pas besoin d'ajouter que cela est surtout le cas pour le mal qui nous occupe. La constipation et l'accumulation des gaz intestinaux agissent encore sur la matrice, qui est comprimée de haut en bas ; elles entretiennent et augmentent les déviations utérines si fréquentes, les flexions, les anté- et rétroversions et empêchent le retour à l'état normal de la circulation utérine. Enfin il faut encore avoir en vue que tôt ou tard les désordres de la défécation engendrent d'autres anomalies de la digestion, qui, à leur tour, ont une influence fâcheuse sur la nutrition, la sanguification et l'innervation. Nous voyons donc qu'on ne saurait méconnaître la nécessité et l'urgence de l'emploi des purgatifs dont l'action dérivative sur l'organe malade est très-importante, car ils provoquent un état d'irritation sur la muqueuse du gros intestin dont la conséquence est une augmentation de sécrétion. Nous ne saurions dire si cette influence favorable sur l'utérus malade est due à la révulsion directe, ou bien si, se plaçant au point de vue pharmaco-dynamique, les purgatifs agissent d'abord sur la moelle épinière, qui transmet son action sur les nerfs moteurs des muscles de l'intestin, de la paroi abdominale et des organes du bassin, comme la vessie, l'utérus, etc. — C'est là une question qui jusqu'à présent n'a pas encore trouvé sa solution.

Nous allons examiner quels sont, parmi les nombreux purgatifs que nous possédons, ceux dont l'emploi est préférable. Nous croyons que ce sont ceux dont l'action sur le canal intestinal est la plus prolongée, car ce n'est qu'à cette condition qu'on obtiendra un effet dérivatif conséquent. On prendra donc les médicaments à action douce, principalement les sels alcalins, l'huile de ricin, la rhubarbe. etc. Si ces moyens restent sans effet, dans les cas de constipation opiniâtre, par exemple, il faudra recourir à l'emploi des drastiques : les feuilles de séné, la racine de jalap, la coloquinte, etc. Quand ils auront agi sur le canal intestinal, on reviendra à l'emploi plus ou moins prolongé d'un laxatif doux, qui remplira alors le but dérivatif. Nous méconseillons l'usage longtemps continué des drastiques pour plusieurs raisons : d'abord parce qu'ils dépriment trop les forces de l'organisme et qu'ils occasionnent fréquemment une exacerbation des douleurs hémorrhoïdales qui, sans cela déjà, font souvent beaucoup souffrir les malades.

Les eaux minérales salines, prises pendant quelques semaines, ont une action très-favorable sur la métrite chronique, et il n'y a pas d'années où nous n'ayons à enregistrer des guérisons dues aux sources de *Carlsbad*, *Kissingen*, *Ems* et *Marienbad*. On peut constater le même résultat pour les eaux amères de *Friederichshall*, de *Seidschütz*, de *Pullna*, de *Mergentheim*, etc. Mais si l'on nous demandait de préciser exactement l'indication de chacune de ces sources en particulier, nous serions forcé d'avouer que les bases rationnelles d'une réponse nous font complétement défaut. Si nous considérons la question d'un œil impartial et non à travers les besicles des différents médecins de bains qui, en fin de compte, ne font jamais que des discours, chacun *pro domo sua*, nous serons obligé d'avouer que les sources que nous venons de nommer et une foule d'autres du même genre, n'agissent sur l'*utérus malade* que par leurs propriétés purgatives. On nous accusera peut-être d'être trop exclusif; on nous objectera les nombreuses théories chimiques sur lesquelles les panégyristes des diverses sources ont bâti leurs hypothèses plus ou moins subtiles ; mais nous nous attendons aux objections, et nous nous consolons grâce à la conviction que nous avons que tout praticien impartial nous approuvera quand nous émettons l'opinion qu'aucune raison scientifique ne saurait, dans la pathologie utérine, nous donner des indications particulières pour l'emploi d'une eau purgative *spéciale*. Les nombreuses observations que nous avons eu l'occasion de faire à ce sujet, se rapportent surtout à l'effet des eaux de Kissingen, Ems, Carlsbad et Marienbad ; mais si nous devions indiquer la différence d'action de ces sources, nous avouerions n'en connaître aucune. Elles concordent toutes en un point : c'est que la dérivation produite sur le tube digestif par leur emploi continué pendant plusieurs semaines, régularise la circulation des organes contenus dans le bassin, et diminue les incommodités produites par la stase sanguine chronique, cause de l'hypérémie de l'utérus et de ses annexes. Cette explication est la seule qui puisse nous rendre compte des effets salutaires des eaux salines sur la métrite chronique. Quant à une guérison radicale de cette maladie, nous ne pouvons nous empêcher de sourire à l'assertion de Willemin (*Les eaux de Vichy dans les affections chroniques de l'utérus*, 1857), qui prétend que « *sur quinze cas d'engorgement avec antéversion, dont quelques-uns étaient compliqués d'excoriations et de granulations du col*, *nous avons obtenu douze fois guérison* COMPLÈTE ». Nous félicitons le docteur Willemin de ce brillant résultat ; nous n'avons rien de semblable à relater, mais nous croyons que Becquerel a parfaitement raison quand il dit : *Le livre de M. Willemin est destiné à l'exaltation de ces eaux.*

Du reste, on ne verra point toujours, et dans tous les cas de métrite chronique, des résultats favorables suivre l'emploi de ces eaux ; il y a, au contraire, des cas où elles ne produisent qu'une action nuisible. L'observation nous a démontré que ces insuccès se rencontrent surtout dans les cas récents, lorsque l'utérus et ses annexes sont sensibles au toucher, et que de légers mouvements fébriles apparaissent de temps en temps, dénotant ainsi une marche subaiguë. C'est dans ces cas que les eaux minérales salines et amères, comme du reste les purgatifs en général, produisent une aggravation de tout l'ensemble des symptômes morbides. Par contre, l'effet salutaire des eaux salines sera le plus manifeste si la malade est d'une constitution robuste, si le symptôme prédominant de la maladie est une constipation opiniâtre, et enfin si les symptômes d'inflammation aiguë ont disparu depuis assez longtemps déjà. Dans les cas de ce genre, on peut espérer, avec beaucoup de probabilité, que l'usage des eaux amères pures ou alcalines, ou des eaux salines, produira une amélioration sensible et durable de la maladie.

Il nous reste à mentionner encore une autre méthode de dérivation sur le canal intestinal, que nous recommandons particulièrement à nos lecteurs, à cause de son action beaucoup plus directe sur l'utérus : ce sont les lavements. Dans un grand nombre de cas, nous avons vu leur emploi amener une sensible amélioration des symptômes locaux de la métrite chronique ; les symptômes dysménorrhéiques qui accompagnent si fréquemment cette maladie, furent enlevés presque instantanément. De plus, nous avons, de même qu'Aran (*Bulletin de thérapeutique*, 1858, 15 mars), constaté la diminution de la sécrétion muqueuse de l'utérus et du vagin à la suite des lavements irritants. Voici comment nous nous expliquons cet effet favorable : les tissus du gros intestin sont en connexion anatomique intime avec ceux des parties génitales, de sorte que l'hypérémie de la muqueuse du gros intestin provoquée par un irritant, peut facilement avoir une action favorable sur le système sexuel. Aran recommande dans ce but des lavements composés de 5 à 10 grammes d'aloès et savon et 100 grammes d'eau tiède. Ces lavements peuvent convenir dans beaucoup de cas. Cependant nous recommanderons la prudence dans leur emploi, surtout à cause de l'irritation exagérée qu'ils provoquent dans l'intestin, irritation dont l'effet ne s'y localise pas, mais s'étend encore dans tout le bassin. Il y a longtemps déjà, Schoenlein recommandait des lavements analogues (0gr,50 d'aloès, 30 grammes de mucilage) comme emménagogues. Nous avons constaté à différentes reprises leur action favorable dans les cas d'aménorrhée et de menstruation rare. Cet effet s'explique par une augmentation de la congestion utérine menstruelle ; or, c'est là justement ce que doit éviter le médecin qui traite un cas de métrite chronique. De plus, il faut encore avoir une vue que la stase dans les veines hémorrhoïdales accompagne très-fréquemment cette affection utérine, et que par suite toute irritation un peu forte et durable du gros intestin est contre-indiquée. C'est pourquoi nous prescrivons des lavements d'eau tiède additionnée d'un peu d'huile et de sel de cuisine, mélange qu'on pourra donner pendant huit ou quinze jours sans provoquer une irritation trop énergique de la muqueuse intestinale. Nous n'administrons les lavements d'aloès que dans les cas où la métrite chronique passe à la seconde période, celle de l'induration avec anémie utérine, en même temps qu'il y a menstruation rare, ou aménorrhée complète, sans stase hémorrhoïdale. Dans ces cas, l'afflux du sang dans les parties génitales doit être désirée, parce qu'une circulation plus rapide et plus énergique peut donner une impulsion favorable à la fonte et à la résorption des exsudats déposés dans les parois de l'organe.

c. Astringents.

§ 100. — Les astringents forment une troisième série de moyens pour le traitement de la métrite chronique. Ils agissent en produisant une irritation directe, et, par suite, réclament dans leur emploi une grande circonspection de la part du médecin ; ils peuvent en effet nuire facilement en produisant une irritation trop forte. Virchow expose cela clairement dans le passage suivant (*Pathol. und Therap.*, Bd. I, p. 85) : « On ne saurait dire sûrement quelles sont les limites de cette méthode. Elle a en général rendu les meilleurs services dans les cas où les tissus sont légèrement atteints, quand l'irritation était circonscrite, ou de peu d'intensité, là par conséquent où le caractère congestif ou sécrétoire prédomine. Il semble donc que le résultat favorable qu'on obtient est dû à la contraction et au rétrécissement des vaisseaux afférents provoqués par une nouvelle irritation; mais, si cela arrive réellement, on comprend aisément pourquoi cette méthode présente des résultats si douteux. Il faudrait donc pouvoir produire la quantité et la forme d'irritation qui serait nécessaire pour provoquer une contraction durable des vaisseaux, tandis que toute irritation qui dépasserait le but aurait pour effet de produire une augmentation de somnolence, peut-être même la paralysie des tissus. »

Cette explication de Virchow s'applique parfaitement à la métrite chronique. Nous n'avons eu malheureusement que trop souvent l'occasion de constater avec quelle facilité l'emploi non indiqué des astringents a pu causer des désordres. Aussi croyons-nous utile de poser aussi nettement que possible les indications et les contre-indications de cette méthode. Voici les résultats auxquels nous sommes arrivé dans notre pratique :

Les astringents produisent de bons effets dans les cas où, comme le dit Virchow, on n'a affaire qu'à une simple congestion, plutôt qu'à un véritable état inflammatoire, lorsque la maladie n'est pas la terminaison d'une métrite aiguë, mais provient plutôt d'un ralentissement de la circulation dans les organes du bas-ventre et du bassin, en un mot d'une stase chronique qui enlève la tonicité et augmente le calibre des vaisseaux. Ici viennent principalement se ranger les cas où l'on observe l'hypertrophie de tout l'utérus ou de quelques-unes de ses portions à la suite d'une involution puerpérale incomplète. Mais comme il est prouvé que la métrite chronique due à cette cause peut aussi, après une certaine durée, produire dans les tissus des changements tout à fait analogues à ceux qu'amène nécessairement l'inflammation aiguë : un exsudat abondant dans les parois utérines, il faut donc en conclure que l'action des astringents ne sera favorable que dans les cas où l'on trouve le tissu utérin mou et relâché, ayant une grande tendance à l'hémorrhagie, quand enfin une sécrétion abondante de la muqueuse utérine et vaginale indique la continuation de la stase chronique des organes du bassin, la somnolence, l'élargissement et la congestion des vaisseaux utérins. Dans ces cas, nous considérons les astringents comme les meilleurs remèdes qu'on puisse employer pour combattre la métrite chronique.

Par contre, nous les croyons absolument contre-indiqués, et nous recommandons fortement de ne pas les employer, quand le mal a un caractère subaigu, quand l'utérus et ses alentours présentent de la sensibilité, ou spontanée, ou aggravée par le toucher et le palper; ou bien quand la dureté du segment utérin inférieur et la pâleur de la portion vaginale indiquent une longue durée du mal, ou la transformation des exsudats en tissu connectif. Ce sont là des circonstances dans lesquelles l'emploi des astringents ne saurait qu'augmenter encore l'anémie.

§ 101. — Parmi les remèdes de cette classe, c'est surtout l'*eau froide* que l'on a employée depuis longtemps et avec une prédilection marquée. Il y a encore actuellement des médecins qui, en présence d'un écoulement muqueux des organes génitaux, s'empressent de conseiller les bains de siége froids et des injections d'eau froide. Il est vrai que l'on atteint souvent le but qu'on se propose, mais seulement d'une façon passagère ; la leucorrhée cesse pendant quelques jours et quelquefois pendant plusieurs semaines ; mais la malade paye souvent bien cher cette apparente guérison. En effet, il n'est pas rare de voir la sensibilité et les douleurs utérines augmenter ; fréquemment les coliques utérines qui manquaient auparavant, ou qui du moins étaient peu intenses, se présentent avec une grande violence ; l'écoulement menstruel subit des perturbations jusque-là inconnues; il est trop faible ou trop abondant, il s'accompagne de symptômes dysménorrhéiques très-pénibles, ou peut même complétement cesser pendant un laps de temps plus ou moins long. Nous avons vu souvent des coliques intestinales violentes, des diarrhées rebelles, même des péritonites partielles, et l'inflammation aiguë de l'utérus déjà malade, succéder à l'emploi d'injections froides et surtout à l'usage de bains de siége froids.

Nous ne pouvons donc assez recommander d'user de la plus grande prudence dans l'administration des astringents en général, et surtout de l'eau froide, et d'avoir toujours en vue les règles générales que nous avons données plus haut.

Pour notre compte, nous n'avons que rarement recours à l'application topique de l'eau froide; nous préférons d'autres remèdes astringents dont nous avons pu apprécier l'effet salutaire sur les affections de la matrice, et qui ne produisent aucune des réactions nuisibles que l'on observe si souvent par l'usage des injections ou des bains de siége à l'eau froide. Nous craignons surtout ce dernier mode d'administration que nous n'employons presque plus.

Nous prescrivons, il est vrai, les injections d'eau froide, mais seulement chez des sujets à constitution faible et dont la sensibilité sexuelle est peu prononcée, pendant la première période de la métrite chronique, lorsque celle-ci est accompagnée de relâchement et de ramollissement du tissu utérin ; nous les prescrivons encore dans les cas où il y a tendance à la métrorrhagie, soit pendant la période menstruelle, soit dans ses intervalles; dans les cas d'hypersécrétion de la muqueuse utérine ou vaginale; enfin encore, lorsqu'il s'agit de combattre des érosions du col de l'utérus, papillaires, fongueuses, facilement saignantes. C'est dans les cas de ce genre que les injections froides, soit employées seules, soit comme adjuvants d'autres remèdes astringents, peuvent exercer une action favorable en rétrécissant les vaisseaux utérins, en raffermissant le tissu utérin ramolli et infiltré, en diminuant la sécrétion muqueuse et en prévenant les méno- ou métrorrhagies profuses.

Jamais nous n'avons observé la moindre amélioration, même partielle, survenir dans les cas de métrite chronique, accompagnée d'induration, que l'on traitait par des injections d'eau froide; aussi nous paraît-il inconcevable que Fleury ait pu dire dans son *Traité d'hydrothérapie* (p. 498): «Les douches froides permettront d'obtenir la résolution complète d'engorgements soit hypertrophiques, soit indurés de l'utérus, alors même que ces engorgements sont anciens, considérables, et qu'ils ont résisté aux différentes médications usuelles et notamment à l'application du fer rouge.» Une assertion semblable ne peut être émise que par celui qui croit que l'eau froide est la panacée universelle de toutes les affections possibles.

Il est indispensable, si l'on veut que l'eau froide développe toute sa puissance astringente, de la laisser le plus longtemps possible en contact avec l'organe malade. Ce n'est donc pas au moyen de nos seringues ordinaires que l'on peut obtenir ce résultat, car la manipulation de cet instrument est pénible et incommode pour la malade et s'oppose ainsi à un usage régulier et prolongé du remède.

Parmi les nombreux appareils que l'on a construits pour donner des injections, nous recommandons en particulier celui du docteur Eguisier, qui permet de régler à volonté la puissance du jet, ou bien l'instrument que nous avons décrit dans notre *Traité des maladies des femmes* (trad. p. 41).—L'appareil à injection du docteur C. Mayer est aussi très-convenable.

Nous ne pouvons conseiller pour la métrite chronique l'usage des douches ascendantes, ou de tout autre moyen qui augmente la force d'impulsion de la colonne liquide. Autant ces moyens sont recommandables dans les maladies où il s'agit d'exciter la vitalité des nerfs utérins, ou de provoquer un afflux de sang vers la matrice, autant il faut les éviter dans la métrite chronique, à cause de l'effet mécanique excitant qu'ils produisent sur cet organe.

Remarquons encore finalement, avant de quitter cette classe de médicaments, que les bains de siége froids sont quelquefois indiqués pour combattre des symptômes qui accompagnent parfois la métrite chronique : le prurit si incommode de la vulve, l'eczéma des lèvres, enfin l'érythème des parties sexuelles externes, de la surface interne des cuisses, etc., produit par l'âcreté de la sécrétion utérine et vaginale. Ces symptômes concomitants de la métrite sont souvent si incommodes pour les malades, qu'elles tiennent à en être débarrassées tout d'abord, et, dans ces cas, nous-même nous conseillons quelquefois les bains de siége, ayant toutefois grand soin des contre-indications. Les bains de siége favorisent puissamment l'action des autres médicaments prescrits contre ces affections, mais il faut bien recommander de n'en faire usage que le soir, immédiatement avant que la malade se mette au lit, afin d'éviter les refroidissements qui sont si communs lorsqu'on prend un de ces bains à un autre moment de la journée.

Les *tampons de glace* qu'on a employés dans ces derniers temps, ont un effet beaucoup plus intense encore que celui produit par les injections d'eau froide. Il fut un temps où nous les essayâmes dans un grand nombre de cas, mais nous n'avons jamais obtenu des résultats assez favorables pour que nous puissions recommander ce moyen d'une façon spéciale.

D'abord, l'application de ce tampon de glace est assez désagréable pour les malades ; car, si l'on veut en obtenir un bon effet, il faut qu'il soit en contact prolongé avec l'utérus ; la glace se trouvant dans le vagin fond, et la malade se voit forcée d'introduire de nouveaux morceaux après peu de minutes. Quand la vulve ou le vagin sont étroits, cette introduction ne se fait pas toujours sans douleur ; la malade mouille ses mains, les parties génitales externes, les vêtements, etc., elle risque par conséquent de se refroidir facilement. Nous avons vu quelquefois cette pratique être suivie de douleurs rhumatismales dans différentes parties du corps, de catarrhe bronchique et intestinal. Cela nous paraît suffisant pour bannir le tamponnement du vagin avec la glace. On l'abandonnera d'autant plus facilement encore, lorsqu'on saura que, malgré son énergie, son action ne l'emporte pas de beaucoup sur les injections d'eau froide dont la pratique est beaucoup moins répugnante.

Passons à l'étude des *astringents médicamenteux* dans le sens abstrait du mot. Nous n'avons nullement l'intention de passer en revue tous les médicaments de cette classe, qui ont, à différentes époques, trouvé leur emploi dans la thérapeutique des affections utérines ; nous craindrions de lasser la patience de nos lecteurs. Nous ne parlerons que des plus importants et des plus usuels. Mais auparavant nous ferons remarquer que l'action peut différer selon le mode d'application des différents astringents. Ainsi il est évident que l'effet sera tout autre suivant qu'on fera une injection vaginale ou un badigeonnage de la portion vaginale, qu'on introduira un astringent solide dans la cavité cervicale, ou qu'on injectera directement ces substances dans la cavité utérine.

Pour les *simples injections vaginales*, l'action astringente du liquide ne se fera sentir que sur les parois du vagin et sur la surface externe de la portion vaginale. Ce moyen sera donc indiqué lorsque c'est le col utérin qui est le siége du gonflement et de l'épaississement le plus considérable, lorsque la surface externe de la portion vaginale est le siége d'une abondante sécrétion ou d'érosions plus ou moins profondes, saignant facilement, et enfin, encore, dans les cas où la muqueuse vaginale sécrète abondamment. Ce sont là les cas dans lesquels les injections ne peuvent être remplacées par aucune autre méthode pour l'application des astringents. On voit alors survenir en général, après un emploi prolongé, une contraction visible et la diminution de volume de la portion vaginale, la diminution de la sécrétion de la muqueuse et la guérison des érosions et des ulcérations des lèvres du col. Pour ce qui regarde ces dernières, il faut que nous fassions nos réserves; car les injections vaginales astringentes peuvent tout au plus guérir les érosions catarrhales superficielles, mais jamais les ulcérations papillaires avec une grande perte de substance, les folliculeuses, ni les fongueuses. Ces dernières réclament des remèdes plus énergiques, les caustiques.

Les substances médicamenteuses employées le plus fréquemment en injections sont: la décoction d'écorce de chêne, les solutions de tannin, d'alun, de sulfate de zinc et de cuivre, d'acétate de plomb et de chlorure de fer. Nous croyons qu'il est impossible de poser des indications précises pour l'emploi de chacun de ces remèdes, ainsi que pour la dose. Nous ne pouvons que recommander de commencer par des doses faibles pour monter progressivement.

Mais pour que l'on possède quelques points de repère, nous allons donner les doses que nous employons d'ordinaire. L'écorce de chêne s'emploie de 120 à 180 grammes en décoction dans trois litres d'eau qu'on réduit à une colature de 500 à 1500 grammes. Nous faisons une dissolution de 15 à 30 grammes de tannin, et de 4 à 8 grammes, pour 500 grammes d'eau, des substances métalliques citées plus haut. Mais nous posons en principe de ne pas continuer trop longtemps l'emploi du même astringent, lorsqu'on n'en obtient pas un effet sensible; après quatre ou six semaines de non réussite, il faut en choisir un autre. Car nous n'avons fait, malheureusement que trop souvent, l'expérience de voir un astringent ne pas produire d'effet après de nombreuses semaines, tandis qu'un second provoquait une sensible amélioration déjà après quelques jours. Il nous faut ajouter que nous ne faisons pas en général ces injections tout à fait froides, mais à une température de 20° ou 22° R. Elles ne perdent rien de leur pouvoir astringent, et l'on n'observe pas les effets désagréables qui sont particuliers aux injections froides.

Du reste, quand on veut augmenter l'action des injections astringentes, on peut laisser le médicament en contact prolongé avec la portion vaginale et les parois du vagin ; pour cela on emploie les *tampons alumineux*. La meilleure manière de faire ces tampons, c'est de prendre un morceau d'ouate qu'on enroule fortement et qu'on ficelle avec un fil épais dont le bout reste pendant. On le saupoudre avec de l'alun pur, ou avec un mélange d'alun et de sucre pulvérisé, et on le met en place dans le vagin à travers le spéculum. On l'y laisse d'ordinaire pendant la nuit ; le lendemain on le retire en attirant le fil qui pend hors des parties génitales. Puis on fait une injection d'eau tiède pour laver le vagin, et enfin une irrigation avec le liquide astringent choisi. Si les circonstances ne permettent pas l'application du spéculum pour faciliter l'introduction de ce tampon, on pourra à la rigueur remplacer ce dernier par une éponge qu'on trempera dans un mélange de 15 grammes de tannin et 30 grammes de glycérine, et la malade pourra l'introduire elle-même dans le vagin avec le doigt.

§ 104. — Les *badigeonnages de la portion vaginale*, de la

partie inférieure du canal cervical et des parois du vagin, avec des substances astringentes, ont sur les injections maint avantage, mais, par contre aussi, maint inconvénient. On ne saurait nier que cette application ne soit plus facilement surveillée par le médecin et qu'on ne puisse employer des remèdes plus énergiques que pour les injections. Mais, d'un autre côté, il faut remarquer que ces badigeonnages ne peuvent se faire qu'à l'aide du spéculum, ce qui entraîne nécessairement maint ennui. Nous cherchons à y obvier en faisant concurremment les injections et les badigeonnages. Les premières se font tous les jours; les seconds, nous ne les répétons que tous les quatre ou tous les six jours. Nous nous servons de préférence de deux médicaments: 1° du mélange de tannin et de glycérine dont nous avons parlé plus haut, et qui présente l'avantage d'être d'une certaine consistance, de s'agglutiner plus longtemps aux parties, et d'agir, par suite, mieux que les autres solutions astringentes plus liquides; 2° de l'acide pyroligneux, dont l'action astringente est très-efficace. Mais il nous faut prévenir que cette dernière préparation ne saurait être employée pure, car elle provoquerait une brûlure très-douloureuse sur les parties du vagin avec lesquelles elle serait en contact. Aussi conseillons-nous d'y ajouter deux ou trois parties d'eau, ou bien de faire une irrigation d'eau tiède après son emploi pur. Du reste il y a des femmes dont les parties génitales sont tellement peu sensibles, que l'emploi de l'acide pyroligneux pur est souvent tout à fait indolore chez elles. Quelques auteurs recommandent les solutions concentrées de sulfate de cuivre, de zinc et de sous-acétate de plomb. Pour nous, nous ne rejetons pas absolument l'emploi de ces substances, mais nous leur préférons de beaucoup le tannin et l'acide pyroligneux.

Ces badigeonnages se feront le plus facilement avec un gros pinceau qu'on trempe dans le liquide. On découvre la portion vaginale avec un spéculum de verre, et l'on applique le liquide sur le col, en ayant soin de faire pénétrer le pinceau une ou deux fois dans sa cavité aussi loin que possible ; c'est une chose facile chez les femmes qui ont déjà accouché.

§ 105.—Dans ces derniers temps, Becquerel et Rodier ont imaginé l'usage des *crayons astringents*. Une expérience de trois ans nous permet de les recommander dans les cas où il s'agit de guérir l'hypertrophie du col utérin et en même temps l'hypersécrétion de la muqueuse cervicale. Ces crayons se montrent surtout efficaces dans les cas où les badigeonnages de la cavité cervicale avec un astringent se sont montrés insuffisants, ou que l'étroitesse de l'orifice utérin empêche l'introduction un peu profonde du pinceau, dont tout le liquide s'exprime avant d'arriver au point à cautériser. Mais on peut encore, dans l'emploi de ces crayons, avoir en vue un autre but : celui d'obtenir la dilatation du canal. Du moins nous avons observé, après un usage prolongé de crayons durs, et par suite moins liquéfiants, une dilatation sensible et durable de la portion inférieure du canal cervical. Aussi croyons-nous que c'est à cela que nous devons attribuer l'effet favorable que nous en avons obtenu, à différentes reprises, dans des cas de dysménorrhée qui reconnaissaient pour cause la difficulté qu'éprouvait le sang menstruel de sortir de la matrice, à cause de l'étroitesse du canal vaginal ou de l'orifice externe.

Becquerel et Rodier ont fait des essais avec des crayons de différentes substances astringentes, principalement d'alun, de sulfate de cuivre, de sulfate de zinc. Les résultats obtenus par ces crayons furent le plus souvent défavorables, en ce sens que leur effet était exagéré et qu'ils provoquaient fréquemment de vives inflammations du col utérin, de sorte qu'à la fin ils n'expérimentèrent plus qu'avec des crayons de tannin, que, nous aussi, nous avons adoptés.

Nous donnons à ces crayons une longueur d'à peu près 3 centimètres ; ils sont faits de parties égales de mucilage de gomme adragante et de tannin. On les fait coniques et à peu près du diamètre d'un crayon de nitrate d'argent. Notre mode d'application diffère un peu de celui des deux médecins français. Nous découvrons le col au moyen du spéculum, mais nous ne nous servons pas, comme Becquerel et Rodier, pour introduire le crayon, d'une pince métallique faite exprès pour cet usage, mais nous piquons dans la plus grosse extrémité une simple aiguille à tricoter, au moyen de laquelle nous poussons le crayon aussi loin que possible dans la cavité cervicale. Pour sortir l'aiguille, qui peut quelquefois être solidement fixée au crayon, nous relevons un peu le bord postérieur du spéculum, et nous maintenons avec lui la portion correspondante du crayon, qui se trouve ainsi fixé; puis nous retirons l'aiguille. Pour éviter la sortie trop rapide du crayon, il est bon de placer dans le fond du spéculum une éponge, ou un tampon d'ouate munis d'un fil, qui maintiennent alors le crayon.

D'ordinaire la gomme qui forme le crayon se trouve dissoute au bout de trois ou quatre heures; le tannin reste alors en contact prolongé avec la membrane muqueuse de la cavité cervicale.

Nous répétons encore une fois que ces crayons nous paraissent parfaitement recommandables en pratique dans les cas que nous avons cités. En Allemagne, on ne leur a jusqu'à présent pas encore accordé toute l'attention qu'ils méritent.

§ 106. — Ce que nous avons dit jusqu'à présent se rapporte à l'emploi des astringents lorsqu'on les applique sur le vagin, la surface externe de la portion vaginale et, tout au plus encore, sur la muqueuse et le parenchyme du col. Il nous reste une dernière méthode où les astringents peuvent être mis en contact immédiat avec la muqueuse du corps utérin sur laquelle elle exerce directement son action astringente. Nous voulons parler des *injections astringentes dans la cavité utérine* même.

Beaucoup de gynécologistes craignent et même rejettent complétement l'emploi de ce moyen, qui, d'après eux, doit présenter le danger de laisser passer une partie du liquide injecté dans les trompes, et par suite dans la cavité abdominale, ce qui peut amener une péritonite. Il y a dans la littérature médicale une série d'observations où, peu de temps après une telle injection, on prétend avoir constaté le début d'une péritonite. Pour nous, nous croyons qu'on ne doit pas se laisser effrayer si facilement, et qu'on n'a guère à craindre une péritonite à *la suite de la pénétration dans la cavité péritonéale* du liquide injecté dans la cavité utérine. Car, d'abord, les orifices des trompes du côté de l'utérus sont si étroits, qu'il est presque impossible ou au moins très-difficile au liquide de pénétrer dans le canal tubaire ; ensuite une longue série d'expériences que nous avons faites sur des cadavres ne nous a pas permis de constater le passage du liquide injecté des trompes dans la cavité abdominale. Nous avons injecté avec la plus grande force et la plus grande rapidité, dans la cavité utérine, un liquide coloré en noir, sans que nous ayons vu une seule fois une seule goutte pénétrer dans l'abdomen ; la cavité des trompes elle-même, ouverte immédiatement, n'en contenait pas non plus la moindre trace, car sa coloration l'aurait facilement fait reconnaître. Sans vouloir donc nier absolument la possibilité du fait, nous croyons devoir admettre la difficulté et la rareté certainement excessive de sa production. Comme d'ailleurs nous n'avons nullement l'intention de nier l'exactitude des observations dont nous avons parlé plus haut, et qui doivent prouver la production d'une inflammation consécutive à une injection intra-utérine, nous devons nécessairement nous demander si cette inflammation ne peut être due à une autre cause que celle de l'introduction du liquide dans la cavité abdominale. Dans le fait, nous croyons cette explication possible. En effet, dans la plupart des cas dont nous avons eu connaissance, la péritonite survenait à la suite d'une injection astringente très-concentrée, même caustique. Personne ne voudra nier que celle-ci ne puisse provoquer une endométrite aiguë intense, qui, de son côté, peut facilement donner lieu à une péritonite circonscrite. On peut nous objecter que, dans plusieurs des cas dont il est question, les vives douleurs dans l'hypogastre, et principalement dans la région inguinale, succédèrent si vite à l'injection, qu'il n'est pas croyable qu'elles soient dues à la propagation de l'inflammation par la surface interne de la matrice sur le péritoine, comme nous l'avons dit plus haut. A cela nous répondrons que, nous aussi, nous avons vu à la suite d'injections intra-utérines, et presque immédiatement après, survenir des douleurs très-vives aux endroits cités plus haut; mais ces douleurs n'avaient nullement le caractère inflammatoire, elles n'étaient rien autre chose que des douleurs de colique utérine intense provoquée par la contraction spasmodique des parois utérines et des fibres musculaires des annexes de cet organe. Ces coliques durent souvent quelques heures, et sont non-seulement accompagnées d'accidents nerveux s'étendant au loin, mais encore d'une congestion très-manifeste des vaisseaux sanguins. C'est pour cela que celui qui n'a pas l'habitude de voir ces accidents, peut facilement être induit en erreur et les prendre pour ceux d'une péritonite aiguë.

Mais, quelle que soit la signification de ces symptômes, nous voyons, d'après tout ce que nous avons dit, que les injections astringentes faites dans la cavité utérine peuvent facilement provoquer des accidents qui sont très-sérieux, et prendre, dans certains cas, des proportions inquiétantes. Aussi partageons-nous l'avis de ceux qui considèrent cette pratique comme trop énergique, et qui veulent la réserver à quelques cas exceptionnels. Nous en recommanderons donc seulement l'emploi dans les cas où la cavité utérine est le siége d'une hémorrhagie qui ne saurait être arrêtée par aucun autre moyen ; même dans ces cas il nous faut, comme condition essentielle, que la largeur du canal soit assez grande pour ne pas arrêter rapidement l'écoulement du liquide. Car la sortie du liquide au moyen de l'aspiration de la seringue à injection ne saurait parvenir à vider complétement la cavité utérine.

Pour faire ces injections, nous introduisons d'abord dans l'intérieur de la matrice, et jusqu'à son fond, un tube recourbé à la manière de la sonde utérine, de corne, d argent ou de métal anglais, d'un demi-centimètre de diamètre. Nous adaptons à ce tube une seringue de verre d'une contenance de 30 à 60 grammes de liquide, puis nous retirons un peu le tube afin qu'il ne touche pas complétement le fond utérin, et enfin nous comprimons tout doucement le piston pour faire entrer le liquide goutte par goutte dans la cavité utérine. Quand le piston est au bout de sa course, nous attendons quelques minutes, puis nous le retirons pour aspirer autant que possible le liquide injecté, et enfin nous sortons tout l'appareil.

Les liquides qu'on emploie pour faire de telles injections sont des solutions de tannin, de chlorure de fer, de sulfate de fer et de cuivre. On peut même en faire avec une solution faible, non caustique, mais seulement astringente, de nitrate d'argent.

d. Résolutifs.

§ 107. — Comme nous avons eu l'occasion de le dire au commencement de ce chapitre, il ne s'agit pas seulement pour le médecin de parvenir à régler la circulation dans l'utérus et ses annexes; il faut encore qu'il arrive à provoquer dans les tissus un travail de résorption des éléments pathologiques qui s'y sont développés, et à empêcher leur reproduction. En un mot, il faut qu'il produise la liquéfaction et la disparition des exsudats anormaux et des éléments hypertrophiés, travail qu'on désigne d'ordinaire sous le nom de résorption.

Nous n'avons nullement besoin de rappeler que les médications dont nous avons parlé dans les paragraphes précédents arrivent nécessairement aussi à remplir ce but, mais en partie seulement. Personne ne saurait nier en effet que les émissions sanguines locales, que les dérivatifs, que les astringents, n'aient une influence marquée sur l'assimilation des tissus par les changements qu'ils provoquent dans le calibre des vaisseaux, dans la résistance de leurs parois, dans la rapidité de la circulation du sang, etc. De sorte que non-seulement les conditions physiologiques de la formation nouvelle des tissus sont ramenées à l'état normal, mais encore les conditions qui facilitent la résorption sont augmentées et enlèvent les éléments trop abondants pour les déverser dans le torrent circulatoire. Quand cela se fait au moyen des médications citées plus haut, ce n'est que plus ou moins indirectement et, qu'on nous permette l'expression, sans intention de la part du médecin. Il est donc désirable pour nous de posséder des médicaments qui aient, d'après les données de l'expérience, pour effet d'empêcher la métamorphose des tissus, et de provoquer la liquéfaction et la résorption des productions pathologiques antérieures. Cette médication, que l'on désigne d'ordinaire sous le nom de *résolutive*, joue, dans la thérapeutique de la maladie qui nous occupe, un rôle important; ne serait-ce que parce qu'elle active et complète l'action des antiphlogistiques, des dérivatifs et des astringents.

§ 108. — Nous croyons inutile de faire remarquer que, parmi les remèdes de cette classe, la *chaleur* mérite une mention toute spéciale. Chacun sait quelle influence favorable cet agent physique exerce sur la liquéfaction des tissus, et l'on comprendra sans peine notre prédilection pour ce remède dans les cas de métrite où l'utérus a augmenté de volume, soit en totalité, soit en certains points seulement, et où la dureté du tissu fait juger que l'organe est le siége d'un travail hyperplastique. La chaleur rend encore d'éminents services lorsque la maladie est subaiguë, que l'utérus ou ses annexes sont extraordinairement sensibles, ou bien quand on sait, à n'en pas douter, qu'une métrite aiguë a précédé le mal chronique. Dans ces cas, il s'agit surtout de faire disparaître les exsudats organiques; sans doute, nous ne pouvons admettre que la chaleur rende plus facile la résorption du tissu musculaire et connectif déjà organisé, mais nous pouvons croire qu'elle favorise la résorption d'éléments qui ne sont pas encore tout à fait organisés.

Nous venons de parler des formes de la métrite chronique où la chaleur agit favorablement; il s'agit maintenant de signaler les cas où la chaleur est au contraire nuisible. Dans cette catégorie, il faut ranger les métrites produites par des évolutions puerpérales anormales, accompagnées de ménorrhagies ou de métrorrhagies abondantes, ou d'hypersécrétions de la muqueuse du système génital; puis les cas où, à la suite du relâchement de l'appareil suspenseur, il existe des versions plus ou moins prononcées de l'utérus; ensuite les cas où l'exploration fait reconnaître le relâchement et le ramollissement du tissu utérin; enfin, les cas où l'on constate à la portion vaginale des ulcérations papillaires, folliculeuses et muqueuses, donnant lieu à une sécrétion purulente abondante, ou à des hémorrhagies répétées. Dans tous les cas, la chaleur longtemps continuée augmente non-seulement les phénomènes locaux, mais agit défavorablement sur l'état général de la malade en augmentant les sécrétions muqueuses, purulentes et sanguines, produisant ainsi une déperdition des forces et empêchant la nutrition et la sanguification de s'accomplir normalement.

§ 109. — Il y a divers modes d'application de la chaleur ; le plus souvent c'est sous forme de bains entiers ou de bains de siége, d'injections, de cataplasmes émollients et de fomentations.

Les *bains entiers* ne méritent d'être recommandés spécialement que dans les cas où, tout en voulant faire agir la chaleur sur l'utérus, on se propose de mettre toute la surface du corps en contact avec un principe médicamenteux dissous dans l'eau, tel que le fer, la soude, etc. Pour les autres cas, les bains entiers sont le plus souvent contre-indiqués, au moins comme traitement général, à cause de leur influence débilitante. Toutefois un bain entier, administré de temps en temps pendant le traitement de la métrite chronique, peut agir à titre de calmant, ainsi que nous l'exposerons plus tard.

Quant aux *bains de siége tièdes*, nous ne pouvons adhérer à la théorie des médecins qui, comme Marjolin, par exemple, admettent que ces bains augmentent l'afflux du sang dans les organes du bassin, qu'ils relâchent les ligaments, et produisent ainsi des déviations utérines. Cette théorie prouve une expérience insuffisante. Pour nous, nous lui objecterons que jamais nous n'avons pu constater un seul des accidents cités plus haut, après avoir ordonné des milliers de bains de siége. Au contraire, nous pouvons affirmer que, lorsqu'on a soin d'observer les indications et les contre-indications données plus haut, le bain de siége nous paraît le meilleur mode d'application de la chaleur et la manière la plus commode de maintenir l'utérus dans un contact prolongé avec l'eau chaude. Ces bains sont même préférables, à ce point de vue, aux injections, dont l'action n'est que momentanée et ne s'exerce que sur les organes internes, tandis que, par le bain de siége, la chaleur agit en même temps sur les lombes, les fesses, le périnée et le bas-ventre.

Les objections que l'on a opposées à l'usage des bains de siége dans le traitement des maladies utérines nous paraissent être la conséquence du mauvais mode d'application que l'on suit habituellement. Le plus souvent la baignoire est mal construite, trop étroite, et force la malade à une position incommode, pénible même ; puis, généralement, on ne songe pas à favoriser le contact de l'eau avec l'utérus malade. Si donc on prescrit des bains de siége, il faut d'abord faire prendre une baignoire bien faite et assez large pour que la malade soit dans une position aisée, puis faciliter le contact de l'eau avec l'organe malade par l'introduction d'un *spéculum de bains*. Dufresne-Chassaigne, Raciborsky, Spaeth, Bernardi, Spengler, etc., ont construit des instruments très-convenables pour cet usage (voy. *Scanzoni's Beiträge zur Geburtskunde*, IV Bd., S. 270). Nous nous servons habituellement pour nos malades d'un tube de gutta-percha de cinq pouces de long, ouvert à ses deux extrémités, légèrement conique et un peu courbé, et percé en divers endroits de trous de la largeur d'une pièce de 2 francs ;

sa partie extra-vaginale, la plus large, est munie d'un manche court. Cet instrument, préalablement huilé, est introduit avec facilité par la malade elle-même ; la gutta-percha, en contact avec l'eau, se ramollit un peu, et cette souplesse de l'instrument rend celui-ci beaucoup plus supportable à la malade que des instruments de bois, d'étain ou de fil de fer. Pendant la durée du bain, la malade maintient l'instrument par le manche, et, après le bain, l'instrument nettoyé reprend, par le refroidissement, sa forme et sa dureté primitives.

Enfin, il nous faut encore faire remarquer que l'impression que ressent la malade dans le bain doit être celle d'une agréable tiédeur, et jamais celle de chaleur ou de froid. Il vaut mieux, à cause de la différence si grande de la sensibilité des malades, ne pas vouloir fixer un seul et même degré de chaleur, mais en abandonner l'appréciation à chaque malade en particulier. Enfin, pour éviter autant que possible les refroidissements, il est bon de prescrire les bains de siége le soir et immédiatement avant que la malade se mette au lit.

§ 110. — Les *injections vaginales tièdes* sont, d'un côté, un excellent moyen de propreté pour les organes génitaux de la femme ; elles détergent les surfaces couvertes de sécrétions abondantes, quelquefois âcres et irritantes ; d'un autre côté, elles peuvent remplacer, en partie, les effets des bains de siége tièdes. Nous disons en partie seulement, car l'influence de la chaleur qui se fait sentir par les bains de siége sur toute la périphérie du bassin n'agit plus que sur les organes internes. Nous préférons l'emploi des bains de siége dans les cas où il s'agit de laisser les surfaces malades pendant longtemps en contact avec l'eau tiède; nous ne prescrivons les injections que lorsqu'il est nécessaire de nettoyer fréquemment les organes génitaux; lorsqu'on veut faire usage de substances pharmaceutiques qui ne peuvent facilement s'administrer par le bain de siége, et enfin lorsque le bain de siége est contre-indiqué à cause de la facilité avec laquelle la malade contracte des refroidissements. Nous méconseillons complétement l'usage des injections tièdes dans les cas où l'on soupçonne la malade de se livrer à la masturbation et dans les cas où la métrite chronique est accompagnée d'une grande excitation sexuelle avec prurit des organes, désir effréné et continuel du coït, songes voluptueux, pollutions véritables, etc. Nous avons en effet trop souvent remarqué dans ces cas que, par l'emploi des injections tièdes, l'excitation sexuelle était élevée à un degré très-pénible pour les malades.

Quelques médecins français, Cruveilhier à leur tête, recommandent de remplacer les injections par des *cataplasmes vaginaux*. Ceux-ci consistent en de petits sacs cylindriques de mousseline, de près de quatre pouces de long, qu'on remplit de son ou de farine de lin délayés dans l'eau chaude. On les introduit dans le vagin au moyen d'un spéculum cylindrique. Quoique Cruveilhier et d'autres prétendent avoir obtenu de bons résultats au moyen de ces cataplasmes, nous ne pouvons néanmoins les recommander si nous nous appuyons sur les expériences que nous avons faites nous-même. En réalité, ils n'agissent pas mieux que les bains de siége et les injections tièdes; de plus, ils présentent une grande incommodité, celle de ne pouvoir être mis en place qu'au moyen du spéculum; nous avons au moins toujours vu l'application de ces sachets, sans l'aide du spéculum, ne pouvoir s'effectuer sans quelque difficulté et un peu de douleur.

Autant pouvons-nous peu recommander l'emploi des cataplasmes vaginaux, autant devons-nous au contraire vanter l'usage *externe* de la chaleur humide, faite sous forme de *fomentations tièdes*. Elles sont non-seulement un excellent remède contre les douleurs congestives, inflammatoires et névralgiques qui se montrent si souvent dans le cours d'une métrite chronique, mais elles sont encore d'un grand secours pour la liquéfaction et la résorption des exsudats péritonéaux qui compliquent si fréquemment cette maladie; de plus, on ne peut nier leur influence favorable sur l'utérus malade lui-même. Nous aurons d'ailleurs l'occasion de revenir à ce remède en parlant de la thérapeutique des symptômes.

§ 111. — En jetant un coup d'œil sur l'histoire thérapeutique de la maladie qui nous occupe, nous voyons qu'il n'y a presque point de *résolutif pharmaceutique*, ou de fondant qui n'ait eu quelque prôneur enthousiaste. Les mercuriaux, les antimoniaux, l'or, les alcalis, les savons, les oxydes terreux et leurs sels, l'iode, le brome, le foie de soufre, les eaux minérales salines et alcalines, même l'électricité et le galvanisme, ont trouvé tour à tour des apologistes; tantôt l'un, tantôt l'autre de ces remèdes était porté jusqu'aux nues. Mais ce sont justement ces variations dans les appréciations thérapeutiques qui nous font reconnaître le peu de valeur qu'il nous faut accorder aux assertions des auteurs concernant ces agents thérapeutiques.

Le grand nombre de métrites chroniques que nous rencontrons dans notre pratique nous a permis d'essayer tous les remèdes prônés par des auteurs compétents et toutes les médications tant soit peu rationnelles; mais; pour être franc, nous sommes obligé de convenir que nous en sommes arrivé à douter de l'efficacité de toute la série des résolutifs, et que nous n'employons plus qu'un seul corps de cette série dont nous avons pu constater l'action bienfaisante sur l'utérus, sinon dans tous les cas, au moins chez un grand nombre de malades. Nous voulons parler de l'*iode* et de ses différentes préparations.

Tout le monde sait que ces préparations peuvent être administrées soit à l'intérieur, soit à l'extérieur; leur emploi est d'un usage très-répandu depuis une dizaine d'années surtout. Mais si l'on accordait une foi absolue à toutes les assertions sur leur action merveilleuse, on pourrait se croire en possession d'une panacée qui s'appliquerait à tous les cas de métrite chronique, et l'on pourrait croire que le processus hypertrophique qui siége dans les parois utérines devrait, dans tous les cas, céder à l'action fluidifiante et résolutive de l'iode. Malheureusement, les choses se passent tout autrement en réalité.

L'iode, l'iodure de potassium, l'iodure de fer, etc., employés à l'intérieur, n'amènent certes pas toujours des résultats satisfaisants sur l'utérus malade. Nous, pour notre compte, nous pouvons même affimer franchement que nous ne nous rappelons pas un seul cas dans lequel nous ayons pu noter la diminution, le ramollissement, ou une autre modification sensible de l'hypertrophie utérine après l'administration interne longtemps prolongée de ces médicaments. Nous ne nions pas absolument que l'on ne puisse arriver à un résultat ; mais alors ce résultat ne s'obtiendra que lorsque la constitution de la malade sera fortement détériorée. Nous doutons qu'il se trouve un médecin dont la conscience permette d'acheter cette amélioration locale tout à fait problématique au prix du délabrement de la constitution. Pour notre compte, nous avons banni de notre pratique l'usage interne des remèdes iodés dans les cas de métrite chronique, et nous nous bornons à leur application locale.

Cette application locale est assez variée dans ses formes. Nous parlerons d'abord de l'application des *eaux salines iodurées* ou *bromurées*, si recommandées dans ces dernières années, soit en bains de siége, soit en injections ou en fomentations.

Quoique beaucoup d'auteurs, Durian par exemple, soutiennent qu'il est invraisemblable que la peau absorbe la matière minérale d'un bain iodé ou bromuré simple, nous croyons cependant devoir nous ranger de l'opinion de Seegen (*Handbuch der Heilquellenlehre*, Wien, 1862, p. 480). Il dit : « Il n'est point prouvé que l'iode et le brome soient absorbés par la peau dans les bains iodurés ou bromurés même riches; il n'y a point d'expériences directes pour prouver cette absorption. Cependant il est vraisemblable qu'elle a lieu, car beaucoup d'eaux mères corrodent la peau et enlèvent l'épiderme, qui empêche l'absorption. Beaucoup d'observations bien faites ont démontré que des goîtres, traités par l'application de fomentations iodurées, ont disparu à la suite de l'action résolutive de l'iode. »

Quoique nous n'ayons observé aucun cas où cette « action résolutive » de l'iode se soit montrée d'une façon palpable sur le tissu induré de l'utérus, nous sommes cependant forcé d'avouer que nous avons eu l'occasion de voir disparaître des exsudats très-considérables déposés dans le voisinage de l'utérus, sous l'influence de bains, de fomentations, ou d'injections bromo-iodurées. Nous avons même observé que beaucoup de symptômes graves, provenant de l'utérus, ont été singulièrement et favorablement amendés, ont même souvent complétement disparu ; nous nous croyons donc autorisé d'admettre que ces remèdes ne sont point sans action sur la nutrition du parenchyme utérin, mais cette action est loin d'être aussi puissante que certains balnéologues veulent bien nous le persuader. Nous répétons encore que le médecin qui enverrait une malade à Kreuznach, à Hall, etc., dans l'espoir de la voir revenir guérie d'une hypertrophie de l'utérus, ou de voir au moins cet organe notablement diminué de volume, serait singulièrement déçu dans son attente. L'action de ces sources n'est pas favorable à ce point, et l'on doit être content lorsqu'on obtient un amendement quelquefois très-sensible et durable des autres symptômes de la maladie, sans s'attendre à trouver de changement notable de l'organe malade.

Les sources les plus importantes à ce point de vue sont : *Kreuznach*, *Hall*, en Autriche ; *Soden*, près d'Aschaffenburg ; *Dürkheim*, dans le palatinat ; *Salzhausen*, dans le grand-duché de Hesse ; *Iwonicz*, en Gallicie. Il n'entre pas dans notre plan de donner des indications spéciales de chacune de ces sources ; on trouvera tous ces détails, exposés longuement, dans l'ouvrage de Seegen, que nous avons cité plus haut. Nous nous contenterons d'exposer ici les indications strictes de l'emploi de ces sources dans la pathologie utérine.

Nous avons toujours remarqué que l'emploi des eaux iodo-bromurées amenait une amélioration générale et un amendement local dans les cas de métrite chronique non accompagnés de tubercules pulmonaires ou de manifestations scrofuleuses, et où l'endurcissement et l'augmentation considérable du volume de l'utérus démontrent qu'il s'est fait, ou qu'il se fait encore dans cet organe un travail hyperplastique. Le même amendement se produit dans les cas où l'exploration a fait reconnaître des exsudations péri-utérines. Comme les eaux dont nous parlons sont toujours employées chaudes, ce qui augmente probablement leur action fluidifiante, il est clair qu'il faut observer dans leur emploi toutes les indications et contre-indications que nous avons exposées plus haut (voy. § 107).

On emploie, comme nous l'avons déjà dit, les eaux minérales salines iodo-bromurées sous forme de bains entiers, de bains de siége, d'injections ou de fomentations sur le bas-ventre. Ce sont surtout ces trois derniers modes d'application que nous prescrivons, surtout pour les malades qui ne peuvent se rendre aux sources mêmes. Il est évident d'ailleurs que l'on ne peut poser de règles générales ni pour la température, ni pour la concentration, ni pour la durée de l'application de ces eaux, toutes ces circonstances variant nécessairement d'après l'idiosyncrasie des malades.

Passons maintenant aux autres modes d'application de l'iode et de ses préparations. Avant tout, il nous faut parler d'une méthode qui nous a souvent donné des résultats thérapeutiques excellents : cette méthode consiste dans l'emploi d'une dissolution de 4 grammes d'iodure de potassium dans 30 grammes de glycérine. On en imbibe une éponge qu'on introduit le soir dans le canal vaginal pour l'y laisser la nuit et l'enlever le lendemain matin. C'est la seule manière d'application de l'iode qui nous ait donné, après un certain temps d'emploi, relativement assez court dans quelques cas, après deux ou trois semaines, par exemple, une diminution sensible de volume et le ramollissement de la portion vaginale et des parties voisines du segment utérin inférieur. Son emploi s'accompagne d'ordinaire d'une irritation de la muqueuse vaginale qui se traduit au dehors par l'écoulement abondant d'une sécrétion presque séreuse. Celle-ci peut encore être augmentée, lorsqu'à la solution précédente on ajoute quelques décigrammes d'iode pur; nous méconseillons de le faire chez des personnes dont les parties génitales sont douées d'une grande sensibilité, car les douleurs provoquées peuvent atteindre une assez grande intensité.

Nous avons la ferme conviction que cette manière d'employer l'iodure de potassium, lorsqu'une fois elle sera bien connue du public médical, remplacera complétement en pratique les frictions de même genre sur le bas-ventre, qu'on affectionne tant. Elle leur est préférable d'abord parce que ces frictions ont une action médicamenteuse beaucoup moins énergique sur l'organe malade qui n'est pas en contact direct avec le remède; ensuite, comme elles doivent être continuées pendant des semaines et même des mois, de salir la peau et le linge; il est donc évident que chaque malade se décidera avec plaisir à remplacer les frictions iodées par le moyen que nous indiquons.

La *teinture d'iode* pure a été aussi employée en applications, et sur la surface externe du ventre, et par le vagin. Nous croyons du reste que lorsqu'on obtient un résultat favorable sur l'utérus et ses annexes à la suite de badigeonnages de teinture d'iode sur le bas-ventre, on doit les attribuer en grande partie à l'effet révulsif de ce médicament qui, lorsqu'il est continué pendant longtemps, agit en caustique.

Nous avons obtenu dans ces derniers temps d'excellents résultats par l'application locale de l'*iodochlorure de mercure* (0^{gr},30 pour 30 grammes d'axonge). On étend cet onguent sur l'extrémité d'une éponge, et on l'applique directement sur la portion vaginale du col, à travers la lumière du spéculum. On laisse la malade couchée pendant six à huit heures, en lui recommandant de faire le moins de mouvements possibles ; puis on retire l'éponge, et l'on nettoie le vagin en y faisant une injection d'eau tiède. D'ordinaire l'épithélium de la portion vaginale s'enlève aux endroits qui ont été en contact avec l'onguent ; la surface dénudée se couvre d'une couche d'exsudats plus ou moins épais. Souvent on remarque, déjà après la première application, une notable diminution de volume. Lorsqu'il en est besoin, on peut y revenir trois ou quatre fois, mais après une attente de dix à quatorze jours. Nous n'avons jamais observé jusqu'à présent que cette pratique eût de fâcheuses conséquences sur les organes voisins ; et nous croyons qu'il vaudrait la peine qu'on fît des expériences ultérieures. Alors seulement on verra si, ce dont nous doutons, c'est à l'iode même qu'on doit réellement les effets favorables obtenus.

e. Caustiques. — Traitement des ulcérations de l'orifice.

§ 112. — Il nous reste à parler d'une dernière série de remèdes qu'on emploie pour modifier les changements de structure qui sont la conséquence de la métrite chronique. Nous voulons parler des caustiques.

Le but auquel on tend à arriver par leur emploi peut être variable. Nous approuvons la division que donne Becquerel (*loc. cit.*, p. 242) pour leurs diverses indications. Ce sont les suivantes :

« 1° Imprimer à un tissu atteint d'une inflammation chronique une activité vitale toute spéciale, activité qui est le résultat du travail d'élimination s'effectuant dans les tissus voisins de l'eschare produite. Cette activité vitale spéciale a pour résultat la résolution de l'état inflammatoire du tissu malade.

» 2° Changer la nature d'une surface ulcérée peu disposée à se cicatriser, et qu'on détruit en produisant une eschare. A la chute de l'eschare, on a pour résultat une plaie récente, vivace, couverte de bougeons charnus, et toute disposée à se cicatriser, en même temps que le travail de l'élimination de ladite eschare a pu agir d'une manière heureuse sur les tissus voisins des ulcérations, lorsqu'ils sont atteints d'inflammation chronique.

» 3° Détruire des productions morbides de diverse nature, telles que granulations, chairs fongueuses saignantes, végétations diverses, tissus hypertrophiés, productions de nouvelle formation.

» 4° Arrêter des hémorrhagies plus ou moins abondantes.

» 5° Constituer une fontanelle ou exutoire sur le col utérin lui-même, et destiné à combattre, soit des phlegmasies chroniques du col lui-même, soit des inflammations chroniques du corps de l'utérus et des ovaires. »

Nous avons assez longuement parlé déjà de ce dernier effet des caustiques dans les paragraphes où nous avons traité de la méthode dérivative. Nous croyons avoir suffisamment montré quand on peut s'attendre à obtenir, par l'emploi des caustiques, une transformation favorable du tissu utérin malade. Il ne nous reste donc qu'à examiner plus attentivement l'effet de ces remèdes, soit qu'il s'agisse seulement de traiter une ulcération du col utérin, soit qu'il faille détruire un néoplasme développé sur une pareille ulcération.

Le nombre des caustiques employés dans ces dix dernières années est assez considérable. Les plus importants sont : le nitrate d'argent cristallisé et en solution, le nitrate acide de mercure, la solution de Plenck, la teinture d'iode, les acides sulfurique et nitrique concentrés, l'acide pyroligneux, le chlorure d'antimoine et le chlorure de zinc, la potasse caustique, la pâte de Vienne, le caustique de Filhos et le fer rouge. Dans ces derniers temps, le nombre de ces caustiques s'est considérablement réduit, et ce n'est que de ceux dont l'emploi est encore usité que nous allons nous occuper.

Commençons par le plus usuel de tous les caustiques, par le *nitrate d'argent*. On l'emploie, comme nous venons de le dire, solide, sous forme de crayon, et en solution dans l'eau. Cette dernière doit être concentrée. Son action est assez superficielle; il produit en effet une eschare de peu d'épaisseur, qui tombe du deuxième au troisième jour et montre alors la partie ulcérée d'un rouge plus vif; mais, après cinq ou six jours, celle-ci reprend sa nature antérieure, principalement sa coloration livide, et la tendance à la cicatrisation, provoquée par la cautérisation, se perd. C'est pour ce motif qu'on se voit souvent forcé, quand on se contente de la cautérisation avec la pierre infernale, de recommencer cette opération pendant des mois entiers avant de voir guérir des érosions catarrhales superficielles. Il nous est si souvent arrivé d'en faire l'expérience, que nous avons presque complétement abandonné, dans notre pratique, l'emploi du nitrate d'argent dans le traitement des ulcérations de l'orifice. Nous ne le recommandons plus que pour les érosions catarrhales simples des lèvres du col, et le remplaçons bientôt par un caustique d'une action plus intense, lorsque trois ou quatre applications ne suffisent pas pour produire un changement visible et durable dans l'aspect de la surface érodée. Encore ferons-nous remarquer que, lorsque l'érosion a une tendance à l'hémorrhagie, comme cela arrive souvent, nous donnons la préférence aux solutions concentrées de ce remède. A chaque cautérisation, il faut d'abord nettoyer soigneusement la portion vaginale avec un pinceau de charpie sèche, et enlever le bouchon muqueux qui, très-souvent, se montre à l'orifice du col. Lorsque la chute de l'épithélium ne se borne pas à la surface externe de la portion vaginale, mais quand la maladie s'étend plus ou moins haut dans le canal cervical, comme c'est d'ordinaire le cas, il est toujours utile de porter le caustique sur la muqueuse cervicale. On y introduit, ou bien le crayon de pierre infernale, ou un pinceau imbibé dans une solution concentrée ; on les y laisse pendant une demi-minute ou une minute, et l'on ne passe que plus tard sur l'érosion de la surface externe. Cette dernière cautérisation ne provoque d'ordinaire aucune souffrance ; mais celle du canal cervical amène souvent des douleurs assez intenses, brûlantes, lancinantes ou tiraillantes, qui s'arrêtent d'ordinaire après quelque temps, de même que le petit écoulement de sang qui suit la cautérisation. Quand il faut recourir plusieurs fois de suite au caustique, comme cela ne saurait être évité, il ne faudra jamais, pour y revenir, mettre six ou sept jours d'intervalle; car, comme nous l'avons dit plus haut, il ne se passe que cinq ou six jours pour que l'effet de la cautérisation soit complet. Si on la répétait coup sur coup, on ne ferait qu'empêcher la cicatrisation de l'érosion. La non-observation de cette règle est certainement très-souvent la cause de la non-réussite des caustiques dans des mains inexpérimentées.

§ 113. — Les deux *préparations mercurielles* dont nous avons parlé plus haut, la solution de nitrate acide de mercure (liqueur de Belloste) et la solution de Plenck (8 grammes de sublimé, 4 grammes de camphre et 60 grammes d'alcool), ont une action beaucoup plus énergique. Elles produisent une destruction des tissus plus profonde, une eschare plus épaisse, et *doivent* par suite aussi amener la résolution de l'induration autour des parties cautérisées. Elles se rapprochent donc, mieux que le nitrate d'argent, des cas où la surface ulcérée présente une coloration livide, qu'elle est couverte d'excroissances papillaires abondantes et facilement saignantes, ou de végétations fongueuses. On ne saurait nier que, déjà après la première cautérisation, les érosions de ce genre prennent souvent un tout autre aspect; leur couleur devient plus vive, et elles ressemblent à des plaies récentes.

Il n'en faut pas moins agir avec une grande prudence dans l'emploi de ces deux caustiques, et surtout ne répéter les cautérisations que tous les huit ou dix jours; car on possède un grand nombre d'observations, et pour notre part nous en avons trois, où leur emploi trop énergique et répété à de trop courts intervalles donna lieu à de la salivation. Il faut de plus avoir bien soin de ne pas porter le caustique sur le vagin, car il y provoque de vives douleurs, une inflammation croupale et des ulcérations étendues qui, en guérissant, forment des brides cicatricielles. On a cru pendant quelque temps que ces préparations avaient un effet spécifique dans les cas où, outre l'affection locale, il existait encore une syphilis constitutionnelle; mais aujourd'hui on est revenu de cette opinion, et avec raison, à notre avis.

L'application de la *teinture d'iode* sur la portion vaginale malade peut se faire dans deux buts différents : d'abord dans celui de voir la teinture d'iode agir d'une façon altérante sur les tissus sous-jacents; puis dans celui de ramener, de même que les autres caustiques, la muqueuse dépouillée de son épithélium à l'état normal. D'après notre expérience, elle rend beaucoup moins de services sous le premier rapport que la solution d'iodure de potassium dans la glycérine, dont nous avons parlé plus haut, et, comme caustique, son action toute superficielle la met au niveau, et même en arrière des solutions concentrées de nitrate d'argent; aussi ne l'employons-nous plus en ce moment dans le traitement des ulcérations de l'orifice.

L'*acide pyroligneux rectifié* agit beaucoup plus activement que la teinture d'iode. Son action ne consiste pas seulement à cautériser légèrement les surfaces sur lesquelles on l'applique, mais encore à pénétrer dans les couches profondes du tissu et à y porter son action astringente. Il réunit donc deux actions que nous devons avoir surtout en vue de provoquer dans le traitement des ulcérations de la portion vaginale, ulcérations qui se distinguent par un relâchement un peu considérable du tissu du col, par une forte dilatation de ses vaisseaux et par la production de nombreuses excroissances papillaires peu proéminentes, mais saignant facilement. Ce médicament nous a encore rendu de signalés services dans quelques cas d'ulcérations variqueuses du col. Dans ces cas, les veines variqueuses se rétrécissaient presque à vue d'œil; la surface ulcérée ainsi que les parties environnantes perdaient leur aspect livide, tacheté, et la guérison de ces ulcères, qui d'ordinaire est très-difficile à obtenir, se faisait dans un temps relativement assez court. C'est notre honorable collègue, C. Mayer (de Berlin), qui, le premier, nous a rendu attentif sur les excellentes propriétés de l'acide pyroligneux. Voici ce qu'il en dit dans ses *Conférences cliniques* (page 11) : « Dans le traitement des affections papillaires saignantes des lèvres du col et de la cavité cervicale, il n'y a pas de remède plus efficace, du moins d'après mes propres expériences, que l'acide pyroligneux, que je recommande depuis un grand nombre d'années déjà. Je l'emploie en applications directes sur la partie malade, ou pur, ou mélangé à parties égales avec de la créosote. Je le laisse en contact jusqu'à ce que le suintement sanguin cesse, et que la surface ulcérée, qui d'ordinaire est d'un rouge éclatant, prenne un aspect tout à fait blanc. Alors, comme pour tous les caustiques, j'essuie soigneusement pour éviter une trop vive brûlure des parties génitales, et je le répète jusqu'à ce qu'il survienne de la suppuration, qui amène la cicatrisation. »

Pour ce qui est de l'action caustique de la *potasse caustique*, des différentes *pâtes caustiques*, du *fer rouge* et de la *galvano-caustique*, nous renvoyons, pour éviter des redites inutiles, à la description que nous en avons faite plus haut (§ 95 et suiv.). Quant aux autres caustiques, comme le chlorure d'antimoine, le chlorure de zinc, les acides sulfurique et nitrique concentrés, nous n'en parlerons pas davantage, parce que leur emploi est, depuis longtemps, et avec raison, nul dans la pratique gynécologique.

Mais, avant d'en finir avec ces considérations thérapeutiques, nous devons ajouter encore que les effets des caustiques faibles : la pierre infernale, la liqueur de Belloste, la solution de Plenck et l'acide pyroligneux, sont sensiblement augmentés lorsque avant leur emploi, on fait une saignée locale, qu'on répète de temps en temps dans le cours du traitement. Dans ces cas, les scarifications superficielles de la portion vaginale méritent en général d'être préférées aux sangsues qui provoquent un écoulement sanguin trop abondant. On peut aussi fendre hardiment les follicules volumineux remplis d'une sécrétion épaisse; beaucoup d'auteurs recommandent cette pratique dont nous avons pu nous-même constater les bons effets. Il peut même être utile de faire, après l'incision du follicule, une cautérisation énergique de sa cavité avec le nitrate d'argent en substance. Nous ne saurions recommander d'exciser, comme le fait C. Mayer (*loc. cit.*, p. 25), les petites excroissances folliculeuses au moyen d'une lancette à long manche, arrondie en avant, à cause des hémorrhagies consécutives qui peuvent devenir assez abondantes, graves même quelquefois.

f. Reconstituants.

§ 114. — D'après ce que nous avons dit jusqu'à présent, on pourrait croire que les remèdes internes n'ont qu'une influence secondaire sur la marche de la métrite chronique et qu'on peut se passer de tout médicament pour le traitement de cette affection. Il y a certains gynécologistes qui ne se servent que du traitement local pour arriver à la guérison et qui dédaignent l'emploi de tout médicament qui n'agit pas d'une façon directe sur la matrice. Pour nous, nous sommes intimement convaincu que cette manière d'agir est fâcheuse, et nous ne saurions croire que les médecins qui en usent puissent se louer des résultats thérapeutiques qu'ils obtiennent.

Nous laissons, pour le moment, tout à fait de côté la nécessité où l'on se trouve de donner des remèdes à l'intérieur pour le traitement de quelques symptômes particuliers. Il nous paraît inutile d'insister pour prouver que ces médicaments sont indispensables, car chaque médecin en aura reconnu le besoin. Néanmoins, nous ne saurions les confondre avec ceux qui servent au traitement essentiel du mal.

En considérant l'état de l'organisme des femmes qui sont atteintes de métrite chronique, soit déjà avant, soit au moins pendant le cours de l'affection utérine, on ne pourra certes pas nous accuser d'exagération quand nous prétendons que la grande majorité de ces malades présentent des symptômes dénotant des désordres de la nutrition et de la sanguification, un plus ou moins grand abattement et des affections de l'innervation générale. Mais c'est principalement l'état anémique et chlorotique dont nous avons parlé antérieurement, qui saute aux yeux des observateurs même les moins attentifs.

Faut-il se croiser les bras devant un tel cortége symptomatique? Doit-on se contenter d'un traitement local qui n'est jamais propre à relever les forces des malades, à ramener à l'état normal leur sang et leur système nerveux? Doit-on se priver de l'usage de moyens qui amènent non-seulement un surcroît de forces, mais agissent encore favorablement sur l'organe malade? Certainement non.

Nous avons cherché à démontrer, dans le chapitre de l'étiologie, combien est intime la liaison qui existe entre les désordres de la circulation et les stases sanguines dans les organes du bassin, avec la faiblesse générale; nous avons montré de même que la diminution de la force d'impulsion du cœur particulière à l'état anémique est une cause importante de la congestion utérine chronique. Et l'on voudrait nous faire croire qu'il est possible d'enlever l'effet, sans qu'on s'adresse d'abord à la cause! Ce serait là une méthode qu'on pourrait, avec raison, considérer comme irrationnelle.

Nous ne voudrions pas nous rendre coupable d'une telle négligence. Nous enseignons, au contraire, que nous considérons l'emploi des remèdes internes de la classe des reconstituants, joint à un régime diététique favorable à la sanguification et à l'augmentation des forces, comme tout aussi important que l'usage des diverses médications locales dont nous avons parlé dans les paragraphes précédents.

Nous n'entrerons pas dans de grands détails concernant l'hygiène; elle embrasse, en général, la jouissance d'aliments légers, d'une digestion facile, principalement un régime animal, de boissons nourrissantes et légèrement stimulantes, la respiration d'un air pur, vivifiant, de montagne et de forêt, les distractions, le calme de l'esprit qui très-souvent est ou trop excité, ou abattu, et un mouvement modéré, pas trop fatigant.

Pour ce qui concerne le mouvement, nous ne saurions passer sous silence que, depuis l'époque de Lisfranc, il y a encore un grand nombre de médecins qui défendent rigoureusement le moindre mouvement aux femmes atteintes d'une affection chronique de l'appareil sexuel. Il nous est souvent arrivé d'avoir à traiter des femmes qui avaient été condamnées par leurs médecins à passer plusieurs mois dans leur lit couchées sur le dos. L'usage de ce repos absolu recommandé par les médecins français, est, à notre avis, une des plus grandes fautes que le médecin puisse commettre dans le traitement des affections utérines.

Car, même en acceptant, ce que d'ailleurs il faudrait prouver, que la position horizontale des malades facilite et règle la circulation dans les organes du bas-ventre et du bassin, ce bénéfice est largement compensé par l'influence défavorable qu'exerce cette absence de tout mouvement, pendant des mois entiers, sur la nutrition, la sanguification et l'innervation. Du reste, nous pourrions citer un grand nombre de cas pour prouver que le repos absolu n'a pas eu la moindre influence favorable, encore moins a-t-il guéri les vices de position et de conformation de l'utérus.

D'un autre côté, il est tout aussi absurde de voir les médecins ordonner aux malades atteintes de métrite chronique des mouvements excessifs, comme, par exemple, de gravir les montagnes, de se faire conduire longtemps dans de mauvaises voitures, de monter à cheval pendant des heures entières, de danser, etc. Nous n'avons pas besoin de chercher à prouver que l'ébranlement de la matrice et des organes voisins, qui a lieu nécessairement dans ces cas, ne saurait nullement favoriser l'action thérapeutique.

Le proverbe latin « *in medio virtus* » nous paraît parfaitement applicable ici. Nous croyons que la meilleure pratique consiste non-seulement à permettre aux malades des promenades modérées dans la plaine, mais encore à les y forcer; de défendre au contraire rigoureusement tout mouvement fatigant ou ébranlant, ainsi que la station debout longtemps prolongée.

De même que les opinions varient pour la quantité de mouvement qu'on peut permettre aux malades, de même aussi elles sont tout différentes pour ce qui concerne la pratique du coït pendant le traitement médical. Nous croyons qu'on ne saurait poser une règle générale et que ce qu'on peut faire de mieux, c'est d'approprier les ordonnances à chaque cas spécial. A notre avis, il faut défendre le coït qui s'accompagne toujours d'une irritation vasculaire et nerveuse dans la sphère de l'appareil sexuel, dans les cas où la malade en éprouve de la répugnance, ou quand l'acte provoque des douleurs plus ou moins vives. Il faudra encore le défendre quand, à sa suite, la sécrétion muqueuse augmente d'une façon durable, quand la maladie présente encore les caractères d'une affection subaiguë, quand la portion vaginale est le siége d'une érosion papillaire, folliculeuse ou fongueuse, présentant une grande tendance à l'hémorrhagie, et, enfin, quand la malade a eu des méno- ou des métrorrhagies. Par contre, nous ne croyons pas que le coït soit nuisible dans les cas où, les précédentes contre-indications manquant, la femme accuse une surexcitation sexuelle et en réclame la satisfaction. Nous croyons même que, dans ces cas, une défense trop absolue de la part du médecin peut devenir plutôt nuisible, du moins nous rappelons-nous différents cas où notre traitement resta sans résultat des mois entiers, jusqu'à ce qu'enfin nous ayons consenti à laisser satisfaire les vœux des malades, et que nous n'ayons plus opposé notre *veto* au plaisir sexuel trop longtemps défendu.

Telles sont, en peu de mots, les règles les plus importantes que le médecin doit toujours avoir sous les yeux dans le cours des maladies utérines en général, et principalement de la métrite chronique. Nous renvoyons, pour les compléter, à ce que nous avons dit dans le chapitre de la prophylaxie.

§ 115. — Il n'est pas rare de voir une hygiène bien entendue suffire pour relever les forces des malades, faciliter la nutrition et la sanguification, en un mot, pour ramener l'organisme à l'état normal. Mais pourtant on se voit en général forcé de faciliter l'action de la *vis medicatrix naturæ* par les médicaments reconstituants. Il y a surtout un groupe de médicaments dont l'emploi exerce une action thérapeutique excellente dans ces cas : nous voulons parler des *ferrugineux*. En réalité, il nous faut poser en fait que nous ne voudrions pas être gynécologiste, si cette classe de médicaments nous faisait défaut. Nous ne croyons pas trop prétendre en disant que le médecin de femmes trouve chez la majeure partie des malades qui lui sont confiées, des indications parfaitement rationnelles pour l'emploi du fer, et que c'est celui qui en fait le plus fréquemment usage qui guérit de beaucoup le mieux et le plus vite.

Il est de même évident que les ferrugineux, à petites doses aussi, ne sauraient produire un bon résultat qu'à la condition d'être administrés pendant longtemps, non pas seulement pendant des semaines, mais pendant des mois entiers. A ces conditions, on verra, déjà alors, à moins qu'on n'ait affaire à des chloroses invétérées et très-tenaces, les organes digestifs éprouver un changement favorable; l'appétit qui était nul, revenir; les borborygmes si désagréables pour les malades, disparaître; et les constipations opiniâtres faire place aux selles régulières. Le sang devient plus riche en principes solides, en cruor, en corpuscules rouges; mais c'est surtout le principe colorant de ces derniers qui paraît augmenter par l'apport du fer, pendant que la fibrine diminue. Les sécrétions qui étaient anormales antérieurement, se régularisent; les exsudats, qui résistaient avec ténacité à tous les moyens employés, diminuent et disparaissent enfin complétement. Le cœur se contracte de nouveau avec sa vigueur habituelle; les bruits anormaux disparaissent; le pouls devient plein, puissant; l'appareil musculaire reprend de la force; la contractilité des organes pourvus de fibres musculaires lisses, augmente; les joues, les lèvres et les autres muqueuses, d'une pâleur excessive, reprennent de la coloration, et la température du corps, surtout celle des pieds, augmente et redevient normale. En un mot, tout l'organisme se ressent de l'effet tonifiant du remède, et cet effet est si sensible qu'il faudrait être complétement sceptique sur l'action des médicaments, pour oser nier les résultats si visibles obtenus par l'emploi du fer. Aussi ne croyons-nous pas que ce remède puisse jamais se remplacer par aucun autre.

Nous ne saurions ici développer plus longuement les

différentes règles générales qu'il s'agit d'observer dans l'emploi du fer. Néanmoins nous devons prévenir qu'il faut, à cause de la faiblesse des organes digestifs dont sont en général atteintes les malades qui nous intéressent, choisir les préparations les plus douces, les plus solubles et les plus assimilables; il faut ne pas employer de trop fortes doses dont la plus grande partie d'ailleurs s'en va par les selles, ne pas continuer la même préparation trop longtemps, varier de temps en temps et en interrompre complétement l'emploi après trois ou quatre semaines d'usage. La menstruation n'est pas, pour nous, une contre-indication pour la continuation du fer, car nous possédons des centaines d'observations où nous ne l'avons vu produire aucune influence nuisible sur cette fonction. Il est évident, enfin, que chaque cas spécial montrera s'il faut employer le fer seul, ou bien si l'on doit lui adjoindre d'autres médicaments comme la rhubarbe, ou bien des principes aromatiques, légèrement narcotiques ou excitants.

Les préparations que nous donnons de préférence sont l'extrait et la teinture de malate de fer, le lactate de fer, le sirop de tartrate de fer, le citrate de fer et de quinine, le saccharure de carbonate de fer, la teinture nervoso-tonique de Bestuscheff, les pilules de Blaud, de Wallet, de Blancard et enfin le fer réduit. Nous avons fréquemment employé l'iodure de fer, si chaleureusement prôné dans ces derniers temps et qu'on prétendait faire merveille dans les états hyperplastiques des organes génitaux; comme nous ne lui avons reconnu que les propriétés du fer, nous sommes revenu de son emploi à cause de l'infidélité de sa préparation.

Comme ferrugineux, ce sont les *eaux minérales ferrugineuses* qui jouent le rôle principal. Ce sont les sources ferrugineuses pures (Schwalbach, Pyrmont, Spa, Brückenau, Bocklet, Saint-Moritz, etc.), aussi bien que les sources ferrugineuses alcalines (Franzensbad, Elster, Griessbach, Ripoldsau, etc.). Tous les ans, des milliers de malades anémiques se rendent à ces différents bains, et, parmi eux, un grand nombre dont l'anémie se complique d'une affection chronique de l'appareil sexuel. Nous ne voulons pas prétendre que cette dernière catégorie de malades trouve sa guérison dans ces bains; mais on ne saurait nier que la plupart rentre dans un état sensiblement meilleur; leurs forces sont augmentées; l'assimilation et la sanguification se font mieux, et la plupart des symptômes locaux les plus pénibles ont diminué, ou même complétement disparu, passagèrement seulement, il est vrai. Mais, quoique nous estimions beaucoup l'action de ces sources, nous ne sommes néanmoins pas assez aveugle pour attribuer uniquement au fer l'action bienfaisante qui suit leur emploi. Nous sommes bien convaincu qu'une grande partie des résultats locaux obtenus sont dus principalement au changement complet du régime, à la jouissance d'un air pur et vivifiant, à une marche réglée, à l'absence d'émotions morales excitantes ou déprimantes qu'on ne saurait complétement éviter dans la vie de famille, etc. Il y a des sources où l'on peut, outre l'eau en boisson, l'utiliser encore en bains. Dans ce cas, nous donnons en général la préférence aux sources qui renferment le plus d'acide carbonique. On sait aujourd'hui, et tous les médecins hydrologistes sont d'accord pour l'admettre, que si la résorption du fer par la peau n'est pas impossible, elle est au moins très-invraisemblable; pourtant pas un seul médecin expérimenté niera l'action tonique et vivifiante des bains ferrugineux. « C'est ici, comme dit Seegen (*l. c.*, p. 596), bien certainement l'acide carbonique qui agit d'une façon excitante sur les nerfs périphériques; ceux-ci transmettent cette action aux centres nerveux et augmentent, par action réflexe, l'énergie des diverses fonctions, et spécialement celle des muscles volontaires. » Ceci explique pourquoi les sources qui ne renferment du fer qu'en très-faible quantité, mais qui ont une grande proportion d'acide carbonique, produisent en bains le même effet, que celles qui renferment dix et jusqu'à vingt fois plus de fer.

Mais toutes les malades ne peuvent pas aller prendre les bains aux sources mêmes; dans ce cas, nous recommandons l'usage des bains ferrugineux artificiels. Pour leur préparation, nous suivons la formule de Dœbereiner; elle consiste à verser 25 grammes de sulfate de fer dissous dans un peu d'eau bouillante et 20 grammes d'acide sulfurique, dans l'eau du bain, et l'on remue le mélange. Puis on y met 42 grammes de potasse épurée, dissoute aussi dans un peu d'eau. Il se forme alors trois nouveaux corps : du carbonate de fer, du carbonate et du sulfate de potasse, qui restent dissous dans l'eau. Nous prescrivons beaucoup ces bains depuis un certain nombre d'années, et nous nous croyons autorisé, grâce aux résultats favorables que nous en avons obtenus, de les recommander.

Il nous reste à parler d'un dernier mode d'emploi du fer, qui n'est pas encore assez usité dans l'anémie compliquant la métrite chronique; nous voulons parler de l'emploi des *boues* que l'on trouve dans quelques-uns des bains que nous avons cités plus haut. Ces boues, et surtout celle de Franzensbad, employées soit sous forme de bains, soit comme applications locales, ont évidemment une action favorable sur la résorption d'exsudats anciens, résorption qui paraît due à une excitation de la circulation périphérique. C'est pour ce motif que nous croyons surtout recommandable d'envoyer les malades qui, outre leur état anémique, présentent encore une sensible augmentation de volume de l'utérus et des exsudats péritonéaux à son pourtour, dans des stations de bains où l'on peut, outre les bains ferrugineux proprement dits, prendre des bains de boue, ou faire des applications de cette substance. Ces dernières sont en effet un excellent moyen pour combattre les névralgies nombreuses dans le bas-ventre et le bassin qui accompagnent la métrite chronique. Nous pourrions citer de nombreux cas de guérison de malades que nous avons envoyées à Franzensbad, Elster et Brückenau.

On voit, d'après tout ce que nous venons de dire, combien l'emploi du fer est important dans les affections organiques qui nous occupent. Il n'est certainement dépassé par aucun autre reconstituant; aussi l'employons-nous presque exclusivement, à moins que, comme d'ailleurs cela se voit quelquefois, l'idiosyncrasie de la malade se refuse à supporter les préparations de fer même les plus douces. Dans des cas pareils, nous faisons prendre de préférence le vin de quinquina obtenu par une macération de six à huit jours de 60 grammes d'écorces de quinquina dans 1000 à 1500 grammes de vin rouge, à laquelle on ajoute 60 grammes de sirop d'écorces d'oranges; nous en faisons prendre de deux à quatre cuillerées par jour. Cette préparation est supportée pendant des mois entiers sans produire les effets secondaires désagréables du quinquina; aussi la considérons-nous comme un stomachique et un reconstituant excellent.

§ 116. — C'est ici le moment de nous occuper de deux moyens thérapeutiques qui ont été, dans ces derniers temps, d'un emploi très-fréquent dans le traitement des affections chroniques des organes sexuels de la femme; nous voulons parler de l'*hydrothérapie* et des *bains de mer*. Nous avons attendu jusqu'à ce moment pour parler de ces deux agents thérapeutiques, parce que nous croyons que leur action principale est tonifiante et reconstituante. Si nous réunissons les bains de mer et l'hydrothérapie, c'est que nous croyons que les deux agissent par l'application du froid sur la surface du corps; car il est au moins très-problématique que les bains de mer aient une action analogue à celle des bains alcalins, à cause de leur analogie de composition.

Notre propre expérience concernant l'action du froid

sur la surface du corps sous forme de douches froides, de lotions, d'enroulement dans les draps mouillés et de bains de mer pour le traitement des congestions chroniques des organes du bassin, n'est, en thèse générale, nullement favorable à ces moyens. Tous les ans il nous vient consulter des malades de ce genre, que d'autres médecins avaient envoyées dans des établissements hydrothérapiques, ou aux bains de mer, et fort peu d'entre elles accusent du mieux après leur séjour. Nous pouvons même admettre comme règle que l'emploi de ces agents provoque une exacerbation plus ou moins grande des symptômes locaux, et c'est à peine si l'état général est amélioré.

Pour prouver la vérité de nos observations, qui certainement seront vigoureusement contredites par un grand nombre de médecins, mais qui n'en sont pas moins concluantes pour nous, nous rappellerons les observations que Virchow a faites dans le bain de mer de Misdroy. D'après lui (*Physiologische Bemerkungen über das Seebaden*, *Archiv*, Bd. XV, p. 89), le corps perd dans le bain de mer une partie de sa chaleur. « On a observé depuis longtemps déjà, et par une expérience journalière, combien est grande l'influence du froid sur les parties externes par la diminution de leur volume, par leur pâleur et la rougeur veineuse consécutive, par la diminution du sens, du tact et du système locomoteur. Les observations que nous donnons ici, montrent visiblement jusqu'à quel point la circulation diminue (Ischémie) par la contraction des vaisseaux périphériques; mais elles nous font constater encore un autre effet des bains, qu'on ne paraît pas avoir mis assez en ligne de compte jusqu'à présent. Quand la température des parties périphériques est de 6 à 7 degrés centigrades moindre que celle du corps, *il en résulte nécessairement non-seulement une notable hypérémie des organes internes, cette congestion intestinale dont nous avons si souvent parlé déjà*, qui amène à sa suite le frisson fébrile, mais encore un trouble notable dans l'exercice des fonctions des organes externes et internes, surtout des glandes et des nerfs. » (Virchow.)

Quand on songe à cet effet du froid sur la surface du corps et qu'on y ajoute la diminution de l'impulsion du cœur, qui est une conséquence presque constante de cette influence, on peut s'expliquer pourquoi les femmes qui, sans cela déjà, éprouvent une diminution de vitesse de la circulation dans les organes du bassin, des stases dans l'utérus et ses parties voisines, — pourquoi de telles femmes voient leur mal s'augmenter après un usage prolongé des bains de mer et de l'hydrothérapie. Les parties malades acquièrent une sensibilité plus vive qui peut quelquefois atteindre un tel degré que l'on se voit forcé d'interrompre le traitement. La sensation de chaleur, de plénitude et de lourdeur dans le bassin est de beaucoup augmentée ; l'hypersécrétion de la muqueuse et les écoulements menstruels se font en plus grande abondance ; tous ces symptômes sont des preuves pour justifier l'assertion de Virchow qui croit que la contraction du système veineux périphérique due à l'influence du froid, amène la congestion des organes internes et spécialement de l'utérus, qui est déjà hypérémié. Du reste, nous ne voulons pas rechercher si, dans la pratique des bains de mer, l'exacerbation des symptômes locaux n'est pas due aussi à la force d'impulsion de la lame qui frappe les organes du bas-ventre. Cela n'est pas très-invraisemblable; beaucoup de nos malades nous ont en effet affirmé que chaque flot venant frapper le bas-ventre leur avait produit une sensation très-désagréable, quelquefois même douloureuse.

En un mot, comme nous l'avons déjà dit, notre expérience personnelle n'est favorable ni aux bains de mer ni à l'hydrothérapie, lorsqu'il s'agit de malades dont l'appareil sexuel se trouve dans un état hypérémique ou inflammatoire. Aussi croyons-nous mauvais, et en théorie et en pratique, le conseil qu'on donne à une femme de cette catégorie de se rendre ou aux bains de mer, ou à un établissement hydrothérapique. Ces cures fournissent certainement d'excellents résultats dans les cas où le médecin doit chercher à relever les forces des malades, à ramener à l'état normal leur système sanguin et nerveux; mais il nous paraît plus rationnel de s'en passer dans le cours du traitement de la métrite chronique.

g. Traitement symptomatique des douleurs qui accompagnent la métrite chronique.

§ 117. — Dans la partie symptomatologique de notre ouvrage, nous avons cherché à montrer combien sont nombreux et variés les symptômes douloureux qui accompagnent l'inflammation chronique de la matrice et de ses annexes. Ils sont variés tant pour leur siége que pour leur forme, et souvent ils atteignent un tel degré d'acuité que le médecin est forcé d'y porter particulièrement son attention pendant le cours du traitement. Nous allons donc passer en revue les différents remèdes et les différentes indications qui nous ont, dans le cours de notre pratique, donné les meilleurs résultats. Nous ferons encore remarquer que nous en avons déjà un peu causé dans les considérations thérapeutiques antérieures.

Les *sensations de lourdeur*, *de pesanteur et de plénitude* qui ont leur siége dans l'hypogastre et tourmentent souvent beaucoup les malades, sont le mieux jugulées par les saignées locales répétées de quatre en quatre semaines. On voit fréquemment ces symptômes congestifs disparaître complétement, seulement pour un certain temps, il est vrai, par l'application de quelques sangsues à la portion vaginale. On peut employer encore les injections astringentes et les bains de siége, de même que le tamponnement vaginal longtemps prolongé avec une éponge imbibée de la solution de tannin dans la glycérine, dont nous avons parlé plus haut. Les opiacés et les autres narcotiques réussissent moins. Quand ces douleurs augmentent par la station debout ou la marche, ou si, dans ce cas, la malade croit sentir un corps volumineux sortir par le vagin, on fera bien de faire porter une ceinture hypogastrique bien faite qui modérera la pression des intestins sur la matrice. Quand ces douleurs augmentent *avant chaque menstruation* et que d'autres symptômes dénotant une forte congestion des organes du bassin, s'y joignent, les purgatifs rendront de bons services. Nous donnons d'ordinaire trois ou quatre jours avant l'époque où l'écoulement doit se faire, un purgatif léger, comme la teinture vineuse de rhubarbe, l'huile de ricin, le citrate de magnésie, et nous en continuons l'usage jusqu'au moment où le sang paraît.

Les *coliques utérines* qui accompagnent la menstruation et sont très-douloureuses, se traitent par les applications chaudes et les bains de siége, par l'emploi interne de la morphine, par les lavements répétés au besoin, auxquels on ajoute de 15 à 25 gouttes de teinture d'opium simple. Enfin, quand tous ces moyens restent sans résultat, nous avons recours aux injections sous-cutanées de biméconate de morphine, ou de sulfate d'atropine.

Nous traitons les *douleurs qui ont leur siége dans les deux régions inguinales*, qu'elles soient dues à une ovarite chronique, ou bien à la névralgie des nerfs hypogastrique, honteux externe, etc., par l'application locale prolongée de la teinture d'iode, par les vésicatoires répétés qu'on saupoudre ou non de morphine, par les pointes de feu renouvelées à de courts intervalles, et enfin encore par les injections sous-cutanées de morphine ou d'atropine dont nous venons de parler. Il nous faut faire remarquer que ce sont ces douleurs qui sont d'ordinaire les plus difficiles à enlever.

La douleur connue sous le nom de *coccygodynie* réclame, dans les cas récents, l'application de quelques sangsues à la région coccygienne, de compresses humides tièdes, de bains de siége chauds. De plus, il faut recommander le repos le plus absolu et empêcher l'accumulation des matières fécales dures dans le gros intestin. Quand le mal existe depuis longtemps déjà, et qu'il a pris le caractère d'une véritable névralgie, nous recommandons surtout les injections sous-cutanées de morphine; puis, les suppositoires avec de l'extrait de belladone et d'opium, les bains de siége auxquels on ajoute 15 grammes de teinture d'opium, des applications de glace, l'électricité; enfin, dans les cas extrêmes, la section sous-cutanée des muscles, des ligaments et des aponévroses qui s'insèrent à la partie inférieure du sacrum et du coccyx. Cette opération a été faite avec succès par Simpson, Bryant et d'autres.

La sensation de lourdeur, de déchirement et de pesanteur dans les *lombes* et la *région sacrée*, est aussi un symptôme très-tenace. On le calme d'ordinaire par l'application répétée de ventouses sèches et de petits vésicatoires. Jusqu'à présent nous n'avons pas encore eu recours au fer rouge.

Quand les malades sont en même temps atteintes d'*hémorrhoïdes*, on prescrit des lavements froids, des sangsues à l'anus, des suppositoires renfermant des substances narcotiques.

Les *affections de la vessie* accompagnant l'hypertrophie chronique de la matrice, sont aussi tenaces que douloureuses. Leur traitement diffère suivant la cause qui a produit le mal. Les épreintes et le ténesme vésical peuvent être dus à l'action mécanique de l'utérus hypertrophié et dévié, soit qu'il y ait abaissement, anté- ou rétroversion, anté- ou rétroflexion; il faut chercher à faire reprendre à l'utérus sa position normale, ce qui sera plus facile dans les cas d'abaissement, d'anté- ou de rétroversion, que dans les cas de flexion. Il nous est souvent arrivé, pour ces dernières, d'employer sans résultat, pendant des mois entiers, toute espèce de traitements. Très-souvent, la paroi vésicale est le siége d'une inflammation chronique, qui se traduit au dehors par les symptômes caractéristiques du catarrhe vésical; cette inflammation peut être due soit à la pression de la matrice, soit à la propagation de l'inflammation par contiguïté de tissu. Le traitement que nous lui opposons consiste dans la diète et les boissons émollientes. Nous recommandons surtout l'usage longtemps prolongé de l'eau de Wildungen; celle-ci, par la grande quantité d'acide carbonique qu'elle contient, agit non-seulement favorablement sur l'irritation catarrhale de la muqueuse vésicale, mais enlève encore les pénibles douleurs du ténesme et de la crampe de la vessie. Les autres eaux carbonatées rendent également de bons services, mais elles n'arrivent pourtant pas, d'après notre expérience, à produire les bons effets de l'eau de Wildungen.

Nous traitons le *prurit de la vulve et du vagin* avec gonflement congestif et rougeur de ces parties par une application locale de sangsues; trois ou quatre jours après, nous faisons sur le siége du mal des embrocations d'un liniment formé de 2 grammes de chloroforme et de 30 grammes d'huile d'amandes. Quand cela est nécessaire, nous répétons pendant plusieurs semaines ces applications tous les deux ou trois jours. Quand cela ne suffit pas, nous introduisons dans le vagin un tampon de coton imprégné d'un mélange à parties égales d'alun et de sucre. Nous laissons ce tampon en place six ou douze heures, et nous lavons alors le vagin et les parties génitales externes en faisant une injection avec une solution d'alun (30 grammes pour 500 grammes d'eau); nous répétons le même pansement journellement pendant une quinzaine de jours, en ayant soin, à la fin, de ne plus mettre de sucre dans la poudre. Quand ce traitement reste encore insuffisant, on peut essayer l'application de tampons de glace, ou de compresses glacées; ou bien encore faire une cautérisation énergique avec le nitrate d'argent. Nous avons en général trouvé que l'emploi des narcotiques, à l'intérieur et à l'extérieur, restait sans effet, ainsi que l'application locale de la créosote, ou d'une solution de borax. Nous n'avons pas eu jusqu'à présent l'occasion d'employer les injections et les badigeonnages de sulfate de zinc et d'alumine (ââ 0^{gr},25 dans 30 grammes d'eau), recommandés par C. Mayer.

L'*hyperesthésie de la vulve* qui accompagne fréquemment la métrite chronique et empêche d'ordinaire la pratique du coït, se traite par les bains de siége tièdes, émollients et narcotiques (30 grammes de laudanum liquide de Sydenham pour un bain), par la cautérisation au nitrate d'argent de la vulve enflammée, et par la dilatation progressive au moyen de spéculums de plus en plus larges. En général, la dilatation méthodique continuée pendant trois ou quatre semaines, suffit pour enlever la sensibilité exagérée et le rétrécissement vulvaire qui empêchent le coït et le rendent quelquefois impossible.

Tels sont, en peu de mots, les différents moyens qu'on essaye d'opposer aux nombreux symptômes douloureux qui peuvent accompagner la métrite chronique. Les détails dans lesquels nous sommes entrés pourront ne pas paraître suffisants, mais les limites de notre travail ne nous permettent pas d'en parler plus longuement; notre exposé renferme néanmoins les indications les plus importantes et résume nos propres observations faites au lit des malades.

FIN.

TABLE DES MATIÈRES.

Paris. — Imprimerie de E. MARTINET, rue Mignon, 2.

www.ingramcontent.com/pod-product-compliance
Ingram Content Group UK Ltd.
Pitfield, Milton Keynes, MK11 3LW, UK
UKHW022326190726
13856UKWH00001B/227

9 782012 46659